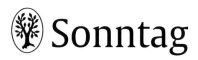

Weiterbildung Homöopathie

Band C:
Arzneifindung und
Einführung in die chronischen Krankheiten

Herausgegeben von Gerhard Bleul

Mit Beiträgen von

Gerhard Bleul
Ulrich D. Fischer
Heinz Möller
Heribert Möllinger
Ulf Riker

2., überarbeitete Auflage

24 Abbildungen
37 Tabellen

Sonntag Verlag · Stuttgart

Bibliografische Information
der Deutschen Nationalbibliothek

Die Deutsche Nationalbibliothek verzeichnet diese Publikation in der Deutschen Nationalbibliografie; detaillierte bibliografische Daten sind im Internet über http://dnb.d-nb.de abrufbar.

Anschrift des Herausgebers:

Gerhard Bleul
Arzt für Allgemeinmedizin, Homöopathie
In der Spilset 5
65618 Selters

Anschrift der Ärztegesellschaft:
Deutscher Zentralverein
homöopathischer Ärzte e.V.
Am Hofgarten 5
53113 Bonn

Wichtiger Hinweis: Wie jede Wissenschaft ist die Medizin ständigen Entwicklungen unterworfen. Forschung und klinische Erfahrung erweitern unsere Erkenntnisse, insbesondere was Behandlung und medikamentöse Therapie anbelangt. Soweit in diesem Werk eine Dosierung oder eine Applikation erwähnt wird, darf der Leser zwar darauf vertrauen, dass Autoren, Herausgeber und Verlag große Sorgfalt darauf verwandt haben, dass diese Angabe **dem Wissensstand bei Fertigstellung des Werkes** entspricht.

Für Angaben über Dosierungsanweisungen und Applikationsformen kann vom Verlag jedoch keine Gewähr übernommen werden. **Jeder Benutzer ist angehalten,** durch sorgfältige Prüfung der Beipackzettel der verwendeten Präparate und gegebenenfalls nach Konsultation eines Spezialisten festzustellen, ob die dort gegebene Empfehlung für Dosierungen oder die Beachtung von Kontraindikationen gegenüber der Angabe in diesem Buch abweicht. Eine solche Prüfung ist besonders wichtig bei selten verwendeten Präparaten oder solchen, die neu auf den Markt gebracht worden sind. **Jede Dosierung oder Applikation erfolgt auf eigene Gefahr des Benutzers.** Autoren und Verlag appellieren an jeden Benutzer, ihm etwa auffallende Ungenauigkeiten dem Verlag mitzuteilen.

1. Auflage 2002

© 2008 Sonntag Verlag in
MVS Medizinverlage Stuttgart GmbH & Co. KG
Oswald-Hesse-Straße 50, 70469 Stuttgart

Unsere Homepage: www.sonntag-verlag.com

Printed in Germany

Umschlaggestaltung: Thieme Verlagsgruppe
Verwendete Fotos von: Thieme Verlagsgruppe und MEV, Augsburg
Satz: primustype Hurler GmbH, 73274 Notzingen
gesetzt in: UltraXML
Druck: Grafisches Centrum Cuno, 39240 Calbe

ISBN 978-3-8304-9161-3   1 2 3 4 5 6

Geschützte Warennamen (Warenzeichen) werden **nicht** besonders kenntlich gemacht. Aus dem Fehlen eines solchen Hinweises kann also nicht geschlossen werden, dass es sich um einen freien Warennamen handelt.

Das Werk, einschließlich aller seiner Teile, ist urheberrechtlich geschützt. Jede Verwertung außerhalb der engen Grenzen des Urheberrechtsgesetzes ist ohne Zustimmung des Verlages unzulässig und strafbar. Das gilt insbesondere für Vervielfältigungen, Übersetzungen, Mikroverfilmungen und die Einspeicherung und Verarbeitung in elektronischen Systemen.

Geleitwort zur zweiten Auflage

Mein eigener Einstieg in die Homöopathie war eher von Skepsis geprägt. Als ich mehr zufällig in den Vortrag eines homöopathischen Kollegen geriet, wurde mir klar, dass es nur zwei Möglichkeiten gab: Entweder war das kompletter Unsinn oder absolut genial. In jedem Falle war es nachprüfbar! Und das wollte ich dann auch tun, indem ich einfach selbst homöopathische Arzneimittel einnahm, um herauszufinden, was diese bewirken können.

Wenn Sie diesen Band in die Hand nehmen, haben Sie Ihre ersten Schritte mit der Homöopathie wahrscheinlich schon hinter sich; Sie konnten feststellen, dass das Konzept in der Praxis funktioniert – aber vielleicht mussten Sie auch schon die Erfahrung machen, dass die Auswahl des richtigen Arzneimittels gar nicht immer so einfach ist.

Die Arzneiwahl lässt sich jedoch erlernen, und das ist eines der zentralen Themen des C-Kurses und des vorliegenden Bandes. Was macht ein Symptom zum auffälligen Symptom? Welche Symptome sind sinnvoll für die Repertorisation? Hatte das Symptom auch eine Chance, in einer Arzneimittelprüfung zum Vorschein zu kommen? Und schließlich: „Das Ergebnis der Repertorisation gibt nur Hinweise auf die in Frage kommenden Arzneien, erst der Materia-medica-Vergleich ermöglicht die treffsichere Endauswahl" (S. 46). Wenn Sie nur das mitnehmen, wird sich der Kauf bereits gelohnt haben. Alle weiteren Informationen sind dann ein zusätzlicher Bonus.

Ebenso wichtig für ein tieferes Verständnis der Homöopathie ist das Konzept der chronischen Erkrankungen und ihrer Ursachen, das zweite wichtige Thema dieses Buches. Studieren Sie das sorgfältig, aber nicht unkritisch. Es geht hier um Begriffe, die auch unter erfahrenen homöopathischen Ärzten immer wieder strittig sind.

Hahnemann hatte seine Ideen zur Entstehung der chronischen Krankheiten vollständig aus der praktischen Erfahrung abgeleitet und empirisch belegt. Entwickelt haben sich daraus durchaus unterschiedliche Denkrichtungen in der Homöopathie. Es geht also darum, zunächst einmal das Konzept von Hahnemann zu verstehen und seine damaligen empirischen Grundlagen. Hahnemanns erste Forderung an die Medizin ist die Forderung nach Rationalität, „nach deutlich einzusehenden Gründen". Man würde ihm und seiner Methode nicht gerecht werden, wenn man einfach gläubig hinnimmt, was in Büchern steht. Die meisten Erkenntnisse von Hahnemann sind genial und nach wie vor gültig; einiges ist aber auch überholt durch neueres Wissen, anderes wird durch die Brille späterer Interpreten unterschiedlich wiedergegeben.

In diesem Sinne wünsche ich Ihnen, dass Sie nie aufhören zu studieren und zu lernen, aber auch nie aufhören, kritische Fragen zu stellen. Dann kann ich Ihnen dauerhafte Erfolge und eine bleibende Freude an der Methode versprechen.

Hamburg, Juli 2008 *Curt Kösters*
1. Vorsitzender des DZVhÄ

Geleitwort zur ersten Auflage

Liebe Freunde,
wie Hahnemann bereits im ersten Paragraphen des *Organon* schreibt, ist des Arztes einzige Aufgabe, zu heilen.

Wenn wir einen Menschen heilen können, macht man nicht nur diesen Menschen und seine Umgebung glücklich, sondern man ist auch selber glücklich und zufrieden. Denn es ist eine unabdingbare Tatsache, dass dem, der anderen Gutes tut, auch selber Gutes widerfahren wird. Hiermit meine ich, er selber wird zufrieden sein, weil er in seinem Leben seine Aufgabe als Arzt so gut wie möglich erfüllt hat.

Man kann meinen, das sei leichter gesagt als getan. Und in der Tat, es ist nicht so einfach. Erstens erfordert dies eine wirklich „professionelle Vorgehensweise" und man muss „lege artis" arbeiten, nach den Regeln der Kunst. Diese Regeln finden wir alle in Hahnemanns *Organon*. Dort wird bis ins Detail beschrieben, wie wir uns als Arzt verhalten müssen, was unsere Verantwortung ist, wie die Anamnese zu erfolgen hat usw.

Das *Organon* grundlegend zu verstehen, das ist von fundamentaler Wichtigkeit, um eine homöopathische Behandlung zu einem guten Ende zu bringen bzw. einen Menschen fundamental zu heilen.

Hahnemann selbst war sich bereits bewusst, dass dies keine leichte Aufgabe ist, darum sagt er auch: „Macht's nach, aber macht's genau nach." In der Homöopathie ist kein Platz für Spekulationen oder Mutmaßungen, es ist eine harte Disziplin, die völlige Hingabe und fortwährendes Lernen und Arbeiten erfordert, um so praktische Erfahrung zu bekommen. Es ist eine Lebensaufgabe.

Der Weg ist in der Tat schmal und steil, und jeder weiß, dass sich Quantität und Qualität nicht vereinbaren lassen, aber die Ergebnisse sind wunderbar. So fantastisch, dass man wirklich süchtig nach dieser Disziplin werden kann, dass man nicht mehr leben kann ohne die wunderschöne Homöopathie.

Wie viel schwieriger war es zu Hahnemanns Zeiten, wo noch kein Repertorium existierte? So viele Homöopathen haben ihr ganzes Leben gearbeitet, um wertvolle Informationen weiterzugeben. Denken Sie an Bönninghausen, Hering, Jahr, von Lippe, Allen, Kent, Clarke, Gallavardin, Pierre Schmidt, Künzli und so viele andere. Von ihnen kommen wichtige Ergänzungen, die uns helfen, das Simillimum zu finden.

Schließlich stelle ich fest, nachdem ich in verschiedenen Ländern der Welt gewesen bin, dass das einzige Land, wo die Homöopathie wirklich wächst, und damit meine ich nicht nur quantitativ, sondern auch qualitativ, Deutschland ist. Das hat natürlich seine Gründe; trotzdem ist es ein Fakt. Es ist unglaublich, wenn man sieht, wie die Qualität der Homöopathie, vor allem in Deutschland, in den letzten zehn Jahren zugenommen hat.

Die Schlussfolgerung ist klar und deutlich: Lassen Sie uns zusammen diesen Weg weitergehen, indem wir uns gegenseitig unterstützen und helfen und unseren jungen Kollegen den richtigen Weg weisen, der auf Fakten basiert. Dieser Weg ist lang und steinig, aber er lohnt sich.

Mit Dank an den Deutschen Zentralverein homöopathischer Ärzte.

Berlin, den
13. September 2001 *Dr. med. Alfons Geukens*

Vorwort zur zweiten Auflage

Dies ist der dritte Band der DZVhÄ-Lehrbuchreihe zur Weiterbildung im Bereich Homöopathie nach dem Curriculum des Deutschen Zentralvereins homöopathischer Ärzte und der Bundesärztekammer.

Diese Lehrbuchreihe behandelt alle relevanten Aspekte der Homöopathie-Weiterbildung anschaulich und ausführlich. Grafiken und Tabellen erhöhen den Lernerfolg durch visuelles Erfassen. Zitate, exemplarische Darstellungen und Fallbeispiele sind das Arbeitsmaterial, welches in den Kursen und Weiterbildungsseminaren angewendet und vertieft werden kann.

Inhalte von Kurs C der homöopathischen Weiterbildung sind die Arzneifindung und die Lehre der chronischen Krankheiten. Die einzelnen Kapitel befassen sich mit jeweils besonderen Aspekten.

- Das umfangreiche Kapitel **Wahl der geeigneten Arznei** behandelt *Das Wesentliche am Fall*, die *Gewichtung der Symptome*, *das Wesentliche der Arznei*, die *Repertorisation und Vergleich mit der Materia medica*. Damit wird der gesamte Weg von der Fallanalyse bis zur Arzneimittelgabe systematisch beschrieben.
- Die **Wahl der geeigneten Potenz** ist abhängig von der Dynamik der Erkrankung, der Reaktionslage des Patienten und weiteren Faktoren, die hier ausführlich besprochen werden.
- Die Unterscheidung akuter und chronischer Krankheiten wurde schon im Band B dieser Reihe dargelegt. Hier folgt eine gründliche Einführung in die **Lehre von den chronischen Krankheiten und den Miasmen**, in der auf den Miasmenbegriff Hahnemanns und seine Erweiterung durch Ortega eingegangen wird. Die Probleme bei Symptomunterdrückung und die Bedeutung des Lokalsymptoms werden besonders hervorgehoben.
- Wie die **Praxis der Fallbearbeitung bei chronischen Krankheiten** konkret aussieht, wird in Zusammenfassungen der wichtigsten methodischen Regeln der Homöopathie und am Beispiel von zwei chronischen Fällen gezeigt.
- **Begriff und Einsatz der Nosoden** ist das Thema eines eigenen Kapitels, das die Besonderheiten bei Herstellung und Anwendung von Arzneimitteln aus Krankheitserregern und Krankheitsprodukten aufzeigt.
- Vier Arzneimittel – **Arsenicum album, Phosphorus, Causticum** und **Silicea** – werden ausführlich vorgestellt. Fallbeispiele und ein „Steckbrief" für jedes Arzneimittel runden die Kapitel ab.
- Den praktischen Hinweisen für **Das Erlernen der Arzneimittelbilder** ist das letzte Kapitel gewidmet, das unter anderem die Liste der 140 wichtigsten Arzneimittel enthält, die während der Weiterbildung gelernt werden sollten.

Wie bei **Band A (Grundlagen und Therapie akuter Krankheiten)** und **Band B (Fallaufnahme und Symptomenlehre)** sind die Autoren in Lehre und Praxis erfahren und repräsentieren den DZVhÄ und die von ihm anerkannten Kurse in ganz Deutschland.

Band D – das nächste Buch dieser Reihe – behandelt die Themen **Chronische Krankheiten** und **Verlaufsbeobachtung und zweite Verschreibung** und vertieft damit die hier dargelegte Methodik für die fortgeschrittene Anwendung in der Praxis.

Die Autoren wünschen den Leserinnen und Lesern Freude beim Lernen und Erfolg bei der Anwendung. Für kritische Bemerkungen oder Anregungen sind wir dankbar.

Selters, Sommer 2008 für das Autoren-Team:
Gerhard Bleul

Inhalt

Geleitwort zur zweiten Auflage V
Geleitwort zur ersten Auflage VI
Vorwort zur zweiten Auflage VII
Definition der Homöopathie X
Abkürzungen und Symbole X

1 Wahl der geeigneten Arznei 1
Gerhard Bleul

    1.1 Das Wesentliche am Fall 1
    1.2 Gewichtung der Symptome . . . 3
    1.3 Das Wesentliche der Arznei . . . 14
    1.4 Repertorisation und Vergleich mit der Materia medica 15

2 Wahl der geeigneten Potenz . . . 22
Gerhard Bleul

    2.1 Einleitung 22
    2.2 Definition der Begriffe 22
    2.3 Historischer Abriss zur Potenzierung 23
    2.4 Die Wirkungsdauer verschiedener Potenzen 25
    2.5 Der Wirkungsumfang verschiedener Potenzen 26
    2.6 Anpassung der Erstverordnung an den Krankheitsfall 26
    2.7 Anpassung an die Reaktionsfähigkeit des Patienten 26
    2.8 Schemata für die Anwendung . 27
    2.9 Wiederholung der Gabe einer C- oder D-Potenz 28
    2.10 Anpassung der Folgeverordnung an die individuelle Reaktion . . . 30
    2.11 Richtlinien für die Praxis 31

3 Einführung in die Lehre von den chronischen Krankheiten und den Miasmen 33
Ulrich D. Fischer

    3.1 Die Erforschung der Natur chronischer Krankheiten 33
    3.2 Die Analyse chronischer Krankheiten 34
    3.3 Die Bedeutung der Eigen- und Familienanamnese 35
    3.4 Die Entstehung chronischer Krankheiten 35
    3.5 Die chronischen Miasmen 36
    3.6 Akute und chronische Miasmen 37
    3.7 Suppressive Therapien und Symptomunterdrückung 38
    3.8 Die Entwicklung chronischer Krankheiten 39
    3.9 Differenzierung von innerem Miasma, Primär- und Sekundärsymptomen 41
    3.10 Zusammenfassung 43

4 Praxis der Fallbearbeitung bei chronischen Krankheiten 44
Ulf Riker

    4.1 Sorgfalt in der Anamneseerhebung und Auswertung . . . 44
    4.2 Die wichtigen Fragen bei der Fallanalyse 45
    4.3 Kasuistiken 47

5 Begriff und Einsatz der Nosoden 56
Gerhard Bleul

    5.1 Definitionen 56
    5.2 Zur Geschichte der Nosoden . . 57
    5.3 Die Herstellung der Nosoden . . 57
    5.4 Die Einteilung der Nosoden nach ihrer Herkunft 57
    5.5 Die Anwendung der Nosoden . . 58
    5.6 Einheitlichkeit der Ausgangsstoffe? 65
    5.7 Therapeutischer Einsatz 65
    5.8 Rechtliche Situation 67

6 Arsenicum album 69
Heribert Möllinger

- 6.1 Ausgangsstoff 69
- 6.2 Toxikologie 69
- 6.3 Typus 70
- 6.4 Symptomatik 70
- 6.5 Besondere Anwendungsgebiete . 74
- 6.6 Das Wesentliche der Arznei ... 74
- 6.7 Differenzierung ähnlicher Mittel 74
- 6.8 Kasuistik: Ulcera cruris 79

7 Phosphorus 84
Heinz Möller

- 7.1 Ausgangsstoff und Herstellung . 84
- 7.2 Substanzbetrachtung 85
- 7.3 Toxikologie 85
- 7.4 Typus 86
- 7.5 Symptomatik 86
- 7.6 Besondere Anwendungsgebiete . 89
- 7.7 Das Wesentliche der Arznei ... 89
- 7.8 Differenzierung ähnlicher Mittel 90
- 7.9 Kasuistiken 91

8 Causticum 101
Gerhard Bleul

- 8.1 Ausgangsstoff und Herstellung . 101
- 8.2 Substanzbetrachtung 102
- 8.3 Symptomatik 102
- 8.4 Besondere Anwendungsgebiete . 105
- 8.5 Das Wesentliche der Arznei ... 105
- 8.6 Differenzierung ähnlicher Mittel 105
- 8.7 Kasuistiken 106

9 Silicea 113
Heinz Möller

- 9.1 Ausgangsstoff 113
- 9.2 Substanzbetrachtung 114
- 9.3 Typus 114
- 9.4 Symptomatik 118
- 9.5 Differenzierung ähnlicher Mittel 121
- 9.6 Kasuistiken 122

10 Das Erlernen der Arzneimittelbilder 129
Gerhard Bleul

- 10.1 Motivationsanalyse 129
- 10.2 Lerntechniken 129
- 10.3 Wege zum Wieder-Erinnern ... 130
- 10.4 Was ist wichtig an der Arznei? . 130
- 10.5 Karteikarten als Lernmittel 130
- 10.6 Basisliste von 140 Arzneimitteln für die Weiterbildung 131
- 10.7 Empfehlungen eines großen homöopathischen Arztes 132

Anhang 135
Die Autoren 136
Literatur 137
Arzneimittelverzeichnis 138
Personenverzeichnis 139
Sachverzeichnis 140

Definition der Homöopathie

(aus dem Curriculum des DZVhÄ)

Homöopathie ist eine Heilmethode mit Arzneien, die nach Prüfung ihrer Wirkung an Gesunden aufgrund der individuellen Krankheitszeichen des Patienten nach dem Ähnlichkeitsprinzip als Einzelmittel angewendet werden.

Abkürzungen und Symbole

AMB	Arzneimittelbild
AML	Arzneimittellehre
CK	Die chronischen Krankheiten (Hauptwerk Hahnemanns)
(H)AMP	(Homöopathische) Arzneimittelprüfung
HSV	Homöopathischer Selbstversuch
Org	Organon der Heilkunst (Hauptwerk Hahnemanns)
RAL	Reine Arzneimittellehre (Hauptwerk Hahnemanns)
<	schlimmer (durch)
agg.	aggravated (= verschlimmert)
>	besser (durch)
amel.	ameliorated (= verbessert)
○ →	Verlangen nach
⌀ →	Abneigung gegen
⌀ →	Unverträglichkeit von
>→	Erstreckung, Ausstrahlung
↗	zunehmend (z. B. die Intensität eines Symptoms)
↘	abnehmend

1 Wahl der geeigneten Arznei

Gerhard Bleul

> **Lernziele**
> - Wissen, dass Krankheitssymptome wahrnehmbare Zeichen des krankhaft veränderten Organismus sind,
> - Symptome durch Zuordnung zu bestimmten Symptomklassen bewerten und in ihrer Bedeutung für den Fall gewichten können,
> - Charakteristika sonderlicher Symptome benennen und diese Symptome im individuellen Krankheitsfall erkennen können,
> - den § 153 des *Organon* und seine Bedeutung für die Mittelwahl kennen,
> - wissen, was auffallende, sonderliche Symptome sind,
> - charakteristische Wesenszüge sowohl beim Patienten als auch beim Arzneimittel erkennen können,
> - die Symptomgewichtung verschiedener Autoren (Hahnemann, Bönninghausen, Kent) kennen,
> - die Gesamtheit aller Krankheitssymptome, den Inbegriff der Symptome, als vollständiges Bild der Krankheit beschreiben können,
> - wissen, dass das Ergebnis jeder Repertorisation mit der Materia medica verglichen werden muss,
> - wissen, dass erst durch eine Deckung des Inbegriffs der Symptome eines Falles mit einem Arzneimittelbild eine zuverlässige homöopathische Arzneiwahl getroffen werden kann.

1.1 Das Wesentliche am Fall

1.1.1 Was ist das zu Heilende?

Das Wesen der Krankheit (vgl. auch Band A) wird meist als eine Veränderung des Idealzustandes „Gesundheit", als eine Negation gesehen, auch wenn dieser Idealzustand real nicht vorkommt. Hahnemann bezeichnet Symptome als „Abweichungen vom gesunden, ehemaligen Zustande des jetzt Kranken" (Org § 6) und als „Ideal der Heilung" die „Wiederherstellung der Gesundheit" (Org § 2). Heidegger, auf den sich Will Klunker und viele Autoren in seiner Nachfolge beziehen, nennt Krankheit ein „Privations-Phänomen", d. h. den Ausdruck einer „Beraubung", einer Entziehung oder Negation, nämlich „fehlende und wieder zu gewinnende Gesundheit".

In diesem weit gefassten Sinn ist das zu Heilende alles, was vom Idealzustand der Gesundheit abweicht, im engeren Sinn alles, was den aktuellen Zustand des individuellen Kranken von seinem „ehemaligen, gesunden" Zustand unterscheidet, oder – wenn es diesen in seinem Leben noch nicht gab – alles, was den „harmonischen Lebensgang in Gefühlen und Tätigkeiten" und damit den Einsatz des „materiellen Körpers (Organismus) zu dem höheren Zweck unseres Daseins" behindert (Org § 9).

Das zu Heilende wird daher gleichermaßen bestimmt durch die ärztliche Krankheitskenntnis und die Krankheitsempfindung des Patienten. Es ist zu unterscheiden von nicht-krankhaften Körpermerkmalen, physiologischen Vorgängen und Charaktereigenschaften. Das zu Heilende ist individuell, seine Bestimmung in einer Therapievereinbarung zwischen Arzt und Patient kann Klarheit schaffen und der Planung des therapeutischen Prozesses dienen. Sofern krankhafte Veränderungen unheilbar erscheinen, ist dies bei den Therapiezielen zu berücksichtigen.

Die Homöopathie ist eine phänomenologische Wissenschaft in der Tradition der Lehre des Aristoteles, der die gesamte Welt in den Dingen (universalia in re) sieht und damit konträr zur Ideenlehre von Platon steht. Platons berühmtes Höhlengleichnis, nach dem der erkennende Mensch, wie ein Gefangener in einer Höhle, vom eigentlichen Wesen eines Dinges (logos) nur den Schatten auf der Höhlenwand, die Erscheinung in der Welt (eidos) sieht, beschreibt die metaphysische Hypothese eines „innerlich verborgenen Wesens", was Hahnemann als „Unding" ablehnt (Org §13). Jede einer Krankheit „angedichtete innere Ursache, verborgene Beschaffenheit, oder ein eingebildeter, materieller Krankheits-Stoff" ist „ein nichtiger Traum" (Org §70). „Das Leiden der krankhaft verstimmten, geistartigen … Lebenskraft im unsichtbaren Innern und der Inbegriff der von ihr im Organism veranstalteten, äußerlich wahrnehmbaren … Symptome bilden … ein Ganzes, sind Eins und Dasselbe" (Org §15). Aber die übersinnliche Krankheitsursache ist nicht der Erfahrung und damit nicht dem menschlichen Erkenntnisweg zugänglich und kann somit auch nicht der Krankheitserkenntnis dienen.

▶ Das zu Heilende ist die jeweils individuelle Krankheit des Patienten, die sich ausschließlich in Symptomen, d. h. krankhaften Veränderungen zeigt. Außer der Gesamtheit dieser Symptome gibt es nichts zu Heilendes. ◀

1.1.2 Was ist ein Symptom?

Ein Symptom ist eine Beschwerde oder ein Befund des Patienten, eine „Abweichung vom gesunden ehemaligen Zustande des jetzt Kranken" (Org §6), eine Äußerung der „krankhaft gestimmten Lebenskraft" (Vis vitalis, Dynamis, Org §12). Es gibt „nichts unsichtbarer Weise krankhaft verändertes Heilbare im Innern des Menschen, was sich nicht durch Krankheits-Zeichen und Symptome dem genau beobachtenden Arzte zu erkennen gäbe" (Org §14). Eine Krankheit ohne Symptome ist nicht denkbar.

Die Begriffe „Krankheitszeichen", „Zufälle" und „Symptome" verwendet Hahnemann synonym nebeneinander; von einigen Autoren werden Krankheitszeichen (= pathologische Befunde) und Symptome (= Veränderungen des Befindens) unterschieden (vgl. Band B).

1.1.3 Das vollständige Symptom

Das vollständige Symptom besteht aus den Elementen der Empfindung (wie?), der Lokalisation (wo?), der Modalitäten (wann?), der Begleitsymptome (womit?) und der Causa (weshalb?); werden diese Aspekte nicht spontan geäußert, muss dies in der Anamnese durch Nachfragen präzisiert werden. Das genaue Vorgehen in der Anamnese ist in Band B dieser Reihe beschrieben.

1.1.4 Die Gesamtheit der Symptome

Nur in Symptomen zeigt sich eine Krankheit, nur an Symptomen ist sie – mithilfe der Sinne einschließlich ihrer Erweiterung durch diagnostische Techniken – zu erkennen und zu bestimmen. Diese wahrnehmbaren Krankheitsphänomene repräsentieren die gesamte „innere Veränderung", „die ganze krankhafte Verstimmung der innern Dynamis" (Org §12). Sind diese Symptome in ihrem vollständigen Umfang behoben, nicht nur scheinbar verschwunden oder verdeckt, ist damit „zugleich die innere Veränderung, … das Total der Krankheit, die Krankheit selbst", behoben (Org §17) und die Krankheit geheilt.

Die Erfassung und Analyse aller Symptome steht am Beginn jeder Therapie. Anamnese und körperliche wie technische Untersuchungen sind die einzig nötigen Voraussetzungen für die Krankheitsanalyse, auf der dann die Arzneimittelwahl, die Bestimmung einer Analogie von Krankheits- und Arzneimittelbild, begründet wird.

Zwar repräsentiert die Summe aller Symptome erst die vollständige Krankheit und ihre Missachtung führt zu einer ungenauen Diagnose. Es ist aber kaum möglich – und macht auch keinen Sinn –, alle diese Symptome unterschiedslos zur Arzneimittelwahl heranzuziehen. Es muss unter ihnen eine sinnvolle Auswahl getroffen werden mit dem Ziel, ein Abbild der Krankheit zu erhalten, welches dann auf direktem, sicherem Weg zur Arznei führt.

Hahnemanns Terminus vom „Inbegriff der Symptome" (Org § 15 ff) kommt dieser Idee nahe. Das Wesentliche am Krankheitsfall zeigt sich in besonderen, charakteristischen Symptomen, die es in Anamnese und Untersuchung herauszufinden gilt. Diese Symptome gehören gleichermaßen zur aktuell bestehenden, zu heilenden Krankheit wie auch zum erkrankten Individuum.

Für den Fall, dass zwei verschiedene Krankheiten bei einem Menschen gleichzeitig bestehen, ist die aktuell dominierende Krankheit mit ihren individuellen Symptomen allein zu betrachten. Beispielsweise wird ein grippaler Infekt bei einem Migränepatienten ohne Berücksichtigung der Migränesymptome, ein Herpes zoster bei einem Rheumapatienten ohne Berücksichtigung der Gelenkbeschwerden analysiert.

Die krankhaften Symptome allein sind wesentlich, nicht die vielleicht zusätzlich bestehenden Auffälligkeiten des Patienten ohne jeden Krankheitswert, z. B. dessen besondere Art, sich zu kleiden u. v. a. Nur bei einer nicht eindeutig zu treffenden Arzneimittelwahl in besonderen chronischen Fällen kann eine nicht krankhafte Charakteristik zur Entscheidung beitragen, sozusagen als Zünglein an der Waage.

▶ Jede Krankheit ist nur durch ihre Symptome erkennbar. Es gibt keine Krankheit ohne Symptome. Die Gesamtheit der Symptome charakterisiert die Krankheit umfassend. Ihr vollständiges Beheben bedeutet Heilung. ◀

1.2 Gewichtung der Symptome

1.2.1 Verschiedene Symptomklassen

Die im Patientenbericht und in der Untersuchung erhobenen Symptome ergeben oft ein unüberschaubares Sammelsurium. Die Klassifikation der Symptome und ihre Gewichtung nach verschiedenen Systemen – individuell, krankheitstypisch, zeitlich oder in Bezug auf die Ebenen des Organismus – kann helfen, eine Ordnung hineinzubringen. Tab. 1.1 zeigt einige Symptomklassen in ihrer logischen Gliederung, die im Folgenden einzeln betrachtet werden.

1.2.2 Sonderliche oder unbestimmte Symptome

Über allen Symptomklassen und ihrer graduellen Bewertung steht das homöopathische Grundprinzip der Individualität, wie es in Org § 153 beschrieben wird:

▶ Bei der Mittelwahl sind die auffallendern, sonderlichen, ungewöhnlichen und eigenheitlichen (charakteristischen) Zeichen und Symptome des Krankheitsfalles besonders und fast einzig fest in's Auge zu fassen… Die allgemeinern und unbe-

Tab. 1.1 Symptomklasse

Die Ebenen des Organismus	Intellekt, Verhalten Emotion, Empfindung, Gefühl Vegetativum, Organfunktionen Zell- und Gewebeveränderungen, Morphe
Krankheitsspezifische Einteilung	Causa Hauptsymptom(e) Nebensymptom(e) Konstitutionelle Eigenschaften Pathognomonische Symptome
Zeitliche Abfolge	Jüngstes Symptom Anhaltende Symptome Alternierende Symptome Periodische Symptome Flüchtige Symptome Frühere Symptome
Personenspezifische Einteilung	Individuelle, spezifische Symptome Allgemeine, unspezifische Symptome

stimmtern: Eßlust-Mangel, Kopfweh, Mattigkeit, unruhiger Schlaf, Unbehaglichkeit u. s. w., verdienen in dieser Allgemeinheit und wenn sie nicht näher bezeichnet sind, wenig Aufmerksamkeit, da man so etwas Allgemeines fast bei jeder Krankheit und jeder Arznei sieht. ◂

Damit ist alles erklärt: Allgemeine Beschwerden hat mehr oder weniger jeder Patient – deshalb sind sie nicht geeignet, einen Krankheitsfall von einem anderen zu unterscheiden. Sie sind damit auch wertlos im Hinblick auf die Differenzierung und die Auswahl des passenden, „homöopathischen" Arzneimittels aus der Menge der zur Verfügung stehenden Mittel. Kent hat für diese Unterscheidung die Begriffe **Peculiars** (sonderliche Symptome) und **Commons** (allgemeine Symptome) eingeführt (siehe unten).

Nur die sonderlichen Symptome, die andere Patienten nicht oder nicht in dieser Ausprägung zeigen, charakterisieren den Einzelfall und entscheiden die Mittelwahl (**Tab. 1.2**).

▸
Das wichtigste Merkmal eines Symptoms ist seine Besonderheit und Charakteristik für den Einzelfall. Sonderliche Symptome auf jeder Ebene des Seins sind die Dreh- und Angelpunkte der homöopathischen Fallanalyse.
◂

Natürlich spielt auch die Intensität eines Symptoms eine Rolle. Je deutlicher eine Beschwerde in Erscheinung tritt, desto bedeutender ist sie für die Fallanalyse (**Abb. 1.1**).

1.2.3 Krankheitsspezifische Symptome

Eine Erkrankung besteht fast nie aus einem einzigen Symptom. Auch bei der Sonderform der mono- oder oligosymptomatischen Krankheit (vgl. Band D, „Einseitige Krankheiten") lassen sich bei sorgfältiger Untersuchung und genauerer Analyse weitere Symptome eruieren.

Meist schildert der Patient ein Hauptsymptom und grenzt es von für ihn weniger belastenden Nebensymptomen ab. Manchmal entscheidet auch erst die Analyse hinsichtlich der Schwere und Prognose der Erkrankung, welches Symptom als Hauptsymptom angesehen werden muss.

▸
Das für den Patienten oder die Prognose wichtigste Symptom ist das Hauptsymptom.
◂

Damit ist nicht ein eventuelles **Präsentiersymptom** gemeint, ein Symptom, welches der Patient trotz eventueller Hemmungen dem Arzt vortragen kann, weil es mit wenig belastenden Emotionen verbunden ist, von der Gesellschaft nicht abgelehnt wird und vom Arzt gemäß seiner (vom Patienten vermuteten) Einstellung und Ausbildung problemlos akzeptiert wird. Ein solches Prä-

Tab. 1.2 Beispiele sonderlicher Symptome.

Ungewöhnlich in Bezug auf das Alter	Kahlköpfigkeit in jungen Jahren (Bar-c., Lyc., Sil.)
Modalität	< durch leichte Berührung, aber > durch festen Druck (Bry., Chin.)
Lokalisation	Warzen in Nagelnähe oder auf der Nasenspitze (Caust.)
Bestimmte Körperregion	Kälte des einen und Hitze des anderen Fußes (Lyc.)
Auffällige Verhaltensweise	Ständiges Lecken der Lippen (Agar., Bufo, Lyc.)
Besonderes tageszeitliches Auftreten	< 10 Uhr vormittags (Nat-m.)
Auffallende Periodizität	Wiederauftreten der Beschwerden jedes Frühjahr (Lach.)
Merkwürdige Empfindung	Gefühl eines Splitters im Hals (Hep., Sil.)
Fehlen zu erwartender Symptome	Schmerzlosigkeit bei Verletzung (Op.)
Besonderes Begleitsymptom	Vermehrter Harnfluss bei Kopfschmerzen (Gels.)
Abwechseln von Symptomen	Hautausschlag wechselt ab mit Asthma (Sulf.)
Vikarisation	Nasenbluten statt Menstruation (Bry., Lach., Puls.)

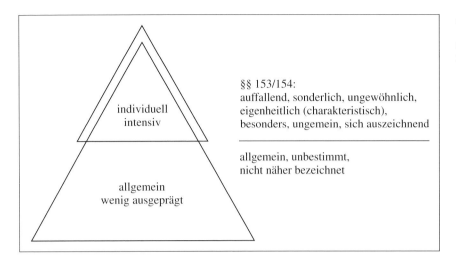

Abb. 1.1 Die personenspezifische Symptomhierarchie.

sentiersymptom – beispielsweise ein Hautausschlag, ein Muskelschmerz, ein Schwindel – ist dann der Versuch, in eine therapeutische Beziehung einzutreten, die es ermöglicht, auch solche Symptome vorzutragen, über die man nicht gerne spricht – Hämorrhoiden, Sexualstörungen, Ängste, Depression. Selbstverständlich werden die Präsentiersymptome weniger hoch bewertet.

> Ein Präsentiersymptom ist nur der Türöffner für eine therapeutische Beziehung und nicht das Hauptsymptom.

Symptome, die eigentlich jeder Patient mit der entsprechenden Krankheit entwickelt, heißen pathognomonische Symptome (griech.: pathos = Krankheit, gnosis = Wissen, gnomon = Zeichen); sie sind krankheitsspezifisch und nicht personenspezifisch und können der genaueren Charakterisierung des Individuums meist nicht dienen. Daher sind sie in der homöopathischen Analyse oft weniger bedeutsam, müssen aber in jedem Fall im Arzneimittelbild des gewählten Mittels enthalten sein. Beispiele für pathognomonische Symptome sind:
- Juckende Bläschen bei Windpocken oder Herpes zoster
- Schwellung bei Distorsion
- Brennende Dysurie bei Zystitis
- Retrograde Amnesie nach einer Commotio cerebri

- Antriebs- und Interesselosigkeit bei einer depressiven Reaktion
- Verfolgungswahn bei schizoider Störung

In akuten Fällen allerdings ist das Hauptsymptom häufig pathognomonisch. Bei epidemischen Krankheiten, das heißt akuten Zuständen, deren vollständige Charakteristik oft erst nach Analyse mehrerer Fälle deutlich wird und die mit einem einzigen „epidemischen" Arzneimittel behandelt werden (vgl. Kurs B), sind es genau diese pathognomonischen Symptome, auf die es ankommt (**Abb. 1.2**).

> Pathognomonische Symptome sind krankheitsspezifisch, aber nicht individuell. Sie sind jedoch bei epidemischen Erkrankungen besonders wichtig für die Arzneiwahl.

Phänomene, die nicht zum aktuellen Krankheitsgeschehen zu rechnen sind, können unterschieden werden in konstitutionelle Symptome und persönliche Eigenarten ohne Krankheitswert. Erstere bilden die Diathese, die Grundlage für eine chronische Erkrankung, für die sie wichtige Symptome sind. Die Bedeutung der persönlichen Eigenarten ist umstritten; von vielen Autoren wird es abgelehnt, diese überhaupt in die Fallanalyse einzubeziehen. Sie werden als „Nicht-Symptome" von Krankheitserscheinungen abge-

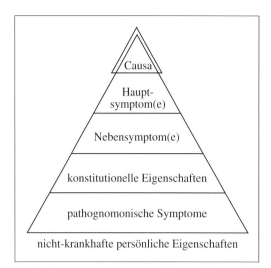

Abb. 1.2 Die krankheitsspezifische Symptomhierarchie.

grenzt, was im Einzelfall sehr schwierig sein kann.

▶ Konstante Phänomene „außerhalb" aktueller Veränderungen sind entweder konstitutionelle Symptome oder Charaktereigenschaften des Individuums. ◀

Allerdings gab schon Hahnemann Hinweise, dass das Wesen des Patienten für die Arzneiwahl eine mitunter bedeutende Rolle spielt. In den Vorworten zu vielen Arzneibeschreibungen der RAL und der CK benennt er dies konkret. Als Beispiel sei hier eine Bemerkung zu **Pulsatilla** zitiert:
▶ Es wird daher auch der arzneiliche Gebrauch der Pulsatille um desto hülfreicher seyn, wenn in Uebeln, zu denen in Rücksicht der Körperzufälle dieses Kraut passt, zugleich ein schüchternes, weinerliches, zu innerlicher Kränkung und stillem Aergerniss geneigtes, wenigstens mildes und nachgiebiges Gemüth im Kranken zugegen ist, zumal, wenn er in gesunden Tagen gutmüthig und mild (auch wohl leichtsinnig und gutherzig schalkhaft) war. (RAL, Bd. 2, S. 274) ◀

1.2.4 Die Causa

Die größte Bedeutung kommt der Krankheitsursache, der **Causa** zu. Sie ist kein vollständiges Symptom im engeren Sinn, sondern nur ein Teilaspekt und ist auch – abgesehen von körperlichen Verletzungen – oft nicht direkt zu erkennen. Der Patient benennt sie bei akuten Krankheiten häufig, bei chronischen Krankheiten hingegen selten. Oft kann nur eine gute Anamnese die Causa ans Tageslicht bringen, mit Fragen, die auf den Beginn der Erkrankung fokussieren: Wie erklären Sie sich das? Wie kam es dazu? Schildern Sie die Situation/den Lebensabschnitt vor dem ersten Auftreten der Symptome (vgl. Band B).

Die Causa in der homöopathischen Methodik entspricht nicht immer den üblichen Anschauungen über Krankheitsursachen. Mikrobiologische Krankheitserreger zählen ebenso wenig dazu wie körperliche Vorgänge, die als Ursache für wiederum andere Veränderungen postuliert werden (beispielsweise die Cholesterin-Erhöhung als Ursache eines Herzinfarktes). Die Kränkung, die am Anfang einer Erkrankung steht, die Causa occasionalis (= veranlassende Ursache) kann unterschiedlicher Natur sein, chemisch (z. B. ein Gift), physikalisch (z. B. Kälte), physiologisch (z. B. Überanstrengung) oder geistig-seelisch. Beispiele sind in **Tab. 1.3** zusammengefasst.

▶ Die Causa kann auf allen Ebenen des Seins einwirken. Sie bewirkt letztlich aber immer eine dynamische (nicht materielle) Veränderung der Lebenskraft. ◀

Einige Autoren benutzen den Begriff „**Sequelae-Symptom**" für die Folge einer Causa im homöopathischen Sinn (lat. sequela = Ergebnis, sequir = folgen), um deutlich zu machen, dass es hier nicht um die Causa efficiens (das Bewirkende) geht, sondern es sich um den ursprünglichen (zeitlich vorausgehenden) und entscheidenden (die Folge bedingenden) Auslöser einer Beschwerde oder Krankheit handelt.

Oft ist die Causa der Schlüssel zum Verständnis des gesamten Krankheitsfalles. Wenn sie nicht eruiert werden kann, weil die Indizien dafür nicht ausreichen, darf sie auch nicht konstruiert wer-

1.2 Gewichtung der Symptome

Tab. 1.3 Beispiele für die Causa und ihren Bezug zu verschiedenen Arzneimitteln.

Erheblicher Blutverlust	China, Phosphor u. a.
Geistige Erschöpfung	Gelsemium, Nux vomica, Acidum phosphoricum u. a.
Heimweh	Capsicum, Acidum phosphoricum u. a.
Schlafmangel	Cocculus, Nux vomica, Phosphor u. a.
Schreck mit Todesangst	Aconitum u. a.
Überanstrengung mit Verkühlung	Rhus toxicodendron u. a.
Überessen	Ipecacuanha, Pulsatilla, Antimonium crudum u. a.
Übermäßige Freude	Coffea u. a.
Verdorbenes Fleisch	Arsenicum album u. a.
Mechanische Verletzung	Arnica, Ruta u. a.
Kalter Wind	Aconitum u. a.
Zorn	Colocynthis, Chamomilla, Nux vomica, Staphisagria u. a.
Zorn mit stillem Kummer	Ignatia, Lycopodium, Natrium muriaticum, Staphisagria u. a.

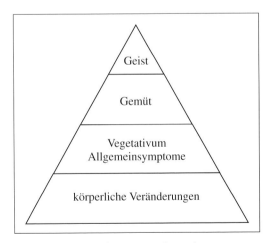

Abb. 1.3 Die topische Symptomhierarchie.

den. Das würde dazu führen, dass Annahmen, Unterstellungen und Spekulation an die Stelle gesicherter Erkenntnis treten. Häufig ist eine so konstruierte „Causa" der Grund für eine Fehlbehandlung. Beispiel: Der Tod eines nahen Verwandten kann erhebliche Auswirkungen auf den Gesundheitszustand haben und auch den Beginn einer chronischen Erkrankung markieren. Nicht selten aber gibt es neben dem zeitlichen keinen ursächlichen Zusammenhang. Das Offensichtliche oder Nachvollziehbare ist nicht immer das individuell Bedeutsame.

▶
> Die Causa ist für die Fallanalyse besonders hilfreich. Ihre Verkennung führt allerdings zu Fehlern bei der Mittelwahl.
◀

1.2.5 Die verschiedenen Ebenen des Organismus

Die Einteilung des menschlichen Organismus in vier Ebenen – in der anthroposophischen Medizin als „Wesensglieder" bezeichnet – geht zurück auf die von Empedokles begründete altgriechische Elementenlehre und die hippokratische Medizin (Husemann 1977). Die vier Ebenen werden in einer Hierarchie gesehen; in absteigender Folge sind dies Geist (Intellekt), Gefühl (Emotion, Empfindung), Vegetativum und Körper (Physis, Morphe) (**Abb. 1.3**). Die höheren Ebenen, so wird postuliert, bewirken Veränderungen auf den darunterliegenden Ebenen; daraus wird ihre höhere Bedeutung abgeleitet.

Emanuel Swedenborg (1688–1772), Wissenschaftler und religiöser Visionär aus Schweden, auf dessen Lehren auch die „New Jerusalem Church" gründet, steht in dieser Tradition, wenn er schreibt: „Aus der Seele nun fließen Wärme und Licht in des Menschen Gemüt, in dessen Regungen und Gedanken und aus ihnen in die Sinne des Körpers, in Reden und Handlungen." James Tyler Kent (s. unten) folgte dieser Auffassung im Aufbau seines Repertoriums und in den Anweisungen zur Arzneimittelfindung (Baur 2006, Wedepohl 2006).

▶
> Intellekt, Emotion, Vegetativum und Physis sind die Ebenen des Organismus nach der griechischen Philosophie.
◀

1.2.5.1 Die geistige Ebene

Krankhafte oder krankheitsbedingte Abweichungen im Denken, in den intellektuellen Leistungen oder im vernünftigen Verhalten finden sich nicht nur bei psychiatrischen Krankheiten, sondern auch bei den meisten Erkrankungen, die, oberflächlich betrachtet, eine rein körperliche Erscheinungsform haben. Gerade zu Beginn krankhafter Erscheinungen, zum Zeitpunkt der Entstehung oder Verschlimmerung, lassen sich bei subtiler Betrachtung Symptome auf geistiger Ebene eruieren, die Veränderungen auf den weiteren Ebenen nach sich gezogen haben. Beispiele für Geistessymptome sind:

- Denkstörungen, Vorstellungen, Verkennungen (einschließlich der geistigen „Als-ob"-Symptome)
- Ängste
- Trauminhalte
- Wünsche, Bestrebungen, Abneigungen
- Geistige Funktionen und Sprache
- Verhaltensauffälligkeiten

> Bei jeder Krankheit treten auch im geistigen Bereich Veränderungen auf (vgl. Org § 210). Solche veränderten intellektuellen Leistungen können im Denken, Erkennen, Erinnern und Verhalten erscheinen.

Dazu sind auch die sogenannten „Als-ob-Symptome" zu rechnen; darunter sind Vorstellungen zu verstehen, die mit einer Empfindung oder einer Körperfunktion verknüpft werden. Sie sind oft besonders wertvoll, weil sie „unbedacht", vorbei an der Zensur der bewussten Gedanken, geäußert werden und den direkten Zugang zur geistigen Ebene bilden. Symptome in der Gestalt des „Als-ob" können sich beispielsweise so zeigen:

- als ob der Körper vom Kopf abgetrennt wäre
- als ob sich die Schädeldecke abheben würde
- als ob der Schädel zerspringen würde
- wie Sand im Auge
- als ob ein Luftzug über die Nase streicht
- wie Spinnweben über das Gesicht
- Halsschmerz wie von einem Splitter
- wie ein Stein im Magen
- als ob eine Kugel durch die Harnröhre rollt
- Eiseskälte läuft den Rücken hinunter
- Gefühl wie zerschlagen
- Gefühl wie von Eisnadeln auf der Haut

> Als-ob-Symptome sind Interpretationen (Analogieschlüsse) des Kranken bezüglich seiner Körperempfindungen.

1.2.5.2 Die seelische Ebene

Nicht nur krankhafte Störungen im Gefühlsbereich, sondern auch die Krankheit begleitende Emotionen sowie Empfindungen bei gestörten Körperfunktionen stehen im Rang von Gemütssymptomen. In diese Gruppe sind auch die Sinnesfunktionen einzurechnen. Veränderungen auf der seelischen Ebene können sich in folgenden Formen zeigen:

- Gefühle, Stimmungen
- Schmerzempfindungen
- Andere Empfindungen (einschließlich der emotionalen „Als-ob-Symptome")
- Sinnesfunktionen (Schwindel, Sehen, Hören, Riechen, Schmecken, Körpergefühl bzgl. Berührung, Druck, Lage, Temperatur)

> Das krankhaft veränderte Gemüt zeigt sich in entsprechend veränderten Stimmungen und Empfindungen.

Geistes- und Gemütssymptome werden in der homöopathischen Literatur häufig gemeinsam betrachtet. Sie sind zum großen Teil in den Repertorien im Kapitel „Psyche" bzw. „Geist" oder „Gemüt" (englisch: „Mind") zusammengefasst. In erheblichem Umfang sind sie allerdings auch in den Kapiteln der einzelnen Organbereiche (insbesondere unter „Allgemeines", „Schlaf – Träume", aber auch unter „Ohren – Geräusche", „Sehen" etc.) zu finden. Die „Als-ob-Symptome" sind generell den Organen zugeordnet, mit denen sie verknüpft sind.

> Intellektuelle und emotionale Symptome sind großenteils im Repertoriumskapitel „Mind" zusammengefasst, aber auch in anderen Kapiteln verstreut aufzufinden.

1.2.5.3 Die vegetative Ebene

Alle Symptome, die den Stoffwechsel betreffen oder von pathologischen Organfunktionen herrühren, also auf Hormon-, Organ-, Gewebs- und Zellebene ablaufen, werden hierunter zusammengefasst. Beim Gesunden funktionieren Stoffwechsel und Organvorgänge unbewusst, der Kranke bemerkt ihren gestörten Ablauf, oft verbunden mit einer Empfindung (emotionale Ebene), manchmal auch mit einer Vorstellung (geistige Ebene). Zu den vegetativen Symptomen zählen u. a.
- Kreislauffunktionen (Herzschlag, Durchblutung, Schwellung usw.)
- Atmung und Husten
- Verdauung (Schlucken, Peristaltik, Flatulenz, Stuhlgang usw.)
- Nieren-Blasen-Funktion, Harndrang, Urinieren
- Genital- und Sexualfunktionen, Menses
- Schleimhautabsonderungen (Schnupfen, Auswurf, andere Sekrete)
- Schwitzen, Temperaturregulation (Fieber, Frieren)
- Nerven- und Muskelfunktionen (Zittern, Krämpfe usw.)

1.2.5.4 Die morphologische Ebene

Mit dem Fortschreiten eines pathologischen Prozesses kommt es zu körperlichen, morphologischen Veränderungen, also zu Symptomen, die sichtbar, tastbar und abbildbar sind. Die Auffassung, nur jene mit Augen, Fingern und technischen Hilfsmitteln erkennbare Symptome – die sogenannten harten Daten – sprächen für eine tatsächliche Krankheit, ist weit verbreitet. Wenn keine objektiven Veränderungen gefunden werden („Der Patient hat nichts"), gilt der Leidende oft nicht als krank. Veränderungen von Zellen und Geweben entstehen aber erst, wenn deren Funktionen schon über eine gewisse Zeit hinweg gestört waren, sind also als Anpassungsreaktion auf ihre gestörte Funktion zu verstehen. Als ein „Endresultat" (Künzli 1985) sind sie meist nicht spezifisch und auch nicht individuell geformt, sodass sie für die homöopathische Analyse den geringsten Wert unter den genannten Symptomgruppen haben.

▶ Die sichtbaren oder abbildbaren physischen Veränderungen sind nur die Endpunkte eines zunächst rein funktionellen Krankheitsgeschehens. ◀

Innerhalb der körperlichen Ebene sind die Veränderungen innerer Organe entsprechend der Hering'schen Regel wiederum von höherer Bedeutung als diejenigen der Körperoberfläche (s. unten).

▶ In der naturwissenschaftlich-technischen Medizin werden objektive Symptome meist hoch bewertet. In der Homöopathie verhält es sich umgekehrt: Morphologische Endresultate sind oft unspezifischer Natur und führen selten zum individuellen Heilmittel. ◀

Zu den morphologischen Symptomen zählen beispielsweise:
- Körperbau, Resultate von Wachstumsstörungen
- Veränderungen der Haut- und Schleimhautoberfläche
- Wucherungen und Verhärtungen
- Steinbildungen
- Entwicklung benigner und maligner Tumoren

1.2.6 Die Symptome in ihrer zeitlichen Abfolge

Die Hering'schen Regeln (**Abb. 1.4**) beschreiben die Gesetzmäßigkeiten des Heilungsverlaufs als die Umkehrung der vorhergehenden Krankheitsentwicklung. Im Einzelnen vollzieht sich die Heilung
- von innen nach außen (vom Geist, Gemüt und den inneren Organen zu den Schleimhäuten und der Haut),
- von oben nach unten (dem cranio-kaudalen Gradienten folgend zu den peripheren Bezirken) und
- rückwärts entlang der Zeitachse (von den jüngsten zu den ältesten Symptomen).

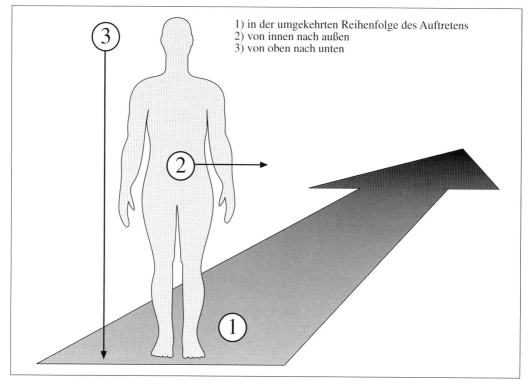

Abb. 1.4 Die Hering'schen Regeln.

> Der Weg zur Heilung führt über eine (chrono-)logische Rückentwicklung der Krankheitssymptome.

Gemäß diesen Prinzipien müssen **die jüngsten Symptome** zuerst, die älteren in der umgekehrten Reihenfolge ihrer Erstmanifestation verschwinden, um schließlich die Heilung zu erreichen. Das bedeutet, dass jeweils die jüngsten Symptome im Vordergrund der Behandlung stehen müssen, also in erster Linie bei der Analyse zu berücksichtigen sind.

> Die jüngsten Symptome sind deshalb besonders wichtig, weil sie immer der Ausgangspunkt der Therapie sind.

In zweiter Linie sind die konstanten, dauerhaft bestehenden Symptome zu werten. Im Bedeutungsgrad darunter stehen alternierende und periodische Symptome. Alternanzien sind Symptompaare, die sich in ihrem Auftreten abwechseln, wie zum Beispiel Ekzem und Asthma, Diarrhö und Bronchitis oder Fluor und Schnupfen.

> In der Gewichtung folgen die konstanten, dann die alternierenden und periodischen Symptome.

Flüchtige, aber inkonstante Symptome sind, auch wenn sie individuell erscheinen, unsichere Indizien für eine Mittelwahl. Überhaupt nicht in Betracht kommen ehemalige, nicht mehr vorhandene Symptome, es sei denn, sie müssten als periodisch wiederkehrend angesehen werden (**Abb. 1.5**).

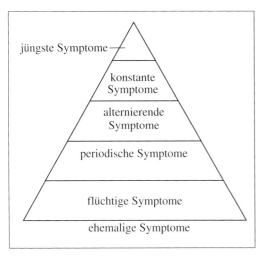

Abb. 1.5 Die zeitliche Symptomhierarchie.

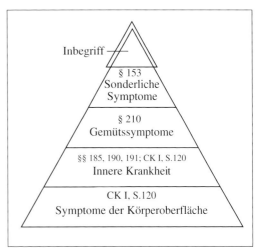

Abb. 1.6 Symptomgewichtung nach Hahnemann.

1.2.7 Die Symptomgewichtung aus der Sicht verschiedener Autoren

Hahnemann, Bönninghausen, Kent und andere Lehrer der Homöopathie haben die Hierarchie der Symptome auf jeweils eigene Weise gesehen. Die verschiedenen Auffassungen lassen sich nicht vollständig zur Deckung bringen; sie entsprechen der jeweiligen Erfahrung des Autors und sind verknüpft mit unterschiedlichen Weltbildern.

1.2.7.1 Hahnemann

Hahnemann macht im *Organon* und im Band 1 der *Chronischen Krankheiten* einige Angaben zum unterschiedlichen Rang von Symptomen. Höchste Priorität haben für ihn die sonderlichen Symptome (Org §§ 153 und 154). Daneben spielt der in der Krankheit veränderte Zustand von Geist und Gemüt eine entscheidende Rolle (Org §§ 210–212): Der veränderte Gemütszustand des Kranken ist „als eins der vorzüglichsten mit in den Inbegriff der Symptome aufzunehmen". Er gibt „oft am meisten den Ausschlag … als Zeichen von bestimmter Eigenheit".

Schließlich macht Hahnemann – vor allem in Org §§ 185, 190 und 191 (vgl. auch CK, S. 120) – deutlich, dass Hautsymptome, wenn sie nicht von äußerlicher Verletzung herrühren, immer eine tiefere Ursache haben, die zuerst oder sogar einzig und allein behandelt werden muss.

Über allem steht bei Hahnemann aber der Terminus „Gesamtheit der Symptome" (§ 147) oder, präziser, „Symptomen-Inbegriff" (§ 169). Immer sind sämtliche Symptome in der Gesamtschau zu betrachten (**Abb. 1.6**).

1.2.7.2 Bönninghausen

Clemens von Bönninghausen (1785–1864) entwickelte eine Krankheitslehre, in der er die Symptomen-Rangfolge von „Causa – Hauptbeschwerde – Nebenbeschwerden" definierte (vgl. oben: Krankheitsspezifische Symptome). In seinem Repertorium (*Therapeutisches Taschenbuch*) legt er besonderen Wert auf objektiv feststellbare Symptome; Gemütssymptome (Kapitel I) nehmen bei ihm nur einen geringen Raum ein.

▶ Klare Äußerungen des Kranken bzw. Zeichen seines Organismus sind die verlässlichsten Symptome. Jede Interpretation führt zu einer Unschärfe und kann die Fallanalyse verfälschen. ◀

In nicht ganz logischer Art und Weise benennt er Gemütssymptome an vierter Stelle, „falls sie nicht selbst das Hauptsymptom bilden" (Gypser im

Vorwort, 2000) oder ein Nebensymptom sind (d. V.). *„Die Gemütssymptome bilden das wahlentscheidende Kriterium unter ansonsten gleichermaßen in Betracht kommenden Mitteln."* (Gypser, ebd.) (**Abb. 1.7**)

1.2.7.3 Kent

James Tyler Kent (1849–1916), Autor des bedeutendsten Repertoriums und der Vorlesungen zu Hahnemanns *Organon*, leitet seine Vorstellungen über die Hierarchie der Symptome vom oben beschriebenen idealtypischen Menschenbild ab. Die Geist- und Gemütssymptome stehen bei ihm an erster Stelle, einen entsprechend breiten Raum nehmen sie in seinem Repertorium ein. Es folgen die Allgemeinsymptome, d. h. Beschwerden, die den gesamten Organismus betreffen, und allgemeine, für mehrere Symptome gültige Modalitäten. Die körperlichen Symptome sind in der letzten Rangposition, wobei zuerst die Zeichen der Störung innerer Organe und dann die Symptome der Körperoberfläche erfasst werden (**Abb. 1.8**).

1.2.7.4 Klunker

Will Klunker (1923–2002) hat, besonders als einfache Anleitung für den Beginn der homöopathischen Praxis, die klassische Unterscheidung in sonderliche und allgemeine Symptome mit der Kentschen Differenzierung von allgemeinen und lokalen Symptomen in einer Vierfeldertafel (**Abb. 1.9**) zusammengefasst. Daraus ergibt sich die folgende Rangfolge:
I. Charakteristische Allgemeinsymptome
II. Charakteristische Lokalsymptome
III. Gewöhnliche Allgemeinsymptome
IV. Gewöhnliche Lokalsymptome

Zu den Allgemeinsymptomen (Generals) zählen Geistes- und Gemütssymptome, vegetative Symptome (Schlaf, Sexualität, Ausscheidungen usw.), generalisierte Empfindungen und Modalitäten, aber auch generalisierte Hautsymptome. Die Lokalsymptome (Particulars) betreffen einzelne Körperregionen und Organe.

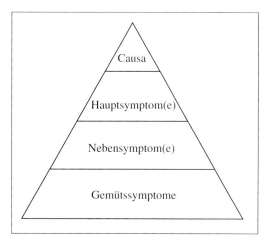

Abb. 1.7 Symptomgewichtung nach Bönninghausen.

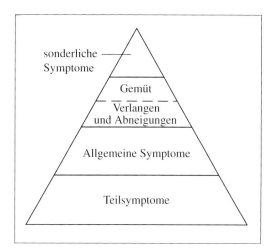

Abb. 1.8 Symptomgewichtung nach Kent.

1.2.7.5 Spätere Versuche einer Hierarchie-Synopse

Aus dieser Schilderung lässt sich ablesen, dass die einzelnen Exponenten teilweise recht unterschiedliche Konzepte verfolgten. Aus diesem Grunde – und auch, weil die jeweiligen Begriffe logisch nicht kompatibel sind – mussten zahlreiche Versuche, die verschiedenen genannten Vorstellungen unter einen Hut zu bringen, letztlich scheitern (vgl. Frei 1999).

Für jeden einzelnen Krankheitsfall muss eine individuelle Bewertung und Gewichtung der

1.2 Gewichtung der Symptome

	Allgemeinsymptome Generals	Lokalsymptome Particulars
Sonderliche Symptome Peculiars	I	II
Gewöhnliche Symptome Commons	III	IV

Abb. 1.9 Vierfeldertafel von Will Klunker.

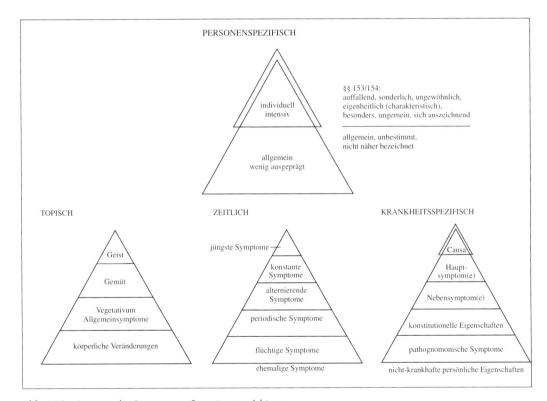

Abb. 1.10 Synopse der Systeme zur Symptomgewichtung.

Symptome vorgenommen werden, die sich zwar an den hier vorgestellten Schemata orientiert, aber nicht in eine Form gepresst oder dem Computer überlassen werden kann. Die in **Abb. 1.10** gezeigte Synopse soll dieser Orientierung dienen.

1.3 Das Wesentliche der Arznei

1.3.1 Erkenntnisquellen der Arzneiwirkung

Der erste und wichtigste Weg, Erkenntnisse über Arzneiwirkungen zu erlangen, ist die Arzneimittelprüfung (AMP) am Gesunden (vgl. Band A). Dazu kommen spezielle Erfahrungen aus der Anwendung in der homöopathischen Therapie und, in sehr viel geringerem Umfang, auch toxikologische Erkentnisse. Das Wissen um die traditionelle medizinische Anwendung des Ausgangsstoffes der Arznei sowie Fakten oder Anschauungen aus dem natürlichen Vorkommen des Ausgangsstoffes (z. B. aus der Signatur) lassen, auch wenn manche Darstellungen es nahe legen, keine direkten Schlüsse auf die homöopathische Wirkung zu; sie können allein dem Verständnis für das Wesentliche einer Arznei und didaktischen Zwecken dienen.

1.3.2 Verifikation durch therapeutische Erfahrungen

Die in der AMP aufgetretenen Prüfsymptome sind die Grundlage der therapeutischen Anwendung bei Kranken, bedürfen aber der Bestätigung durch Heilerfolge. Prüfsymptome, die sich in der Therapie nicht bewähren, verlieren damit an Bedeutung. Klinische Erfahrungen bereichern das Arzneimittelbild mit Erkenntnissen, die naturgemäß in Prüfungen nicht erlangt werden können, beispielsweise die besondere Eignung einer Arznei für spezifische Krankheiten (z. B. Keuchhusten, Mononukleose, Psoriasis) oder Patientengruppen (z. B. Säuglinge, Kinder, Alte, Übergewichtige).

1.3.3 Genius der Arznei

Das Charakteristische eines Arzneimittels lässt sich auf ähnliche Weise herausarbeiten wie das Charakteristische eines Krankheitsfalles. Die entsprechenden Symptome zeichnen sich durch **Seltenheit** bzw. Einzigartigkeit innerhalb der gesamten Materia medica (kleine oder Single-Rubriken im Repertorium) oder durch ihre **Häufigkeit** in Prüfungen oder therapeutischer Erfahrung aus (hoher Grad im Repertorium).

Sonderliche Symptome sind Arzneisymptome, die bei anderen Arzneimitteln nicht in dieser Art oder Ausprägung gefunden wurden (z. B. Todesangst mit Unruhe und Herzklopfen bei Aconitum), sogenannte Schlüsselsymptome oder Leitsymptome (s. u.). Wenn es sich um ein völlig einzigartiges Symptom handelt, wird es von Bönninghausen und anderen Autoren auch als „Goldkorn" bezeichnet. Auch die für ein bestimmtes Mittel häufig in Prüfungen aufgetretenen oder in der Therapie verifizierten Symptome oder Aspekte (z. B. die Modalität „Verschlimmerung von 16–20 Uhr" bei Lycopodium) gehören dazu.

Den Begriff „**Geniussymptom**" hat Bönninghausen geprägt. Er bezeichnet damit das Symptom eines Arzneimittels, welches sich in mehreren Bereichen des Organismus auf die jeweils gleiche charakteristische Weise zeigt. So ist z. B. die dunkle Rötung mit pulsierender Empfindung ein Geniussymptom von Belladonna; es zeigt sich gleichermaßen an den Mandeln (Tonsillitis) wie auf der Haut (Verletzungsfolge) oder am Kopf (Sonnenstich).

1.3.4 Polaritätssymptome

Auch dieser Begriff stammt von Bönninghausen. Er bezeichnet ein Symptom, welches zwar als Wirkung eines Arzneimittels erkannt wurde, aber dem Genius der Arznei widerspricht und somit die Wahl dieses ansonsten zutreffenden Arzneimittels unwahrscheinlich macht (Beispiel: großer Durst bei einem Pulsatilla-Fall, Besserung durch Liegen bei einem Rhus-toxicodendron-Fall). Im Fall einer Gleichrangigkeit zweier Arzneimittel bei der Fallanalyse kann so die Wahl zugunsten der Arznei getroffen werden, die in diesem Fall kein Polaritätssymptom zeigt.

1.4 Repertorisation und Vergleich mit der Materia medica

1.4.1 Zur Repertorisation geeignete Symptome

Die auffallenden und sonderlichen Symptome (Org § 153) werden bevorzugt zur Arzneiwahl herangezogen. Allgemeine Symptome – sie entsprechen den sehr großen, mehr als ca. 50 Mittel enthaltenden Repertoriumsrubriken – können vielleicht der Bestätigung eines gefundenen Mittels, nie aber als ausschlaggebendes Argument für die Verschreibung dienen.

1.4.2 Schlüsselsymptome

Schlüsselsymptome sind Symptome, die für den vorliegenden Fall so wesentlich sind, dass sie fast eindeutig auf das infrage kommende Arzneimittel hinweisen. Sie schließen sozusagen die Tür zum passenden Mittel auf und werden daher auch Leitsymptome genannt. In Band B, Kap. 3, sind sie genauer charakterisiert.

1.4.3 Minimale Symptomzahl von maximalem Wert

Das Ziel der Analyse einer Fallaufnahme für die anschließende Repertorisation ist es, die Zahl der geeigneten Symptome so gering wie möglich zu halten, ohne dabei das Charakteristische des Einzelfalls aus dem Auge zu verlieren. Um sich diesem Ideal des „Inbegriffs der Symptome" zu nähern, müssen zunächst alle (!) Symptome betrachtet, in Beziehung zueinander gesetzt und in ihrer Bedeutung ermessen werden.

Nicht selten wird der Fehler gemacht, sich die auffallenden, sonderlichen, für die homöopathische Analyse scheinbar so griffigen Symptome allein vorzunehmen. Dadurch jedoch werden die Gewichte eines Falles oft einseitig verschoben und weniger differenzierte Beschwerden nicht weiter berücksichtigt. Unter Umständen wird durch ein solches Vorgehen das Simile verfehlt.

▶ Durch die einseitige Auswahl der Symptome entsteht eine falsche Gewichtung. ◀

Vermieden werden kann dieser Fehler, indem die gesamte Symptomsammlung (der vollständige Patientenbericht und alle Untersuchungsergebnisse) nach Themenbereichen geordnet und unter einzelnen Überschriften sortiert wird. Aus jedem Bereich werden dann die wichtigen Symptome (siehe Synopse, **Abb. 1.10**) ausgewählt. Die jeweiligen Symptomgruppen erhalten ihre Gewichtung gleichmäßig oder nach ihrer Bedeutung im gesamten Fallzusammenhang. Das Beispiel in Kap. 1.4.5 soll dies deutlich machen.

1.4.4 Überprüfung durch Materia-medica-Studium

Die durch Repertorisation gefundenen Arzneimittel der engeren Wahl müssen mit den Angaben in einer oder mehreren Arzneimittellehren verglichen werden. In der Homöopathie Fortgeschrittene ersetzen das Nachlesen mitunter durch einen Vergleich mit den verinnerlichten Arzneimittelbildern. Die Gesamtbilder der jeweils relevanten, infrage kommenden Mittel wird der Gesamtheit oder, besser, dem Inbegriff der Symptome des Krankheitsfalles gegenübergestellt. Dabei entscheiden nicht selten zu Beginn der Analyse zunächst wenig beachtete Symptome, in einzelnen Fällen sogar Charaktereigenschaften des Patienten die Wahl zugunsten eines Mittels der zweiten Linie.

▶ Dieß geht so weit, daß bei homöopathischer Wahl eines Heilmittels, der Gemüthszustand des Kranken oft am meisten den Ausschlag giebt, als Zeichen von bestimmter Eigenheit, welches dem genau beobachtenden Arzte unter allen am wenigsten verborgen bleiben kann. (Hahnemann, Org § 211) ◀

Allerdings dürfen nur tatsächlich vorhandene Symptome den Ausschlag geben. Fehlende Symptome, insbesondere fehlende Schlüsselsymptome des gefundenen Arzneimittels, oder vermutete Symptome, ohne dass es Hinweise auf sie in der Anamnese-Mitschrift gibt, dürfen in keinem Fall in die Analyse „hineininterpretiert" werden und die Wahl beeinflussen.

1.4.5 Gewichtung im Einzelfall: Bildung von Themengruppen

Kasuistik: Leistungs- und Konzentrationsschwäche

Frau W. L., geb. 1956, berichtet am 13. 2. 2001:

„Die Selbständigkeit läuft nicht, obwohl ich ziemlich am Powern bin (Dienstleistungen in Gartenpflege, Tierpflege, Kleintransporte u. a.). Das linke Augenlid hängt, wenn ich angestrengt oder müde bin; ich hab oft das Gefühl, ich muss da was wegwischen. Abends höre ich den Pulsschlag in den Ohren. – Das Seltsamste ist: Ich höre die Leute sprechen, aber ich kann nicht sicher antworten. Ich sage dann irgendwas, ohne Bezug zu dem, was die anderen gesagt haben. Die andern denken, die ist aber seltsam. – Ich kann mich nicht kontrollieren. Ich fühl mich sehr verkrampft. Ich weiß nicht, was richtig ist: was der Kopf oder was der Bauch sagt. – Ständig habe ich glasige Augen, wie ein Wassernebel davor."

Das gezielte Nachfragen ergänzt die Anamnese (im vorliegenden Fall ohne weitere entscheidende Informationen):

Die Trägheit, die sie vor vier Monaten hatte – sie konnte nicht den Anfang für ihre Arbeiten finden, vertrödelte die Zeit –, ist nicht mehr da (*Opium* D 30 hatte geholfen). Schmerzen hat sie nicht. Der Schlaf ist „gut" (sie schläft spät ein, dann tief bis morgens). Der Appetit ist etwas verringert; keine speziellen Vorlieben oder Abneigungen. – Sie lebt allein, hatte sich vor einigen Jahren von ihrem Freund getrennt, der sie anschließend noch längere Zeit verfolgt und bedroht hat. Hat die gemeinsamen Schulden (die er verursacht hatte) über Jahre abgetragen, dann vor 1½ Jahren ein eigenes kleines Haus gekauft. Lebt darin mit Hund, Katzen und Kaninchen.

Beobachtungen bei der Anamnese:
Die Kopfhaare links werden grau. Starke Längsfalte zwischen den Augenbrauen (seit Jahren), der Blick ist gespannt beobachtend, etwas verstört und verwirrt. Hohle Wangen. – Spricht hastig und angestrengt, deutlich artikuliert mit gewählten Worten, setzt zwischendurch ab, um nach Begriffen zu suchen, macht Gedankensprünge. Offensichtlich hat sie Schwierigkeiten, sich auszudrücken. Es ist nicht leicht, ihr zu folgen. – Zittern der Augenlider beim Sprechen und der Hände beim Ausstrecken.

Die auffälligsten Symptome sind in der Reihenfolge ihrer Nennung:
- Der mangelnde Erfolg bei der Arbeit trotz großer Anstrengung,
- das Herabhängen des linken Augenlides,
- das Gefühl, vor dem Auge etwas wegwischen zu müssen,
- der Pulsschlag in den Ohren, den sie abends hört,
- Unsicherheit und fehlender Zusammenhang beim Antworten,
- das Gefühl, andere hielten sie für seltsam,
- das Gefühl der Verkrampfung,
- nicht wissen, ob „der Kopf oder der Bauch" die richtigen Signale gibt,
- das Gefühl von Wassernebel vor den Augen,
- verstört-verwirrter Blick,
- Sprache hastig,
- Sprache gewählt,
- Sprache verwirrt, mit Gedankensprüngen,
- Schwierigkeit, sich auszudrücken,
- Zittern der Lider beim Sprechen,
- Zittern der Hände beim Ausstrecken,
- linksseitig graue Haare.

Eine Repertorisation, die schlicht diese Symptomliste übernehmen würde, hätte ein Übergewicht bei den Symptomen der Augen und des Sprechens. Diese Schieflage verstärkt sich noch, wenn mehrere kleine Rubriken für ein und dasselbe Symptom verwendet werden, andere wichtige Symptome aber nur mit einer Rubrik und somit nur einer Nennung repräsentiert sind.

Dem kann durch die Gruppierung der Symptome in Funktionsbereiche (**Tab. 1.4**) oder Themen (**Tab. 1.5**) abgeholfen werden.

Die Einteilung in Funktions- und Organbereiche ist in diesem Fall weniger ergiebig als die Gruppierung nach Themen. Als Hauptthemen kristallisieren sich Unsicherheit und Verwirrung – die sich im Denken, Empfinden, Sehen und Sprechen äußert – sowie die Verkrampfung –

Tab. 1.4 Symptomgruppen des Fallbeispiels: Funktions- und Organbereiche.

Symptomgruppe	Repertoriumsrubriken, MacRepertory, Version 5.6 (in Klammern: Anzahl der Mittel)
Denken und Empfinden	Gemüt; GEDANKEN; Abschweifen der Gedanken (96) Gemüt; WAHNIDEE, Einbildung; Verwirrtheit an, die Leute sehen ihr ihre (1) Gemüt; VERWIRRUNG, geistige; Identität, bezüglich der eigenen (59)
Handeln und Ausdruck	Gemüt; ERFOLGREICH, nie (10) Gemüt; GESCHÄFT, beschäftigt; ergebnislos (17) Gesicht; AUSDRUCK; ängstlich (83) Gesicht; AUSDRUCK; verwirrt (11)
Sprache	Gemüt; ANTWORTEN; irrelevant, ohne Bezug zur Frage (9) Gemüt; REDEN, redet; allgemein; extravagant (6) Gemüt; REDEN, redet; allgemein; abschweifend, vom Thema (65) Gemüt; REDEN, redet; allgemein; verworren (28) Gemüt; REDEN, redet; allgemein; irrational (33) Gemüt; REDEN, redet; allgemein; hastig (54) Gemüt; GEDÄCHTNIS; Schwäche, Verlust des; auszudrücken, sich selbst (45)
Sehen	Sehen; NEBLIG (197) Augen; WISCHEN, muss (19)
Muskulatur	Allgemeines; KRÄMPFE; Muskeln (161) Augen; LÄHMUNG; Lider; Oberlider (56) Augen; ZUCKEN (177) Extremitäten; ZITTERN; Allgemein; Arme; Hände; Halten von Gegenständen, beim; Reichen (= Ausstrecken) (13)
Hören	Ohren; GERÄUSCHE, Tinnitus; Pulsieren (12) Ohren; GERÄUSCHE, Tinnitus; allgemein; abends (49) Allgemeines; SEITE; links (253)
Haare	Kopf; HAARE; allgemeine Beschwerden der; grau, werden (27)

Tab. 1.5 Symptomgruppen des Fallbeispiels: Themengruppen.

Thema	Repertoriumsrubriken, MacRepertory, Version 5.6 (in Klammern: Anzahl der Mittel)
erfolglose Aktivität	Gemüt; ERFOLGREICH, nie (10) **Gemüt; GESCHÄFT, beschäftigt; ergebnislos (17)** Gemüt; REDEN, redet; allgemein; hastig (54) **Gemüt; REDEN, redet; allgemein; extravagant (6)**
Unsicherheit (Empfindung, Ausdruck, Sprache, Sehen)	Gemüt; WAHNIDEE, Einbildung; Verwirrtheit an, die Leute sehen ihr ihre (1) Gemüt; VERWIRRUNG, geistige; Identität, bezüglich der eigenen (59) **Gesicht; AUSDRUCK; verwirrt (11)** Sehen; NEBLIG (197) **Augen; WISCHEN, muss (19)**
Verwirrung (Denken, Sprache)	Gemüt; GEDANKEN; Abschweifen der Gedanken (96) **Gemüt; ANTWORTEN; irrelevant, ohne Bezug zur Frage (9)** Gemüt; REDEN, redet; allgemein; abschweifend, vom Thema (65) Gemüt; REDEN, redet; allgemein; verworren (28) **Gemüt; REDEN, redet; allgemein; irrational (33)** Gemüt; GEDÄCHTNIS; Schwäche, Verlust des; auszudrücken, sich selbst (45)

Tab. 1.5 (Fortsetzung)

Symptomgruppe	Repertoriumsrubriken, MacRepertory, Version 5.6 (in Klammern: Anzahl der Mittel)
Verkrampfung (Empfindung, Augenlid, Folge: Tinnitus)	Allgemeines; KRÄMPFE; Muskeln (161) **Augen; LÄHMUNG; Lider; Oberlider (56)** **Ohren; GERÄUSCHE, Tinnitus; Pulsieren (12)** Ohren; GERÄUSCHE, Tinnitus; allgemein; abends (49)
Zittern (Augenlider, Hände)	Augen; ZUCKEN (177) **Extremitäten; ZITTERN; Allgemein; Arme; Hände; Halten von Gegenständen, beim; Reichen (= Ausstrecken) (13)**
Voralterung	Kopf; HAARE; allgemeine Beschwerden der; grau, werden (27)
Einseitigkeit	Allgemeines; SEITE; links (253)

Tab. 1.6 Kurzrepertorisation des Fallbeispiels.

Rangfolge der Arzneimittel	1 Plb.	2 Nux-m.	3 Ars.	3 Lyc.	3 Phos.
Summe der Grade	9	7	6	6	6
Anzahl der Rubriken	6	4	4	4	4
Gemüt; GESCHÄFTIG, beschäftigt; ergebnislos (17)	–	–	1	–	–
Gemüt; REDEN, redet; allgemein; extravagant (6)	1	2	–	–	–
Gesicht; AUSDRUCK; verwirrt (11)	1	–	2	3	1
Augen; WISCHEN, muss (19)	1	–	–	1	1
Gemüt; ANTWORTEN; irrelevant, ohne Bezug zur Frage (9)	–	2	–	–	–
Gemüt; REDEN, redet; allgemein; irrational (33)	1	1	1	1	–
Augen; LÄHMUNG; Lider; Oberlider (56)	2	2	2	1	2
Ohren; GERÄUSCHE, Tinnitus; Pulsieren (12)	–	–	–	–	–
Extremitäten; ZITTERN; Allgemein; Arme; Hände; Halten von Gegenständen, beim; Reichen (= Ausstrecken) (13)	3	–	–	–	2

mit der Folge von Zittern und übereilter wie fruchtloser Aktivität – heraus.

Aus jeder Themengruppe werden 2 oder 3 besonders repräsentative Rubriken ausgewählt, die genügend differenziert und gleichzeitig nicht zu klein sind, um das Wesentliche des Falles darzustellen, ohne eine zu enge Auswahl festzulegen. Nach dieser Methode ergeben sich die Rubriken, welche in **Tab. 1.5** halbfett gedruckt sind. Sie können leicht per Hand aufgelistet und kurz repertorisiert werden (**Tab. 1.6**).

Der Blick in die Arzneimittellehre (Vergleich mit der Materia medica) bestätigt die Wahl von **Plumbum metallicum**. Das Abschweifen der Gedanken und der Antworten gehört ebenso ins Mittelbild wie die Verwirrung über die eigene Identität, das extravagante und hastige Reden und der abendliche Tinnitus (wenn auch nicht das Pulsieren). Ein Leitsymptom – im Sinne Bönninghausens ein Genius-Symptom – drückt das Problem der Patientin umfassend aus: „Es fällt ihm schwer, Dinge zu begreifen. Beim Reden findet er oft nicht die passenden Worte, um sich auszudrücken." (Kent, *Homöopathische Arzneimittelbilder*) Im Repertorium ist dieses Symptom unter „Gemüt; Gedächtnisschwäche, sich selbst auszudrücken" zu finden.

> **Leitsymptome von Plb.**: Lähmung und verzögerte Empfindung; kann nichts begreifen und sich nicht ausdrücken.

Blei verursacht eine Lähmung, insbesondere der oberen Extremitäten, der Hand (Fallhand) und der Handlungen. Damit einher geht eine Verlangsamung der Empfindungen und des Denkens und eine Verkrampfung der Muskulatur (vgl. die Bleikolik). Bei der Patientin führte die verwirrte und verzögerte Wahrnehmung zu ineffektiver Aktivität, allgemeiner Verspannung und Schwäche.

Verlauf: Am 13.2.01 erhielt die Patientin eine Gabe **Plb.** C 30. Sechs Tage später berichtet sie: „Nach der Einnahme hatte ich starkes Augentränen, dann kurz einen Ausschlag um die Augen, jetzt das Gefühl von einem Gürtel um den Kopf, ein Verstopfungsgefühl im Kopf, die Gedanken sind blockiert, die Stirn ist ‚nicht frei'." **Plb.** C 30 wird, in Wasser gelöst, wiederholt. Am 28.2.01 geht es „viel, viel besser", besonders von Seiten der Psyche, „der Druck ist weg". In der Leiste sind Pusteln aufgetreten. Der Geruchsinn ist noch nicht wieder da (das hatte sie anfangs nicht erwähnt). Zeitweise Stiche im rechten Handrücken. Wegen der Stagnation bei einigen Symptomen erfolgt jetzt die Verordnung von **Plb.** C 200.

Nächste telefonische Konsultation am 20.3.01: Zurzeit nur noch kleine juckende Papeln am rechten Arm und am Kopf. Das Auftreten ist wieder sicher. Gutes Gefühl für die Zukunft. Drei Tage lang hatte sie Naselaufen und ein Gefühl wie erkältet. Die Augen sind völlig o. k. Seit einer Woche Brennen beim Urinieren, was sie zuletzt vor 10 Jahren hatte. „Es kommt so alles nacheinander, als müsste es mal sein." Empfehlung für die trockene juckende Haut: Einölen, keine Mittelgabe.

Am 3.4.01: Nach dem letzten Anruf wurden noch am selben Tag die Kopf- und Augenschmerzen sehr schlimm, was zwei Tage anhielt und sie an ihre Zahnextraktion vor 10 Jahren erinnerte. – Jetzt hat der Juckreiz deutlich nachgelassen. Neu ist ein stechender Hinterkopfschmerz, der sich in Ruhe verschlimmert. – Durch den Autogurt fühlt sie sich unangenehm eingeklemmt, begleitet von Angst; sie erinnert sich an einen Unfall vor 10 Jahren. Die Untersuchung zeigt eine Wirbelblockierung bei C 7 / Th 1 und Th 1/2 links, die chirotherapeutisch gelöst wird. Keine Mittelgabe.

24.4.01: Seit gestern nach dem Schneiden von Hecken „wilde dröhnende Kopfschmerzen". – Vor 10 Tagen gelblicher Schnupfen links, der erleichternd war. Immer noch keine neue Mittelgabe.

Telefonat am 10.5.01: „Allgemein gut." Zähes gelbes Sekret aus der linken Nase, Schmerz in der linken Achselhöhle, Krampfadern in der linken Kniekehle, welche pieksen. Weiteres Abwarten. In den nächsten Wochen klingen die Beschwerden ab. Die Patientin beginnt eine Umschulung, kann sich wieder gut konzentrieren und ist mit Freude bei der Sache.

1.4.6 Der Inbegriff der Symptome oder die Suche nach einem Grundthema

Hahnemann benutzte die Termini „Gesamtheit" und „Inbegriff" der Symptome. „Inbegriff" bezeichnet nicht die einfache Summe der Krankheitszeichen, sondern das Wesentliche in der Krankheitssymptomatik.

Spätere Autoren haben immer wieder versucht, die jeweils übergeordnete, zusammenfassende Leitidee für eine individuelle Erkrankung zu suchen, sozusagen eine Überschrift für die Gesamtheit der Symptome zu ermitteln. Sie benutzten dazu verschiedene, teils ähnlich lautende Begriffe (Essenz, zentrale Wahnidee, zentrale Störung, existenzielles Drama u. v. a., **Tab. 1.7**). Analog wird versucht, solche Grundthemen für jedes einzelne Arzneimittelbild zu formulieren. Es ist der Versuch einer Gesamtschau der Erkrankung und des zugehörigen Arzneimittelbildes.

Gelingt es, die individuelle Erkrankung bzw. das einzelne Arzneimittelbild im großen, übergeordneten Zusammenhang zu sehen, entsteht ein tieferes Verständnis für den Patienten und eine zuverlässigere Mittelwahl wird möglich.

Für die 90–95 % der übrigen Fälle bleibt nur der mühsame Weg über die Einzelbewertung der verschiedenen Symptombereiche und die sorgfältige Auswahl und Repertorisation der wichtigsten Symptome.

Tab. 1.7 Begriffe für die Gesamtschau von Krankheit und Arzneimittelbild.

Autor	Begriff	ggf. Übersetzung
Hahnemann	Inbegriff der Symptome	
Bönninghausen	Genius der Arznei	
Vithoulkas	Essence	Essenz
Sankaran	Central Delusion	Zentrale Wahnidee
Masi		Existenzielles Drama, Neid auf eine göttliche Eigenschaft

1.4.7 Arbeitsanweisung

Für den Weg von der Symptomanalyse bis zur Mittelwahl gilt:
- Alle Symptome beachten.
- Unklare, besonders auch uncharakteristische Symptome durch genaues, detailliertes Herausarbeiten der Besonderheiten und speziellen Modalitäten vervollständigen, „adeln" und somit der homöopathischen Verwendung zugänglich machen.
- Symptome in Begriffskomplexe gruppieren (Hauptsymptom, verschiedene Nebensymptome).
- Den oder die Türöffner (Schlüsselsymptom/e) suchen.
- Durch die Tür des Schlüsselsymptoms hineingehen (das infrage kommende Mittel bestimmen), aber dann den ganzen Raum des Arzneimittelbildes ausleuchten (in der Arzneimittellehre nachlesen).

1.4.8 Die wichtigsten Symptome

Hoch zu bewerten, weil wahlentscheidend, sind Symptome, die
- den erkrankten Menschen in seiner Individualität repräsentieren,
- ihn von allen anderen Patienten mit ähnlichen Beschwerden unterscheiden und
- auf die zugrunde liegende Störung weisen.

Diese Symptome müssen klar und eindeutig sein und durch den Patientenbericht (wörtliche Rede) und/oder durch ärztlichen Befund belegt sein. Vage Vermutungen, Spekulationen, Behauptungen, Annahmen und unreflektierte eigene Meinungen müssen unbedingt vermieden werden, um die richtige Mittelwahl und damit die Behandlung nicht zu gefährden.

Literatur

Baur R: Zwischen Hahnemann und Swedenborg – Erweiterung der Homöopathie durch Kent? AHZ 2006; 251: 73–80.
Candegabe M, Carrara H: Praxis der reinen Homöopathie – Klinische Fälle. Groß Wittensee: Kai Kröger; 1999.
Classen C: Übersicht zu Hahnemanns Organon, 6. Aufl. Karlsruhe: Selbstverlag, Kirchstraße 10, 76229 Karlsruhe.
Frei H: Die Heringsche Regel und ihre Auswirkung auf die Hierarchie der Symptome. ZKH 1999; 43: 47–53.
Frei H: Die Rangordnungen der Symptome von Hahnemann, Bönninghausen, Hering und Kent. ZKH 1999; 43: 143–155.
Genneper T, Wegener A (Hrsg.): Lehrbuch der Homöopathie (s. Literaturverzeichnis im Anhang).
Gypser KH (Hrsg.): Bönninghausens Therapeutisches Taschenbuch. Stuttgart: Sonntag; 2000.
Hahnemann S: Die chronischen Krankheiten, Band 1 (s. Literaturverzeichnis im Anhang).
Hahnemann S: Organon der Heilkunst (s. Literaturverzeichnis im Anhang).
Hirschberger J: Geschichte der Philosophie, 2 Bde. 12. Aufl. Freiburg: Herder; 1980.
Husemann F: Das Bild des Menschen als Grundlage der Heilkunst, Band 1. 7. Aufl. Stuttgart: Freies Geistesleben; Stuttgart 1977.
Kent JT: Zur Theorie der Homöopathie. Kents Vorlesungen über Hahnemanns Organon. Übersetzt von Künzli J. 3. Aufl. Leer: Grundlagen und Praxis; 1985.
Kent JT: Homöopathische Arzneimittelbilder, Band 3. Heidelberg: Haug; 2001.
Klunker W: Das Symptom – ein Grundbegriff der Homöopathie. ZKH 1994; 38: 3–13.

Klunker W: Homöopathische Propädeutik (2). ZKH 1988; 32: 78–80.

Meili W: Grundkurs in klassischer Homöopathie. Regensburg: Sonntag; 1989.

Reis S: Über den Wert der pathognomonischen Symptome für die Arzneiwahl. AHZ 2002; 247: 3–8.

Roberts HA: Sensations as if. Derby 1937. Reprint, New Delhi: Jain; 1992. Deutsche Übertragung von Hackl M: Als-ob-Symptome in der Homöopathie. Stuttgart: Sonntag; 1986.

Vithoulkas G: Die wissenschaftliche Homöopathie. Göttingen: Ulrich Burgdorf; 1987.

Wedepohl W: Einiges über James Tyler Kent. AHZ 2006; 251: 65–72.

Wright-Hubbard E: Kurzlehrgang der Homöopathie, 2. Aufl. Berg: Barthel & Barthel; 1993.

2 Wahl der geeigneten Potenz

Gerhard Bleul

> **Lernziele**
> - Die häufig verwendeten Potenzen homöopathischer Arzneimittel und deren Herstellung kennen,
> - die unterschiedlichen Anwendungsweisen von C-, D- und Q-Potenzen gemäß ihrer Wirkungsdauer und ihres Wirkspektrums kennen,
> - Kriterien zur Auswahl der Potenz hinsichtlich Arzneimittel, Erkrankungsart und Reaktionsweise des Patienten benennen können,
> - Kriterien zur Wiederholung oder Abänderung der Potenzstufe benennen können.

▸ Wir erkennen aus der Praxis an unseren Kliniken, ... dass die Dosisfrage gar nicht so überaus wesentlich sein dürfte, dass wir in puncto Dosierung wahrscheinlich recht weiten Spielraum genießen ... (Künzli 1985, S. 304) ◂

2.1 Einleitung

Die Anwendung bestimmter Potenzen ist zu einem großen Anteil historisch oder durch Konventionen begründet. In diesem Kapitel sollen einige grundsätzliche Überlegungen dargestellt werden, die bei der Auswahl der im Einzelfall angemessenen Potenzart und -stufe helfen können. Die diesbezüglichen Lehrmeinungen bestimmter Regionen oder Schulen werden im Folgenden benannt, wobei deren Wert jeweils an den im Verlauf dargestellten allgemeinen Überlegungen gemessen werden kann. Das Kapitel endet mit einfachen Empfehlungen, die der jeweiligen Praxis angepasst werden und sich dort bewähren müssen.

▸
Der Vielzahl an Meinungen und Glaubenssätzen hinsichtlich der Auswahl einer bestimmten Potenz stehen nur wenige begründete Regeln gegenüber. ◂

2.2 Definition der Begriffe

Eine **Potenz** – Hahnemann verwendet synonym den Begriff „Dynamisation" – ist das Endprodukt eines homöopathischen Arzneimittels auf einer bestimmten Potenzierungsstufe.

Das lateinische Wort „potentia" bedeutet Kraft, Vermögen, Wirksamkeit. Hahnemann bezeichnet jede Ursache einer natürlichen Krankheit als
▸ geistartige, feindliche Potenz ... [,gegen die] der Arzt ... eine, das Lebensprincip ähnlichst krankhaft zu verstimmen fähige, künstliche Potenz (homöopathische Arznei), welche stets, auch in der kleinsten Gabe die ähnliche, natürliche Krankheit an Energie übertrifft, auf den Kranken einwirken [lässt]. (Org § 148) ◂

Die drei gebräuchlichen Potenzarten sind **C-, D- und Q-Potenzen** (vgl. Band A dieser Reihe, Kap. 7 „Die Potenzierung"). Die unterschiedlichen Herstellungsweisen der C-Potenzen werden in manchen Ländern mit den Buchstaben H (CH steht für die Mehrglasmethode nach Hahnemann) bzw. K (für die Einglasmethode nach Korsakoff) bezeichnet. Die vor allem in Deutschland gebräuchlichen D-Potenzen und die hier hergestellten C-Potenzen werden laut HAB ausschließlich nach der Mehrglasmethode zubereitet. Die ultrahohen Potenzen der Kent-Skala (M = C 1000, XM = C 10 000, LM = C 50 000, CM = C 100 000, DM = C 1 000 000) werden nach der

Fluxionsmethode nach Fincke oder Skinner hergestellt.

Für die **Q-Potenzen** – in alter, unrichtiger Schreibweise (nach Flury) LM-Potenzen genannt – gelten besondere Herstellungsvorschriften (s. Band A, Kap. 8).

▸ Eine **Gabe** ist die jeweilige Verabreichung eines Arzneimittels in einer bestimmten Menge (Gabengröße). ◂

Als „große Gabe" bezeichnet Hahnemann eine große Menge des Arzneimittels (in früheren Schriften, z. B. bis zur 4. Auflage des *Organon* 1829, aber auch eine hohe materielle Konzentration; in späteren Schriften, nach Einführung des Begriffs der Potenzierung 1827, teilweise auch eine niedrige Potenz).

Eine „kleine Gabe" ist, bezogen auf die Arzneimittelmenge, die Verabreichung weniger Globuli oder Tropfen, eine noch weiter verkleinerte Gabe (vgl. Org § 248) deren Auflösung in einem Wasserglas, von dem nur ein Teelöffel eingenommen wird. (Vgl. zum Begriff der „Gabe" auch Org §§ 276–277, CK Bd. 1, S. 148–149 und CK Bd. 5, Vorwort.)

Teilweise wird „Gabe" mit „Dosis" bzw. mit „Potenz" gleichgesetzt, z. B. von V. Meyer (1858), wenn er schreibt: „Die Kleinheit der Gabe ist ein wesentlicher Bestandtheil des homöopathischen Heilverfahrens."

Das dem lateinischen „dos" entstammende Wort „Dosis" (englisch „dose") wird meist gleichbedeutend wie der Begriff „Gabe" gebraucht. In der Toxikologie ist die Dosis die materielle „Konzentration" des verabreichten Stoffes. Im § 276 des *Organon* warnt Hahnemann vor Arzneien „in jeder allzu großen Gabe und in starken Dosen …, je homöopathischer und in je höherer Potenz sie gewählt war". Der Hinweis auf die Potenz wurde ab der 5. Auflage, der Hinweis auf die Dosis erst in der 6. Auflage hinzugefügt. Hierbei ist mit Dosis wohl die materielle Konzentration, mit Gabe hingegen die Arzneimenge gemeint.

▸ Die **Dosis** bezeichnet – in Abgrenzung zur Gabe – die materielle Konzentration des verabreichten Arzneimittels. ◂

Eine Verringerung der Dosis wird somit durch die Erhöhung der Potenz bis zu einem gewissen Grad erreicht – bei Spurenelementen z. B. nachweisbar bis zur Stufe D 8, die der natürlichen Verunreinigung von Wasser entspricht – oder durch Verdünnung einer Gabe, z. B. im Wasserglas (**Abb. 2.1**).

2.3 Historischer Abriss zur Potenzierung

Hahnemann entwickelte das Verfahren der Potenzierung, das er anfangs lediglich als „Verdünnung", später erst als „Dynamisierung" bezeichnete, schon kurz nach der Entdeckung des homöopathischen Simile-Prinzips (vgl. Band A, Kap. 7). Im Jahr 1801 beschreibt er die Herstellung einer „Belladonna-Auflösung" (1 Gran = 60 g) mittels Reiben (in 100 Tropfen destilliertem Wasser), Verdünnen und Schütteln (in weiteren 300 Tropfen verdünntem Weingeist), wovon „ein Tropfen mit 300 Tropfen gewässerten Weingeistes durch minutenlanges Schütteln innig vereinigt" wird; davon wiederum wird ein Tropfen mit 200 Tropfen verdünntem Weingeist zu einer „schwachen Belladonna-Auflösung" verschüttelt. Im Jahr 1812, in der 2. Auflage der *Reinen Arzneimittellehre*, spricht er von „hundertfache[n] Versuche[n] … in den letzten acht bis zehn Jahren". In seinen Schriften gab er ausschließlich das jeweilige Verdünnungsverhältnis 1:100, also die C-Potenzen, an. Erst nach 1835, in seiner Pariser Zeit, entwickelte er schrittweise die Q-Potenzen im jeweiligen Verdünnungsverhältnis von 1:50 000, die er in der 6. Auflage des *Organon* (1841) beschrieb, welche erst 1921, also 78 Jahre nach Hahnemanns Tod, herausgegeben wurde.

▸ Hahnemann experimentierte mit unterschiedlichen Verdünnungsstufen, Verreibungs- und Verschüttelungsprozessen. Nach etwa einem Jahrzehnt des Experimentierens veröffentlichte er Herstellungsanweisungen, die sich ausschließlich auf C-Potenzen bezogen. Q-Potenzen entwickelte er erst gegen Ende seines Lebens. ◂

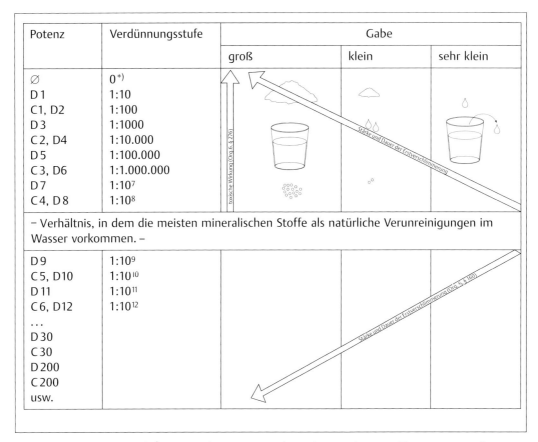

Abb. 2.1 Potenzstufen, Verdünnungen, Gabengröße, toxische Wirkung und Erstverschlimmerung: Eine homöopathisch gewählte Arznei wird immer in („gehörig") kleiner Gabe appliziert. Weniger ist mehr.

Constantin Hering führte 1828 *Lachesis* in die Homöopathie ein und veröffentlichte 1831, dass er dieses Schlangengift in Verdünnungsstufen von 1:10 potenziert hatte. Später jedoch verwendete er ausschließlich C-Potenzen.

Im Jahr 1836 publizierte Albert Vehsemeyer eine Begründung für die Einführung von D-Potenzen: Zwischen zwei benachbarten C-Potenzstufen müsse eine Zwischenstufe verfügbar sein, um noch differenzierter dosieren zu können. Im Konzentrationsbereich von C 2 bis C 4 beispielsweise ($1:10^4$ bis $1:10^8$) gebe es 3 C-, aber 5 D-Potenzstufen (D 4 bis D 8).

Diese Argumentation mag für die Anwendung niedriger Potenzen, verbunden mit der Vorstellung einer molekularen Wirkung, zutreffen. Für die homöopathische Lehre der nicht-materiellen (dynamischen) Arzneiwirkung spielt sie jedoch keine Rolle. Bei der Gabe höherer Potenzen (ab ca. C 12) ist das Verdünnungsverhältnis bzw. die „Konzentration", sofern man davon noch sprechen kann, belanglos; entscheidend ist allein die Anzahl der Potenzierungsschritte. Man bedenke, dass gemäß der Loschmidt'schen Zahl in 1 g einer D 23-Potenz nur 6-mal n Atome bzw. Moleküle (n = Atom- bzw. Molekülmassenzahl) vorhanden sind.

▶ Die Einführung von D-Potenzen in Deutschland wurde von Vehsemeyer theoretisch begründet. ◀

Mit der Veröffentlichung der 6. Auflage des *Organon* im Jahr 1921 wurde die Herstellungsweise der 1:50 000er Potenzen bzw. Q-Potenzen bekannt gemacht. Rudolf Flury (1903–1977) veranlasste die Produktion dieser Potenzen, die er mit LM (L = 50, M = 1000, aber LM = 950) anstatt korrekt mit Q bezeichnete. In den 1990er-Jahren kam es, u. a. durch Veröffentlichungen von Peter Barthel, Peter Meyer-König u. a. zu einer Renaissance der Q-Potenzen.

2.4 Die Wirkungsdauer verschiedener Potenzen

Vielfach sind Versuche unternommen worden, die Wirkungsdauer bestimmter Potenzen in absoluten Zeitangaben zu benennen. Das ist jedoch schlicht unmöglich, weil – anders als bei materieller (molekularer) Wirkung – die Wirkungsdauer bestimmt wird durch die Individualität des Krankheitsfalles, also die Besonderheiten des Patienten, seiner spezifischen Krankheit und des spezifischen Zeitpunkts im Verlauf. Nur annäherungsweise sind Angaben von relativ großen Zeitspannen möglich (Tab. 2.1).

Weiter erschwert werden solche Versuche auch durch die Tatsache, dass die verschiedenen Arzneimittel jeweils unterschiedlich lang wirken. Bönninghausen hat schon 1855 die ihm bekannten Arzneimittel diesbezüglich in 5 Klassen eingeteilt (Tab. 2.2). Dabei fällt auf, dass Arzneimittel, die eher bei Akutkrankheiten verordnet werden (z. B. Acon., Bell.), als kurz oder mittellang wirkend eingestuft werden, bevorzugte Arzneimittel für chronische Krankheitsprozesse (z. B. Alum., Aur., Bar-c., Graph.) aber zu den lang wirkenden Arzneimitteln gezählt werden.

Nur im Vergleich verschiedener C-, D- oder Q-Potenzen eines einzelnen Arzneimittels lässt sich eine durch Erfahrung gestützte Aussage treffen:

▶ Je höher die Potenz, desto länger die Wirkungsdauer.

Tab. 2.1 Näherungswerte für die Wirkungsdauer homöopathischer Arzneimittel.

C 3–6, D 3–6	10 Minuten bis einige Stunden
C 8–12, D 8–12	1 Stunde bis einige Tage
C 30, D 30	Einige Stunden bis einige Wochen
C 200, D 200	Einige Tage bis einige Monate
C 1000, D 1000 und höher	Einige Wochen bis viele Monate
Q 1–3	1–48 Stunden
Q 4–6	6 Stunden bis einige Tage
Q 7–12	Einige Tage bis Wochen
Q 13—30	Einige Tage bis Monate

Tab. 2.2 Wirkungsdauer homöopathischer Arzneimittel nach Bönninghausen (1855).

1. Klasse: allerkürzeste Wirkungsdauer	Acon. Camph. Coff. Ip. Laur. Mosch. Op. Par. Rheum. Samb. Stram. Tarax.
2. Klasse: kurze Wirkungsdauer	Agn-c. Arn. Asar. Bry. Calad. Cann-s. Canth. Caps. Cham. Chel. Chin. Cina. Cocc. Croc. Cycl. Dros. Euphr. Hyos. Ign. Kreos. Meny. M-amb. M-arc. M-aus. Nux-m. Nux-v. Puls. Ran-b. Ruta. Sabad. Scill. Sec. Teucr. Valer. Verat. Verb. Viol-o. Viol-t.
3. Klasse: mittlere Wirkungsdauer	Agar. Ambr. Am-m. Anac. Ang. Ant-t. Arg. Asaf. Bell. Bov. Brom. Cic. Clem. Colch. Coloc. Con. Cupr. Dig. Dulc. Euph. Guaj. Hell. Iod. Lach. Led. Mag-m. Merc. Mez. Mur-ac. Nat-m. Nit-ac. Olnd. Ph-ac. Plb. Ran-s. Rhod. Rhus-t. Sabin. Sars. Seneg. Spig. Spong. Staph. Sul-ac. Thuj. Zinc.
4. Klasse: lange Wirkungsdauer	Alum. Am-c. Ars. Aur. Bism. Carb-an. Carb-v. Ferr. Fl-ac. Kali-n. Lyc. Mag-c. Mang. Nat-c. Petr. Plat. Sel. Stann. Stront-c.
5. Klasse: allerlängste Wirkungsdauer	Ant-c. Bar-c. Calc. Caust. Graph. Hep. Kali-c. Phos. Sep. Sil. Sulf.

2.5 Der Wirkungsumfang verschiedener Potenzen

Die Beobachtung, dass tiefe Potenzen eher „materiell" oder „gröber", also primär auf der zellulären Ebene wirken, wurde schon sehr bald nach der Einführung der Homöopathie gemacht (Meyer 1858) und wird heute als „organotrope Anwendung" (Dorcsi) bezeichnet.

Hohe Potenzen, so heißt es meist, wirken eher auf seelisch-geistiger Ebene, „personotrop". Dieser Meinung stehen andere Erfahrungen entgegen, die einen Effekt im seelischen Bereich auch bei niedrigen Potenzen (z. B. durch die Gabe einer D 6, Sehgal) belegen.

Durch das Potenzieren werden die arzneilichen Kräfte „entfaltet" und das Wirkungsspektrum der jeweiligen Substanz erweitert, „in desto größerem Umfange, je weiter, länger und mit je mehr Stärke dieses Reiben oder Schütteln mit unarzneilichen Substanzen fortgesetzt wird …" (Hahnemann, RAL, Bd. 5, S. 123)

Auch in diesem Punkt ist nur die Feststellung einer Tendenz erlaubt:

> Je höher die Potenz ist, desto tiefer gehend und umfassender sind die Wirkungen; bei unpassender Wahl der Arznei sind auch die unerwünschten Wirkungen stärker und von längerer Dauer.

2.6 Anpassung der Erstverordnung an den Krankheitsfall

- Ausgehend von der Erfahrung, dass tiefere Potenzen in Arzneimittelprüfungen vermehrt körperliche Symptome hervorbringen und in der Therapie in erster Linie auch körperliche Symptome beeinflussen, werden bei geringer geistig-seelischer Symptomatik solche tieferen Potenzen (C 3–12, D 3–12) angewendet.
- Andererseits sind bei ausgeprägten Geist- und Gemütssymptomen oder, besser gesagt, bei differenzierter Symptomatik, die eine besonders gut begründete Arzneiwahl zulässt, schon bei der Erstverordnung höhere Potenzen (C 30–1000, D 30–1000) angezeigt.
- Die Q-Potenzen werden meist in aufsteigender Reihenfolge gegeben, angefangen mit der Q 1; dieses Vorgehen beruht auf einem Vorschlag von Hahnemann, der sich seither in vielfacher Anwendung bewährt hat. Manche Therapeuten beginnen in chronischen Fällen mit der Q 3 oder der Q 6.

2.7 Anpassung an die Reaktionsfähigkeit des Patienten

Eine differenzierte Symptomatik mit ausgeprägten Geist- und Gemütssymptomen zeugt von einer guten und schnellen Reaktionsfähigkeit, also einer hohen Vitalität. Murthy (1995) nennt diese Fälle „positive Krankheitszustände mit krankhafter Irritation", Meyer-König (1995) hat solche Patienten dem sanguinisch-cholerischen „W-Typ" nach Curry (wärmeempfindlich, warmblütig) zugeordnet. Stark reagierende Patienten – die Mehrzahl der Kinder und jungen Erwachsenen, aber auch viele Bewohner von subtropischen und tropischen Ländern – sprechen gut auf höhere C- oder D-Potenzen an.

Eine gering differenzierte Symptomatik mit wenigen oder ganz fehlenden Geist- und Gemütssymptomen deutet auf eine verlangsamte Reaktionsfähigkeit hin. Murthy nennt diese Fälle „negative Krankheitszustände mit Verzögerung der Funktionen", Meyer-König ordnet die Patienten dem melancholisch-phlegmatischen „K-Typ" nach Curry (kälteempfindlich, wärmebedürftig) zu. Diese träge Reaktionsweise ist vor allem bei älteren Erwachsenen und bei in der Entwicklung verzögerten Kindern anzutreffen, besonders aber auch unter Einwirkung nicht-homöopathischer Arzneimittel (Chemotherapie, Immunsuppression u. v. a.) oder chronischer Intoxikation (Schwermetalle, Pestizide, Alkohol u. v. a.). Indiziert sind hier niedrige C- und D- bzw. Q-Potenzen.

> Differenzierte Symptomatik = schnelle Reaktionsfähigkeit → Wahl von höheren C-Potenzen.
> Eher unspezifische Symptomatik = langsame Reaktionsfähigkeit → Wahl von Q- oder tieferen C-Potenzen.

Bei den viel häufigeren Mischtypen ist die Entscheidung für hohe C- und D-Potenzen bzw. niedrige C- und D- oder Q-Potenzen weniger leicht zu treffen.

2.8 Schemata für die Anwendung

Die homöopathische Therapie ist nie schematisch. Daher sind alle Schemata, die mehr als allgemeine Hinweise oder Empfehlungen geben, abzulehnen.

C- und D-Potenzen

Bekanntestes Schema ist die Kent'sche Skala, nach der die C 30, C 200, C 1000, C 10 000, C 50 000, C 100 000, C 500 000 und C 1.000 000 jeweils zweimal gegeben werden. Kent gab dieselbe Gabe, wie Künzli (1985) von P. Schmidt berichtete, „zweimal, sehr selten auch dreimal oder noch mehrere Male. Dann ging er zur nächsthöheren Stufe über. War einmal die ganze Skala durchlaufen und der Kranke noch nicht geheilt, begann er wieder unten bei der 30., 200. oder 1000. und stieg danach erneut. In chronischen Fällen begann er gern mit der 1000. oder 10 000. Potenz, in akuten mit der 200." – Es handelt sich also bei der Kent'schen Skala um eine Lehrformel, die P. Schmidt auf der Basis ungefährer Angaben aus Kents Erfahrungen zu einer Regel festgeschrieben hat. Allerdings entspricht die wortgetreue Befolgung dieser Regel, bei der das Individuelle des Einzelfalls nicht beachtet wird, nicht dem Geist der Homöopathie und auch nicht dem Vorgehen Kents.

Hahnemann hat im Lauf seines Forscherlebens mit der Anwendung verschiedener Potenzfolgen experimentiert und, gemäß seinem jeweiligen Kenntnisstand, verschiedene Angaben zur Anwendung gemacht. Bis etwa zum Jahr 1840 verordnete er meist die C 30, die er, wenn sie nicht als Einzelgabe zur Heilung führte, je nach Art der Krankheit und ihres Verlaufs, in akuten Fällen stündlich bis täglich, in chronischen Fällen alle 7 bis 14 Tage wiederholte (*Organon*, 5. Auflage, 1833). Nicht selten gab er sogenannte „Zwischenmittel" oder wählte nach veränderter Symptomatik ein neues, besser passendes Mittel aus.

Empfehlungen einer ausschließlich einmaligen Wiederholung auf jeder Stufe oder anderer fixer Schemata sind eine unnötige Erstarrung der Lehre.

Q-Potenzen

In der 6. Auflage des *Organon*, die 1841 abgefasst wurde, stellte Hahnemann die neu entwickelten Q-Potenzen vor. Er begann mit „den untersten Graden" (§ 246, Anm. 1), die er als Auflösung

▸ … vor jedem Male Einnehmen (mit etwa 8, 10, 12 Schüttel-Schlägen der Flasche) von Neuem potenzirt, wovon man den Kranken Einen, oder (steigend) mehrere Kaffee- oder Thee-Löffelchen einnehmen läßt, in langwierigen Krankheiten täglich, oder jeden zweiten Tag, in akuten aber, alle 6, 4, 3, 2 Stunden, in den dringendsten Fällen, alle Stunden und öfter … Ist aber die Auflösung (in 7, 6, oder 14, 15 Tagen) verbraucht, so muß zu der folgenden Auflösung derselben Arznei – wenn ihr Gebrauch noch angezeigt ist – ein, oder (obwohl selten) mehrere Kügelchen von einem andern (höhern) Potenz-Grade genommen werden … ◂

Man sieht, zu schematischen Angaben lässt sich Hahnemann nicht hinreißen. Der Einzelfall bestimmt das jeweilige Vorgehen.

Die Einnahme-Intervalle der Q-Potenzen werden der Reaktion des Patienten angepasst:
- Bei einer sehr schnellen positiven Reaktion wird die weitere Einnahme ausgesetzt, bis sich die Symptome wieder verstärken. Dann wird in geringerer Dosis (verringerte Tropfenzahl, evtl. Verschüttelung im zweiten Wasserglas) und evtl. in verlängerten Intervallen fortgefahren.
- Bei anfangs ausbleibender Veränderung der Symptomatik und grundsätzlich bei allmählicher Verbesserung der Beschwerden wird die Arznei im oben angegebenen Rhythmus – bei chronischen Krankheiten einmal täglich – eingenommen.
- Bei einer Verschlechterung oder dem Auftreten von Arzneisymptomen muss die Einnahme sofort ausgesetzt werden. Wird kein passen-

deres Arzneimittel gefunden, kann erst nach Abklingen der Verschlimmerung in verringerter Dosis und verlängerten Intervallen (wie unter 1. angegeben) fortgefahren werden.

Die Übersicht in **Abb. 2.2** zeigt, wie unterschiedlich Q-Potenzen im Einzelfall dosiert werden können. Es empfiehlt sich, zunächst standardmäßig vorzugehen, wenn keine Besonderheiten vorliegen. Die Dosierung muss, wenn man die Reaktionsfähigkeit des Patienten erfasst hat, individuell fortgesetzt werden. Die wichtigste Vereinbarung mit dem Patienten ist: „Beim Auftreten von starken Beschwerden oder bei Verschlimmerung der Symptomatik sofort die Einnahme beenden und sich melden." (**Abb. 2.3**)

Behördliche Angaben

In Bezug auf die Dosierung sind schematische Angaben, wie sie bei der Anwendung von Chemo- oder Phytotherapeutika üblich sind, ganz ungeeignet. Die für Homöopathika zuständige Experten-Kommission D hat – in erster Linie für Gemische homöopathischer Arzneien (Komplexmittel) – eine „Regeldosierung" formuliert, die in der Version vom 2.7.1993 lautet: „Bei akuten Zuständen alle halbe bis ganze Stunde, höchstens 12-mal täglich, je 5–10 Tropfen oder 1 Tablette oder 5–10 Streukügelchen oder 1 Messerspitze Verreibung einnehmen; … Bei chronischen Verlaufsformen 1- bis 3-mal täglich … einnehmen."

Auch die Empfehlungen der Kommission D für die Dosierung bei Kindern ist homöopathisch nicht zu begründen, auch wenn sie der materiellen Denkweise mancher Anwender entgegenkommt: „Kleinkinder bis zum 6. Lebensjahr erhalten nicht mehr als die Hälfte, Kinder zwischen dem 6. und 12. Lebensjahr erhalten nicht mehr als zwei Drittel der Erwachsenendosis."

2.9 Wiederholung der Gabe einer C- oder D-Potenz

▶ Jede, in einer Cur merklich fortschreitende und auffallend zunehmende Besserung ist ein Zustand der, so lange er anhält, jede Wiederholung irgend eines Arznei-Gebrauchs durchgängig ausschließt, weil alles Gute, was die genommene Arznei auszurichten fortfährt, hier seiner Vollendung zueilt. Dies ist in acuten Krankheiten nicht selten der Fall; bei etwas chronischen Krankheiten hingegen … [kann die Heilung] zuweilen … [bis zu] 100 Tagen [dauern]. (Hahnemann, Org § 246) ◀

Die Wiederholung einer Arzneigabe ist nicht selten angezeigt (in der 6. Auflage des *Organon* heißt es „bei Modifikation jeder Gabe in ihrem Dynamisations-Grade"), oder aber es wird ein anderes Arzneimittel benötigt: „… wo eine Aenderung des Krankheits-Zustandes vorgegangen ist, [muß] der gegenwärtig noch übrige Symptomen-Bestand aufs Neue ausgemittelt und … eine dem neuen, jetzigen Zustande möglichst angemessene, homöopathische Arznei von Neuem ausgewählt werden." (Org § 170)

Bei der Anwendung von C- oder D-Potenzen zeigt die Erfahrung, dass verschiedene Potenzstufen nicht nur unterschiedlich lang, sondern teilweise nur sehr eingeschränkt oder gar nicht wirken. Für jeden Fall gibt es eine optimal passende Potenzstufe, die sich – nach den bisherigen Erkenntnissen – theoretisch nur annähernd bestimmen lässt. Falls eine Potenzstufe überzeugend wirkt, sollte sie bei Bedarf und unverändertem Arzneibild jeweils so lange wiederholt werden, bis sich ihre Wirkungsdauer und -intensität deutlich abschwächt. Erst dann ist in der Regel die nächsthöhere Potenzstufe (in der Skala 6, 12, 30, 200, 1000) angezeigt.

▶ Solange die Besserung „merklich fortschreitet", ist jede Arzneigabe zu unterlassen. Die Gabe wird wiederholt, wenn keine weitere Besserung eintritt. Bei verändertem Symptombild wird das Mittel neu gewählt. Für C- oder D-Potenzen gibt es eine jeweils optimale Potenzstufe, die erst verlassen wird, wenn die Wirkung der letzten Gabe kürzer und schwächer als die der vorangegangenen ist. ◀

Einnahme einer homöopathischen Arznei in Q-Potenz

Die Originalflasche der Arzneimittellösung ist bis an den Rand gefüllt.

Einnahme des Arzneimittels

Erste Einnahme:
☼ 10 Tropfen   oder   ☐ 5 Tropfen   oder   ☐ ...... Tropfen
➢ auf die Zunge geben oder in einen Becher mit ca. 30 ml (= 2 EL) Wasser füllen und austrinken (dabei eine Weile im Mund behalten)

bei empfindlich reagierenden Patienten:
➢ 1 Tropfen in einen Becher mit ca. 100 ml Wasser füllen, daraus 1 Teelöffel einnehmen, eventuell diese Prozedur (Wasserglaspassage) ein weiteres Mal wiederholen

Jede weitere Einnahme:
➢ Vorher 10 x / ...... x schütteln (evtl. noch etwas aus der Flasche ausgießen)
☼ 10 Tropfen   oder   ☐ 5 Tropfen   oder   ☐ ...... Tropfen einnehmen.

Kontinuierliche Einnahme (meist zu Beginn der Behandlung):
☼ jeden Tag
☐ jeden 2. / 3. Tag
☐ jeden Montag / Dienstag / Mittwoch / (und) / Donnerstag / Freitag / Samstag / Sonntag
☐ alle 1 / 2 / 3 / 4 Wochen

Oder: Einnahme bei Bedarf (meist im späteren Behandlungsverlauf):
➢ immer, wenn sich abgeschwächte Symptome wieder verstärken
➢ immer, wenn verschwundene Symptome wieder auftauchen

zu beachten

Rücksprache:
➢ bei jeder Verschlimmerung bestehender Symptome
➢ bei neuen Symptomen
➢ bei jeder anderen Krankheit, nach Verletzungen usw.

Absetzen:
➢ sofort, wenn sich bestehende Symptome unter der Einnahme verschlimmern

Nächste Verordnung:
➢ neue Potenzstufe, wenn die Arznei eine Verbesserung bewirkt hat und aufgebraucht ist
➢ neue Arznei, wenn die zuerst gewählte Arznei nicht gewirkt hat

Ende der Einnahme:
➢ bei längerer (viele Tage anhaltende) Beschwerdefreiheit / nach Aufbrauchen der Arznei

Potenzfolgen

☐ Q 1, 2, 3, 4, 5, 6, 7, 8, 9, 10 usw.   (1er-Schritte)
☼ Q 1, 3, 5, 7, 9, 11, 13, 15, 17 usw.   (2er-Schritte)
☐ Q 3, 6, 9, 12, 15, 18, 21, 24, 27, 30   (3er-Schritte)
   -- 2, 5, 8, 11, 14, 17, 20, 23, 26, 29
      -- 1, 4, 7, 10, 13, 16, 19, 22, 25, 28

☼ = Standardempfehlung
☐ = abweichende Empfehlung
(anzukreuzen)

Abb. 2.2   Dosierung der Q-Potenzen.

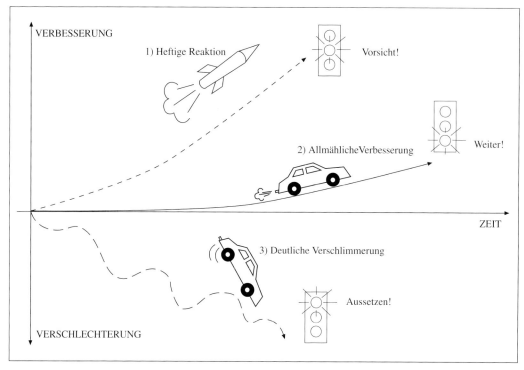

Abb. 2.3 Wiederholung der Q-Potenz-Gaben (nach de Schepper 1999).

2.10 Anpassung der Folgeverordnung an die individuelle Reaktion

Zu starke Wirkung der Gabe

Eine ungewollt starke Mittelwirkung zeigt sich in einer unangenehmen Erstreaktion (Erstverschlimmerung) oder in zusätzlich auftretenden Arzneisymptomen. Ursache ist – außer einer zu hohen (materiellen) Dosis – häufig eine individuell hohe Empfindlichkeit des betreffenden Patienten. Auch eine zu frühe Wiederholung der Gabe vor dem Abklingen der Wirkung der Erstgabe kann zu einer zu starken Wirkung führen (s. Kap. 3.9).

Eine mäßige Erstreaktion kann in aller Regel einfach abgewartet werden, sie klingt in Stunden bis wenigen Tagen ab. Ein Abbruch einer zu starken Reaktion kann durch unspezifische Antidote erreicht werden (wie Kaffee, ätherische Öle, Kampfer; von Granier und Klunker als Diadot bezeichnet) oder durch ein spezifisch nach den Symptomen gewähltes Homöodot (antidotierende homöopathische Arznei).

Bei allen zukünftigen Gaben muss die individuelle Überempfindlichkeit berücksichtigt werden, entweder durch eine Verkleinerung der Dosis (nicht unter D 12 bzw. C 6), die Verringerung einer zu hohen Potenz (selten über C- oder D 30) oder eine Verkleinerung der Gabe (Wasserglasmethode oder Q-Potenz). Bei der Wasserglasmethode werden 1–5 Globuli in ca. 100 ml Wasser aufgelöst und verrührt; von dem Wasser wird ein Teelöffel voll eingenommen. Mit der Passage über ein zweites Wasserglas kann die Gabe noch weiter verkleinert werden.

▸ Eine zu starke Arzneiwirkung ist an der sogenannten Erstverschlimmerung oder an neuen Arzneisymptomen zu erkennen. Gegenmaßnahmen, wenn nötig (bei korrekter Dosierung jedoch selten): Antidot (Diadot) oder Homöodot. Bei empfindlichen Patienten: keine materiellen Dosen und keine zu hohen Potenzen geben, evtl. Einnahme nach Verdünnen und Verrühren im Wasserglas.

Zu schwache Wirkung der Gabe

Häufigste Ursache einer zu schwachen Wirkung ist die falsche Mittelwahl. Die Steigerung der Arzneimenge (Vergrößerung der Gabe) bringt meist keinen zusätzlichen Effekt.

Oft liegt der Grund auch in einer Antidotierung (arzneiliche Einflüsse während der Arzneigabe wie Kontakt mit ätherischen Ölen, Kaffeekonsum u. v. a.), welche erkannt und ausgeschaltet werden muss, bevor das passend gewählte Mittel wiederholt wird.

Heilungshindernisse – ausführlich in Band D behandelt – sind besonders schwer zu erkennen. Oft handelt es sich dabei – neben dem Fortbestehen der Krankheitsursache – um geistig-seelische Einflüsse, chronische Intoxikationen durch Arzneimittel oder Gifte, oder auch um Reaktionsblockaden durch Störherde u. v. a. Auch sie müssen möglichst vor der nächsten Gabe beseitigt werden. Ist dies nicht direkt möglich, empfiehlt sich auch hier die Gabe von Q-Potenzen in kürzeren Intervallen, um einen kleinen Arzneireiz immer wieder neu zu geben.

▶
Die Gründe für die unerwartet schwache Wirkung einer Arzneigabe liegen in der Wahl eines falschen Mittels, einer anhaltend wirkenden Krankheitsursache, einer (unabsichtlichen) Antidotierung oder anderen Heilungshindernissen. Abhilfe wird durch die Beseitigung der jeweiligen Ursache, evtl. auch durch die Gabe von Q-Potenzen geschaffen.
◀

2.11 Richtlinien für die Praxis

Hahnemann macht im *Organon* in den §§ 159–163 und 275–280 differenzierte Angaben zur Handhabung der einzelnen Potenzarten und -stufen. In der Praxis hat sich folgendes Vorgehen bewährt:
- Akute Krankheiten (vgl. auch Band A und B dieser Reihe) und chronische Krankheiten mit heftiger Symptomatik werden bei gutem Reaktionsvermögen am besten mit C- oder D-Potenzen behandelt.
- Bei wenig differenziertem Symptombild wird die C 12 (auch C 6, D 6, D 12) für die erste Gabe empfohlen. Solange sie wirkt, wird abgewartet. Nach Ende der Wirkung wird, bei noch verbleibenden oder wieder auftretenden Symptomen, das Arzneimittel – wenn kein anderes Mittel angezeigt ist – in derselben Potenz wiederholt. Die Potenz wird gesteigert, wenn die Wirkungsdauer der aktuellen Gabe kürzer als die der vorangegangenen ist.
- Bei klarem Symptombild, welches eine sichere Arzneiwahl zulässt, wird mit der C 30, eventuell auch mit der C 200 begonnen. Wiederum gilt das oben Gesagte zum Auswirkenlassen, zur Wiederholung (oder neuen Mittelwahl) und zur Steigerung der Potenz.
- Chronische Krankheiten, mit verlangsamten Funktionen und träger Reaktionsfähigkeit, werden mit niedrigen C-Potenzen (C 3, C 6, C 12) oder – besonders vorteilhaft – mit Q-Potenzen behandelt. Für die C-Potenzen gilt das oben Gesagte.
- Bei der Verordnung von Q-Potenzen beginnt man mit der Q 1 als Dilution, die regelmäßig – in den meisten Fällen einmal täglich – eingenommen wird, bei unempfindlichen Personen jeweils 10 Tropfen, bei empfindlicheren 5 Tropfen, 1 Tropfen oder weniger (zweites Wasserglas), immer mit vorherigen Schüttelschlägen der Arzneiflasche. Die Q-Potenzstufen werden nach Erreichen von insgesamt 100 Schüttelschlägen bzw. nach Leerung der Arzneiflasche kontinuierlich (in 1er-, 2er- oder 3er-Schritten) gesteigert. Bei zu schwacher Wirkung kann direkt auf die nächste Stufe übergegangen werden. Ab der dritten oder vierten Stufe aufwärts können die Abstände der Einnahme verlängert oder, besser noch, vom Patienten bestimmt werden.

▶
Es gibt zwei **übergeordnete Kriterien der Potenzwahl**:
- Toxische Dosen sind zu vermeiden. Das bedeutet, dass Schwermetalle und chemische,

pflanzliche und tierische Gifte nicht unter der C 4 bzw. D 8 verwendet werden.
- Entscheidender als die Potenz ist die richtige Mittelwahl. Steht nur eine Potenz zur schnellen Verfügung, wird sie verwendet.

Literatur

Barthel P: Das Vermächtnis Hahnemanns – die Fünfzigtausender-Potenzen. AHZ 1990; 235: 47–61.

Bönninghausen Cv: Über die Wirkungsdauer der Arzneien. AHZ 1855; 49: 81–83 (zitiert nach Gypser KH: Bönninghausens Therapeutisches Taschenbuch [s. Literaturverzeichnis im Anhang]).

Braun A: Methodik der Homöotherapie (s. Literaturverzeichnis im Anhang).

Dorcsi M: Medizin der Person. Heidelberg: Haug; 1999.

Granier M: Homoeolexique. Paris; 1874 (zitiert nach Klunker W: Arzneibeziehungen).

Hahnemann S: Die Chronischen Krankheiten, Band 1 (s. Literaturverzeichnis im Anhang).

Hahnemann S: Die Chronischen Krankheiten, Vorwort zu Band 5: Dilutionen und Potenzen.

Hahnemann S: Organon der Heilkunst. 6. Aufl. (s. Literaturverzeichnis im Anhang).

Hahnemann S: Organon-Synopse; bearbeitet und herausgegeben von Luft B und Wischner M. Heidelberg: Haug; 2001.

Jacobi UI: Der Hochpotenzstreit – Von Hahnemann bis heute [Pharmazeutische Dissertation]. Stuttgart: Wissenschaftliche Verlagsgesellschaft; 1995.

Keller Gv: Über Hochpotenzen. ZKH 1988; 32: 163–172.

Keller Gv: Über Q-Potenzen. ZKH 1988; 32: 227–238.

Köhler G: Lehrbuch der Homöopathie, Band 1 (s. Literaturverzeichnis im Anhang).

Klunker W: Arzneibeziehungen. ZKH 1995; 39: 229–235.

Künzli J: Kents Vorlesungen: Zur Theorie der Homöopathie (s. Literaturverzeichnis im Anhang).

Meyer V: Fünfundzwanzig Thesen als Beitrag zur homöopathischen Gabenlehre. AHZ 1858; 55: 162–166.

Meyer-König P: Leitfaden für den Umgang mit Q-Potenzen. Göttingen: Burgdorf; 1995.

Murthy LGK: Überlegungen zur Wahl der Potenzhöhe. ZKH 1995; 39: 189–196.

Schepper Ld: LM-Potencies. British Homeopathic Journal, July 1999.

Schmidt JM: Die philosophischen Vorstellungen Samuel Hahnemanns bei der Begründung der Homöopathie. München: Sonntag; 1990.

Sehgal ML: Wiederentdeckung der Homöopathie. 2. Aufl. Worpswede: Eva Lang; 2004.

Séror R: Die Wirkungsdauer des homöopathischen Heilmittels. AHZ 1967; 212: 55–62.

Vehsemeyer A: Potenzierung nach der Dezimalskala. In: Hygea, 4. Band, Karlsruhe 1836 (zitiert nach Köhler).

Winston J: The Faces of Homoeopathy. Tawa, New Zealand: Great Auk Publishing; 1999.

3 Einführung in die Lehre von den chronischen Krankheiten und den Miasmen

Ulrich D. Fischer

> **Lernziele**
> - Die Quellen zur Lehre von den chronischen Krankheiten (Hahnemann: *Die Chronischen Krankheiten*, Band 1; *Organon der Heilkunst*) intensiv studieren,
> - akute und chronische Miasmen an ihren wesentlichen Merkmalen unterscheiden können,
> - als Charakteristikum jeder chronischen Krankheit das fehlende spontane Ausheilen benennen können,
> - die Rückbildung der Symptome im umgekehrten zeitlichen Verlauf als Charakteristikum homöopathischer Heilung erkennen,
> - Miasmen als eine im eigenen Leben erworbene oder von früheren Generationen ererbte Krankheitsdisposition beschreiben können,
> - Psora, Sykosis und Syphilis als miasmatische Krankheiten und als Modelle für unterschiedliche Reaktionsformen des chronisch kranken Organismus beschreiben können,
> - primäre und sekundäre Symptome einer chronischen Krankheit unterscheiden können,
> - unterdrückende Maßnahmen als wichtigste auslösende Faktoren für die Entstehung und Aktivierung von chronischen Krankheiten kennen,
> - die Risiken einer lokalen Behandlung kennen.

3.1 Die Erforschung der Natur chronischer Krankheiten

▶ Nur chronische Krankheiten sind der Prüfstein echter Heilkunst, weil sie nicht von selbst in Gesundheit übergehen. (Hahnemann, *Reine Arzneimittellehre*, Bd. 2, S. 272) ◀

So beschreibt Samuel Hahnemann seine Erfahrungen in der Behandlung chronisch kranker Patienten. Er definiert mit diesem Satz nicht nur einen wesentlichen Aspekt chronischen Krankseins, nämlich die Tatsache, dass echte chronische Krankheiten nur selten spontan ausheilen, sondern er trifft mit dieser Anmerkung recht genau auch unsere eigenen Praxiserfahrungen. Für Hahnemann war dieser Prüfstein Anlass, sich über einen Zeitraum von fast 20 Jahren mit dem Wesen, dem Hintergrund sowie den Behandlungsmöglichkeiten der chronischen Krankheiten zu befassen.

Nachdem Hahnemann etwa 15 Jahre mit der Homöopathie praktisch gearbeitet hatte, begann er, sich mit einigen für ihn noch ungeklärten Fakten auseinanderzusetzen. Ihm war aufgefallen, dass seine Heilmethode bei der Behandlung selbst schwerster akuter Krankheitsstörungen sehr erfolgreich war und meist schnelle, sanfte und dauerhafte Heilung brachte – entsprechend seiner Vorgabe im § 2 des *Organon der Heilkunst*. Bei vielen chronischen Krankheiten hingegen beobachtete Hahnemann, dass trotz korrekter Anwendung der homöopathischen Methode (Ähnlichkeitsprinzip, Individualität, kleinste Gabe) die jeweiligen Beschwerden zwar vorübergehend verschwanden, meist aber nicht dauerhaft geheilt wurden.

Seine Forschungen ergaben, dass Ernährungsfehler, Erkältungen, Klimaänderungen, Unfälle oder eine psychische Erregung (Schreck, Kummer, große Freude) eine scheinbar geheilte Krankheit teils in der schon bekannten, teils in veränderter Form wieder auflodern ließen. Wiederholte er die Arzneigabe, erlebte er allzu oft eine Enttäuschung, denn die Wirkung war nicht mehr so überzeugend wie beim ersten Mal. Gab er nun eine neue, auf die veränderte Situation abgestimmte Arznei, zeigte sich wiederum eine Besserung des Zustandes, die aber auch zeitlich begrenzt war – bis zum nächsten Rückfall.

Tiefer gehende Betrachtungen zur Natur der chronischen Krankheiten finden sich in Samuel Hahnemanns *Die Chronischen Krankheiten* (CK), 1. Band, S. 1 ff.

3.2 Die Analyse chronischer Krankheiten

Hahnemann beschäftigte also die Frage, warum die scheinbar gut gewählte, das bestehende Symptomenbild bestens abdeckende Arznei bei chronischen Krankheiten nicht oder nicht immer zu dauerhaftem Erfolg führte. Wörtlich sagt er hierzu:

▸ Ihr Behandlungsbeginn war erfreulich, die Fortsetzung minder günstig, der Ausgang hoffnungslos! (CK 1:4). ◂

Aber er beharrte:

▸ Und dennoch war die Lehre selbst auf die unumstößlichsten Pfeiler der Wahrheit gestützt und wird es ewig sein! (CK 1:5) ◂

Hahnemann stellte sich nun die Frage:

▸ Woher also jener weniger günstige, jener ungünstige Erfolg von fortgesetzter Behandlung der unvenerischen [nicht sexuell übertragenen, d. V.] chronischen Krankheiten selbst durch die Homöopathie? Dieser so natürlichen Frage Beantwortung mußte mich auf die Natur der chronischen Krankheiten führen! (CK 1:5) ◂

So forschte er ab den Jahren 1816/1817 über die Entstehung, den Verlauf und die Behandlung von chronischen Krankheiten („bei Tag und Nacht"). Zehn Jahre arbeitete er im Stillen und schwieg über seine Entdeckungen, ehe er sich im Jahr 1827 einigen Schülern mitteilte, aus Sorge, dass durch seinen Tod alles Wissen verloren gehen könnte. Die Beobachtungen und Studien, die er dabei anstellte, führten ihn zu verschiedenen, für die Weiterentwicklung der Homöopathie wesentlichen Erkenntnissen.

▸ Wichtigste Grundlage von Hahnemanns Forschungen war das intensive und detaillierte Studium der Krankheitsverläufe seiner chronisch kranken Patienten. ◂

Einer der wichtigsten Meilensteine im Studium der chronischen Krankheiten war die Erkenntnis,

▸ … daß der homöopathische Arzt bei dieser Art chronischer Übel, ja bei allen (unvenerischen) chronischen Krankheitsfällen es nicht allein mit der eben vor Augen liegenden Krankheitserscheinung zu tun habe, sie nicht für eine in sich abgeschlossene Krankheit anzusehen und zu heilen habe … sondern, daß er es immer nur mit einem abgesonderten Teil eines tieferliegenden Ur-Uebels zu thun habe, dessen großer Umfang in den von Zeit zu Zeit sich hervorthuenden neuen Zufällen zeige … (CK 1:6) ◂

Hahnemann zog hieraus die Schlussfolgerung:

▸ Folglich muß der Arzt den ganzen Umfang aller der dem unbekannten Ur-Uebel eignen Zufälle und Symptome erst kennen, ehe er sich Hoffnung machen könne, eine oder mehrere, das ganze Grundübel mittels ihrer eigenthümlichen Symptome homöopathisch deckende Arzneien auszufinden …, … durch welche dann die Krankheit in ihrem ganzen Umfange, einschließlich aller Krankheitsfragmente dauerhaft zu heilen ist. (CK, 1:7) ◂

Diese Forderung fand schließlich auch im *Organon* Berücksichtigung:

▸ Als Beihülfe der Heilung dienen dem Arzte … die bedeutungsvollsten Momente aus der ganzen Krankheitsgeschichte des langwierigen Siechthums, um dessen Grundursache, die meist auf einem chronischen Miasm beruht, ausfindig zu machen … (Org § 5) ◂

▸ Hahnemann versteht das chronische Miasma im erweiterten Sinne als Krankheitsdisposition. ◂

Es geht also darum, die jeglichem Leiden zugrunde liegende Krankheitsdisposition des Patienten zu erkennen und zu verstehen.

Wie dies geschehen soll, verdeutlicht Clemens von Bönninghausen, der Hahnemann am nächsten stehende Schüler, wenn er schreibt:

▸ Bei allen Studien und Forschungen über diese drei Grundursachen [Psora, Sykosis und Syphilis, d. V.] der chronischen Siechthümer kann nichts in der Welt nöthiger und unentbehrlicher erachtet werden, als ein sorgfältig und umsichtig geführtes Krankenjournal … (Kleine medizinische Schriften [KMS], S. 760).
Und doch ist die … sogenannte Theorie der drei Miasmen unseres Stifters der Homöopathie nichts anderes, als eine folgerichtige Anwendung der Lehre der Anamnese auf die chronischen Krankheiten, wie solches mit den deutlichsten Worten in den §§ 5 und 206 des Organon (5. Aufl. [u. 6. Aufl., d. V.]) ausgesprochen ist. (KMS, S. 719). ◂

▸ Die Anamnese ist der Schlüssel zur Analyse der chronischen Miasmen. ◂

Vergleiche zur Anamnese den Band B dieser Buchreihe, die genannten *Organon*-Paragrafen 5 und 206 sowie C. v. Bönninghausen, KMS: „*Das Krankenjournal*" (S. 745), „*Zur Lehre der Anamnese*" (S. 719) sowie „*Die Thuja occidentalis als Zwischenmittel*" (S. 715).

3.3 Die Bedeutung der Eigen- und Familienanamnese

In der Anamnese des Patienten selbst sowie in der familiären Vorgeschichte liegt der Schlüssel sowohl zum Verständnis der Miasmenlehre Hahnemanns als auch zum Verständnis der chronischen Erkrankung unseres Patienten. Sicher ist die Anamnese, gerade bei chronischen Erkrankungen, die wichtigste Grundlage unserer Arbeit. Hier steht an erster Stelle die persönliche Vorgeschichte des Patienten selbst, wobei nicht nur die Krankheitsentwicklung, sondern auch suppressive Therapien, Impfungen, lang dauernde Infekte, inadäquate Lebens- und Ernährungsweise und seelische Konflikte von Bedeutung sind.

Darüber hinaus sind in der familiären Vorgeschichte Erkrankungen der Eltern und Großeltern zu eruieren. Es sollte dabei Wert darauf gelegt werden, nicht nur deren Leiden und Todesursachen zusammenzutragen, sondern auch – soweit möglich – eine kurze Skizze ihres Wesens sowie ihrer Art und Weise, zu leben und zu arbeiten. Meist können Krankheitsanlagen bzw. miasmatische Belastungen über Generationen zurückverfolgt werden und deren Identifikation trägt dann ganz wesentlich zu einem Verständnis sowohl des Wesens der Krankheitsentwicklung wie auch der aktuellen Pathologie unseres Kranken bei.

So kann z. B. bei „einseitigen" Krankheiten – d. h. Leiden, die sich nur in einem begrenzten Bereich des Organismus zeigen und durch einen Mangel an homöopathisch verwertbaren Symptomen auszeichnen – eine destruktiv geprägte persönliche wie familiäre Vorgeschichte richtungsweisend und hilfreich sein für die aktuelle Arzneiwahl, die Prognose und den Verlauf des Krankheitsfalles.

Näheres zu den einseitigen Krankheiten findet sich in den §§ 172 ff. des *Organon*. Ausführlich wird das Thema im Kurs D behandelt.

3.4 Die Entstehung chronischer Krankheiten

Die Gedankengänge Hahnemanns werden für uns verständlicher, wenn wir uns der Ätiologie der chronischen Krankheiten zuwenden. Hahnemann analysierte bei seinen Studien die ihm vorliegenden Krankengeschichten wiederholt und stellte sich dabei folgende Frage:

▸ Welches sind die Faktoren, die all jenen chronisch Kranken gemeinsam sind, die trotz gut gewählter homöopathischer Arznei nicht dauerhaft geheilt werden konnten? ◂

Er beobachtete, dass einem chronischen Kranksein recht unterschiedliche ätiologische Faktoren zugrunde liegen können, die aus der Praxiserfahrung mühelos nachvollziehbar sind.
- Lang dauernder Arzneimittelmissbrauch, durch Anwendung „heftiger, heroischer Arz-

neien in großen und gesteigerten Gaben" (Org §§ 74–76)
- Belastungen durch vermeidbare Schädlichkeiten,
wie der Genuss schädlicher Getränke und Nahrungsmittel; Ausschweifungen, welche die Gesundheit untergraben; Mangelernährung; Aufenthalt in ungesunden Wohnungen; Bewegungsmangel, Überanstrengung von Körper und Geist; „Leben in stetem Verdruß". (Org § 77)
- Suppressive Therapien.
Hahnemann fand in der biografischen Anamnese vieler chronischer Patienten Hinweise darauf, dass schon lange, bevor das eigentliche chronische Leiden begonnen hatte, bestimmte Hautveränderungen aufgetreten waren und, meist lokal behandelt, zu Folgekrankheiten führten.

▶ Chronisches Kranksein entsteht durch lang dauernden Arzneimissbrauch, durch vermeidbare Schädlichkeiten und durch suppressive Therapien. ◀

3.5 Die chronischen Miasmen

Drei typische Hautveränderungen fielen ihm besonders auf:
- trockene, schuppende Hautausschläge, deren besonderes Merkmal der zum Kratzen zwingende **Juckreiz** ist,
- spitze oder hahnenkammartige **Feigwarzen** (Kondylome) im Urogenitalbereich und
- **Geschwüre** im Genitalbereich mit derber Lymphdrüsenschwellung.

Hahnemann kannte die Verbindung, die zwischen Gonorrhö und Kondylomen, zwischen der Lues und deren Primärgeschwür, sowie der Krätze und ihrem juckenden Hautausschlag besteht. Er wusste auch, dass diese Krankheiten übertragbar sind.
Dies war wohl der Grund dafür, dass er das auslösende Moment oder den eigentlichen Hintergrund jeglichen chronischen Krankseins „Miasma" nannte (Miasma, griechisch = „Verunreinigung"). Mit diesem Begriff wurden seit Hippokrates krankmachende Stoffe in der Atmosphäre benannt, die als „Ausdünstungen der Erde" Epidemien erzeugen.

▶ Der Begriff Miasma bedeutet wörtlich übersetzt „schlechte Ausdünstung"; im engeren Sinn ist damit ein infektiöser Krankheitsfaktor gemeint, im weiteren Sinn bezieht er sich auf ererbte und erworbene Krankheitsdispositionen.
Akute Miasmen sind akute Infektionskrankheiten, die auch unbehandelt ausheilen und nur bei heftigem Verlauf zum Tode führen können. ◀

Aus dem Gesagten ergab sich für Hahnemann die Zuordnung der Oberbegriffe **Psora** zu krätzeähnlichen und von Mangelversorgung der Haut geprägten Äußerungen des Organismus, der **Sykosis** zu gonorrhoischen und kondylomatösen Veränderungen und **Syphilis** zu geschwürigen und destruktiven Leiden (**Tab. 3.1**).
Seine Erkenntnisse bis zu diesem Zeitpunkt fasste Hahnemann schließlich im Org § 78 zusammen, einer Schlüsselaussage zum Verständnis der Miasmenlehre:
▶ Die wahren natürlichen chronischen Krankheiten sind die, von einem chronischen Miasm entstandenen, welche, sich selbst überlassen und ohne Gebrauch gegen sie specifischer Heilmittel, immerdar zunehmen und selbst bei dem besten, geistig und körperlich diätetischen Verhalten, dennoch steigen und den Menschen mit immerdar erhöhenden Leiden bis ans Ende des Lebens quälen … ◀

Tab. 3.1 Miasmenzuordnung

Miasma	Ausdrucksform	Körperliche Symptomatik
Psora	Hypotrophie	Trockenheit und Juckreiz
Sykosis	Hypertrophie	Warzen
Syphilis	Dystrophie	Geschwüre

3.6 Akute und chronische Miasmen

Hahnemann unterscheidet deutlich zwischen akuten und chronischen Miasmen.

Unter die akuten Miasmen ordnet er z. B. die Erreger von Pocken, Masern, Keuchhusten, Pest etc. ein, also „Fieber …, welche viele Menschen aus ähnlicher Ursache und unter sehr ähnlichen Beschwerden epidemisch ergreifen, … jedes Mal von eigener Natur." (Org § 73)

Der wesentliche Unterschied zwischen einer akuten und einer chronischen Krankheit ist die Tatsache, dass der Organismus (die Lebenskraft) des Kranken akute Störungen aus eigener Kraft zu überwinden in der Lage ist. Hahnemann drückt dies recht drastisch aus, indem er sagt: „Entweder überwindet er [der Kranke] sie oder sie [die akuten Störungen] ihn in kurzer Zeit." Also stehen am Ende einer akuten Erkrankung entweder die Genesung oder der Tod (vgl. auch Band A, 2. Aufl., Kap. 12 dieser Reihe).

Die von einem chronischen Miasma entstandenen Krankheiten dagegen „zeigen eine solche Beharrlichkeit und Ausdauer, … daß sie mit den Jahren immer mehr zunehmen und lebenslang durch die eigenen Kräfte, selbst der robustesten Natur, auch bei der gesundesten Lebensart und Diät nicht gemindert und noch weniger besiegt oder ausgelöscht werden, sondern wachsen und sich verschlimmern bis zum Tode". Sie können nur durch eine homöopathische Behandlung geheilt werden.

Wie so oft bei Hahnemann finden wir in den Anmerkungen zu seinen *Organon*-Paragrafen wichtige Hinweise zum Verständnis seiner Lehre, so auch hier im § 78:

▸ In den blühendsten Jünglings-Jahren und beim Anfange geregelter Menstruation, gepaart mit einer für Geist, Herz und Körper wohlthätigen Lebensweise bleiben sie [die von einem chronischen Miasma verursachten chronischen Krankheiten, d. V.] oft mehrere Jahre unkenntlich; die davon Ergriffenen scheinen dann in den Augen ihrer Anverwandten und Bekannten, als wären sie völlig gesund und als wäre die, ihnen durch **Ansteckung oder Erbschaft** [Hervorhebung durch d. V.] eingeprägte Krankheit völlig verschwunden, sie kömmt aber, in spätern Jahren, bei widrigen Ereignissen und Verhältnissen im Leben, unausbleiblich aufs Neue zum Vorscheine, und nimmt umso schneller zu, gewinnt einen desto beschwerlichern Charakter, je mehr das Lebensprincip durch schwächende Leidenschaften, Gram und Kummer, vorzüglich aber durch zweckwidrige, medicinische Behandlung zerrüttet worden war. ◂

In jungen Jahren also, bei gesunder Lebens- und Ernährungsweise, fühlen wir uns gesund und wohl und zeigen dies nach außen, obwohl wir Krankheitsanlagen in uns tragen. Solange wir die uns gesetzten Grenzen – was Arbeitsbelastung, Ernährung, Lebensweise etc. anbelangt – respektieren, befinden wir uns einem Zustand von Gesundheit (Org § 1) und die uns prägenden chronischen Miasmen verbleiben in einer Art Latenzzustand. P. S. Ortega (Mexiko) prägte hierfür den Begriff der **latenten Miasmen**.

▸ Unter einem latenten Miasma verstehen wir scheinbare Gesundheit bei noch nicht sichtbarer, aber existierender Krankheitsdisposition. ◂

Viel wichtiger scheint aber die Aussage Hahnemanns „… durch Ansteckung oder Erbschaft eingeprägte Krankheit …" zu sein, denn dies bedeutet, dass chronisches Kranksein und somit auch jedes chronische Miasma einerseits genetisch angelegt ist und andererseits durch chronische Infekte, Umweltfaktoren, Erziehung, Lebensweise etc. geprägt wird.

Hahnemann war mit diesen Gedanken seiner Zeit weit voraus. Ihm war der Ansteckungscharakter vieler Krankheiten bewusst. Er wies nicht nur darauf hin, dass es „mörderische Kleinstlebewesen" sein müssen, die eine Ansteckung verursachen, sondern wusste außerdem, dass unterschiedliche, spezifische Erreger für epidemische Krankheiten existieren müssen. Bedeutend allerdings war sein Gedanke, dass auch in der Ätiologie chronischer Krankheiten solche Erreger eine Rolle spielen. Kein Wunder, dass sich viele seiner Schüler aufgrund dieser Thesen von ihm distanzierten. Zu weit war er mit diesen revolutionären Entdeckungen seiner Zeit voraus. Wir wissen heute, dass Infektionserreger an der Auslösung chronischer Krankheiten beteiligt sein können (z. B. Spirochäten, Mykobakterien oder Viren im Fall von Malignomen). Auch die Forschungen über die sogenannten „Slow Virus Infections" beweisen, was Hahnemann vor 150 Jahren wegen technischer Unzulänglichkeiten nur intuitiv erfassen konnte:

> Chronische Krankheiten entstehen aus einer vorgegebenen Krankheitsdisposition („durch Ansteckung oder Erbschaft eingeprägt") und heilen ohne spezifische Arznei nicht aus; sie verstärken sich bis zum Lebensende kontinuierlich.
> Die Aktivierung des latenten Miasmas geschieht durch physische und psychische Belastungen, insbesondere aber durch suppressive Therapien.

3.7 Suppressive Therapien und Symptomunterdrückung

Den wichtigsten ätiologischen Faktor bei der Entstehung und Vertiefung der chronischen Miasmen, nämlich die **Unterdrückung** bzw. die Folgen suppressiver Therapien, beschreibt Hahnemann ausführlich in den *Organon*-Paragrafen 201–205. Darin zeichnet er nicht nur ein klares Bild von den Auswirkungen lokaler und unterdrückender Maßnahmen, sondern fasst darüber hinaus die wesentlichen Merkmale der chronischen Miasmen zusammen und verweist auf das sich hieraus ergebende therapeutische Vorgehen.

Das Lokalsymptom

Hahnemann erinnert uns eingangs des § 201 an die Tatsache, dass chronisches Kranksein in der Regel dauerhaft und progredient ist, ohne die Möglichkeit einer Spontanheilung, wie dies bei den akuten Krankheiten der Fall ist.

Wir können Hahnemanns Erfahrung aus unserer eigenen Praxisarbeit heraus nur bestätigen, wenn er schreibt, dass chronisch Kranke häufig ein „Lokal-Übel", bzw. ein Entlastungssymptom entwickeln. Dies geschieht meist an einem für den Gesamtorganismus wenig belastenden Ort (z. B. Haut und Schleimhäute) – oft auch zur Entlastung lebenswichtiger innerer Organe.

Aber, so argumentiert Hahnemann, selbst wenn der innere Krankheitsprozess hierdurch „beschwichtigt" wird,
- wird durch die Ausbildung des Lokalübels **keine Heilung** eintreten,
- wird das Lokalübel immer Teil der Gesamtstörung bleiben,
- wird sich das **innere Leiden** trotzdem weiter ausbreiten und
- sich auch der **Lokalbefund** vergrößern bzw. verschlimmern,
- bis das Lokalübel nicht mehr zur „Beschwichtigung" des inneren Leidens ausreicht.

Meist dehnt sich der innere Krankheitsprozess aus, was in der Regel mit einer Ausdehnung und Verschlimmerung des Lokalbefundes einhergeht.

Beispiel: Ein exulzerierendes, sich langsam entwickelndes Mammakarzinom führt zu einer vorübergehenden Besserung einer seit 30 Jahren bestehenden Migräne sowie chronischer Nahrungsmittelallergien.

Die Unterdrückung des Lokalsymptoms

Hahnemann schreibt im § 202 des *Organon*:
> Wird nun von dem Arzte der bisherigen Schule, in der Meinung, er heile dadurch die ganze Krankheit, das Local-Symptom durch äußere Mittel örtlich vernichtet, so ersetzt es die Natur durch Erweckung des innern Leidens und der vorher schon neben dem Local-Uebel bestandnen, bisher noch schlummernden übrigen Symptome, das ist, durch Erhöhung der innern Krankheit – in welchem Falle man dann unrichtig zu sagen pflegt, das Local-Uebel sey durch die äußern Mittel zurück in den Körper oder auf die Nerven getrieben worden.

Das bedeutet, die Beseitigung des Lokalbefundes, mit welchen Mitteln auch immer, führt oft zu einem Ausbruch innerer Krankheitsprozesse, die vorher schon bestanden hatten, aber – symptomarm bzw. symptomlos – keine Rolle im Gesamtgeschehen spielten. Hahnemann betont, dass Kranksein nicht dadurch entsteht, dass Lokalbefunde in den Organismus „zurückgetrieben" werden, sondern dass dieser „Vertreibung", Verschiebung und Unterdrückung der Symptome eher eine **aktivierende Rolle** für den vorher schon bestehenden chronischen Krankheitszustand zukommt.

Beispiele

- Im Fall des oben beschriebenen Mammakarzinoms führte eine anschließende Radiatio und Chemotherapie zu einer klaren Besserung des Lokalbefundes einerseits, aber gleichzeitig zu einem Wiederaufleben der Migräne und Nahrungsmittelallergien sowie innerhalb kürzester Zeit zur Metastasenbildung, einem allgemeinen Einbruch und zum Tod.
- Die rein lokale Behandlung des chronischen Ekzems eines Atopikers führte zum Ausbruch eines Asthma bronchiale – unter gleichzeitiger, aber nur vorübergehender Besserung des Ekzems.
- Eine Psoriatikerin lebte mit einer schwach ausgeprägten Psoriasis beider Unterschenkel – begleitet von seltenen, nicht behandlungsbedürftigen Schüben von Arthralgien und leichter Depression – mit sich, ihrem Beruf und ihrer Umwelt in Einklang. In dem Bemühen, sich etwas Gutes zu tun und den Hautbefund zu verbessern, reiste sie nach Israel und ließ sich neben den verordneten Sonnen- und Meeresbädern auch mit Teersalben behandeln. Die Hauterscheinungen verschwanden innerhalb einer Woche. Aber noch während ihres Aufenthaltes in Israel erlitt sie einen heftigen Arthritisschub, der fast zur Bewegungsunfähigkeit führte. Die Rückreise konnte sie nur mithilfe einer intensiven antirheumatischen Therapie antreten. Einige Wochen später verfiel die Patientin schließlich in eine tiefe Depression mit Suizidalität.

Diese Beispiele stehen stellvertretend für viele andere aus unserem Praxisalltag. Sie verdeutlichen alle, dass ein chronisch kranker Organismus Entlastungsversuche unternimmt und damit oft zu einem Stillstand bzw. einer verzögerten Entwicklung innerer Krankheitsprozesse über Jahre oder Jahrzehnte beiträgt. Ein unsachgemäßer Umgang mit diesen Lokalbefunden führt immer wieder zur Aktivierung innerer chronischer Störungen, die natürlich schon vor Auftreten der Lokalkrankheit bestanden.

Aktivierung der chronischen Krankheit durch eine Lokaltherapie

Hahnemann insistiert, dass „jede äußere Behandlung solcher Local-Symptome, um sie, ohne die innere miasmatische Krankheit geheilt zu haben, von der Oberfläche des Körpers wegzuschaffen ... die allgemeinste Quelle aller der unzähligen, benannten und unbenannten, chronischen Leiden ..." wurde (Org § 203). Er führt hier insbesondere Fehlbehandlungen bei der Therapie von Syphilis, Gonorrhö und Krätze als die Quelle für „unzählige ... chronische Leiden ..." an. Diese Aussage charakterisiert recht deutlich, dass Hahnemann gerade diesen drei großen chronischen Miasmen eine Art Modellcharakter beimisst, stellvertretend für chronische Leiden mit ähnlichen Krankheitsverläufen. Er lässt keinen Zweifel daran, dass die Suppression bzw. die Verschiebung von Lokalbefunden (vgl. Band D, 2. Aufl., Kap. 4) der wichtigste ätiologische Faktor bei der Entstehung und Aktivierung chronischer Krankheiten ist.

> Hauptursache für das Entstehen und die Verschlimmerung von chronischen Krankheiten ist die suppressive Therapie von Entlastungsversuchen des Organismus.

3.8 Die Entwicklung chronischer Krankheiten

Eine zentrale Bedeutung beim Verständnis der chronischen Miasmen kommt § 204 des *Organon* zu, da er eine Zusammenfassung von deren wesentlichen Merkmalen darstellt.

Eingangs differenziert Hahnemann nochmals alle chronischen Erkrankungen in drei Gruppen:
- Leiden, „welche von einer anhaltenden, ungesunden Lebensart abhängen", also durch „fortwährende vermeidbare Schädlichkeiten" (§ 77) verursacht sind, sowie
- Leiden, „welche durch unverständige, anhaltende, angreifende und verderbliche (ärztli-

che) Behandlung oft selbst nur kleiner Krankheiten …" entstehen (vgl. §§ 74–76), doch
- „rührt der größte Theil der übrigen chronischen Leiden, von der Entwickelung genannter drei chronischen Miasmen: der innern Syphilis, der innern Sykosis, vorzüglich aber und in ungleich größerm Verhältnisse, von der innern Psora her."

Die Betonung liegt hier auf **innerer** Syphilis, Sykosis und Psora. Hahnemann betont, dass erst nach stattgefundener Ansteckung und Durchdringung des Organismus die Ausbildung eines Lokalsymptoms möglich ist. Ulkus, Feigwarze oder Hautausschlag entstehen erst nach Affizierung des gesamten Organismus. Im Fall einer Suppression dieser Lokalsymptome kommt es früher oder später zum Ausbruch oder zur Verschlimmerung des chronischen Leidens in der Art, die jedem Individuum aufgrund der ihm eigenen Krankheitsdisposition vorgegeben ist.

Er spricht sogar von einer „unglaublichen Menge chronischer Krankheiten, welche das Menschengeschlecht seit Jahrhunderten und Jahrtausenden quälen …" Dieser Satz kann als ein weiterer Hinweis auf die Modellfunktion der genannten drei Miasmen – Psora, Sykosis und Syphilis – verstanden werden.

> Hahnemann sieht Psora, Sykosis und Syphilis als die Quelle aller chronischen Erkrankungen, wobei – wie wir später an anderer Stelle noch sehen werden – diese Folgekrankheiten jeweils Merkmale der ihnen zugrunde liegenden chronischen Miasmen besitzen.

Die Symptomunterdrückung allerdings ist der entscheidende Faktor in der Entstehung, Entwicklung und Verschlimmerung chronischer Leiden. Hahnemann wird nicht müde, ärztliche Fehlleistungen in dieser Richtung zu verurteilen. In seinem Werk *Die chronischen Krankheiten* führt er fast 100 Beispiele für suppressive Therapien und Folgeerkrankungen an (CK 1: 23 ff.). Unterdrückende therapeutische Maßnahmen, über Generationen und Jahrhunderte hinweg ausgeführt, mussten zu den tief greifenden Veränderungen in Struktur, Funktion, Gemüt und Geist führen, die letztendlich Anlage und Disposition für viele andere chronische Erkrankungen darstellen, mit denen wir uns heute konfrontiert sehen.

Beispiel

Bei einem 72 Jahre alten Rentner entwickelten sich plötzlich starke „rheumatische" Schmerzen in beiden Schultergelenken und Knien. Die Schulterschmerzen verschlimmern sich nachts, beim Kaltwerden (auch durch Eisbehandlung) und beim Heben der Arme. Die Knieschmerzen bessern sich in der Bewegung. Diagnose des Facharztes: Beginnende Omarthrose, beginnende Gonarthrose. Alle bisherigen Therapieversuche schlugen fehl. Bei intensivem Nachfragen teilt der Patient mit, dass seit dem Beginn der Gliederschmerzen sein chronischer Schnupfen, der 25 Jahre bestand, verschwunden sei.

Die Arzneiwahl gründete auf folgenden Symptomen:
- Schulterschmerzen, < nachts
- Schulterschmerzen, < durch Kälte
- Schulterschmerzen, < durch Heben der Arme
- Knieschmerzen, > durch Bewegung
- Beschwerden aufgrund eines unterdrückten Schnupfens

Arznei: Calcium carbonicum Q 3 und Q 6 (Fa. Zinsser), in Wasser gelöst, 2 Teelöffel täglich über jeweils 3 Wochen. Nach 6 Wochen Behandlung waren alle Gliederschmerzen verschwunden und – wie zu erwarten – kehrte der chronische Schnupfen zurück. Dieser konnte anschließend unter Berücksichtigung der dann vorhandenen Symptomtotalität erfolgreich therapiert werden.

> Die drei chronischen Miasmen Psora, Sykosis und Syphilis können als Grundmodelle für chronische Krankheitsverläufe mit bestimmten Merkmalen angesehen werden.

3.9 Differenzierung von innerem Miasma, Primär- und Sekundärsymptomen

Der *Organon*-Paragraf 205 bezieht sich insbesondere auf die praktische Vorgehensweise bei der homöopathischen Behandlung chronischer Erkrankungen.

Am Beispiel eines Lippen- oder Gesichtskarzinoms verdeutlicht Hahnemann nochmals die Unsinnigkeit einer ausschließlichen Lokaltherapie. Denn durch ein rein lokales Vorgehen wird das eigentliche „Grund-Uebel", nämlich das zugrunde liegende chronische Miasma, die eigentliche Krankheitsdisposition, nicht nur in keiner Weise beeinflusst, sondern es wird die Lebenskraft auch noch gezwungen, Krankheitsstörungen an anderen, meist für das Leben des Patienten bedeutenderen Körperteilen zu entwickeln.

Wirkliche Heilung wird folglich nur dann eintreten, wenn es gelingt, die primären (z. B. eine Atopie) wie sekundären Krankheitsstörungen (ein atopisches Ekzem) unter Berücksichtigung des ihnen zugrunde liegenden chronischen Miasmas mit dem Simillimum abzudecken. Schon Hahnemann hatte aber beobachtet, dass wir in unserer Praxis meist nur noch mit der sekundären Symptomatik konfrontiert sind, da sich die meisten Patienten vorbehandelt, d. h. ihrer ursprünglichen Primärsymptomatik beraubt, in unsere Behandlung begeben.

Es ist also ein besonderes Vorgehen erforderlich, wenn wir chronische Leiden, d. h. von einem chronischen Miasma verursachte Störungen, behandeln wollen. Hahnemann verweist am Ende dieser Zeilen auf sein Werk *Die chronischen Krankheiten*, wo er ausführlich die homöopathische Behandlung der chronischen Erkrankungen beschreibt.

Entscheidende Hinweise für eine adäquate Behandlung chronischer Krankheiten finden wir in diesem Werk auf Seite 168. Hahnemann schreibt:
▸ Die neuerlichst hinzugekommenen Symptome einer sich selbst überlassen gebliebenen (nicht durch ärztliche Pfuscherei verhudelten) chronischen Krankheit weichen in der antipsorischen Kur am ersten, die ältesten und immer am beständigsten und unveränderlichsten gebliebenen Uebel aber, worunter die ständigen Lokal-Uebel gehören, am spätesten und nur, nachdem alle übrigen Beschwerden schon verschwunden und die Gesundheit in jeder andern Rücksicht fast völlig wiedergekehrt ist. ◂

Die Hering'sche Regel wurde in ihren Grundzügen von Hahnemann im 1. Band der *Chronischen Krankheiten* (S. 168) beschrieben.

Sie sagt, dass der Heilungsprozess in der Umkehrung der Krankheitsentwicklung verläuft: von innen nach außen, von oben nach unten und von heute nach früher (vgl. Band D).

▸
Die Essenz der Hering'schen Regel lautet also: Die Symptome verschwinden im Heilungsverlauf in der umgekehrten Reihenfolge ihres Auftretens. ◂

Wenn wir homöopathisch korrekt verordnen, werden die zuletzt aufgetretenen Symptome als Erste verschwinden oder es werden je nach Krankheitsentwicklung Symptome wieder erscheinen, die einer früheren Krankheitsphase zuzuordnen sind. Dies gelingt aber nur dann, wenn wir unserer Arzneiwahl ausschließlich diejenigen Symptome zugrunde legen, die auch die letzte Krankheitsphase einer chronischen Erkrankung charakterisieren. Die nicht berücksichtigten „alten" Symptome werden bei den Folgeverordnungen, soweit diese notwendig sind, verwertet. Dieses schrittweise oder auch schichtweise Vorgehen erfordert eine möglichst genaue zeitliche Zuordnung der Symptome in der Krankheitsentwicklung des Patienten, um zu gewährleisten, dass auch wirklich nur diejenigen Symptome Berücksichtigung finden, welche das aktuelle Krankheitsbild prägen. Diese Erfahrung Hahnemanns erwies sich in der Folge als das wichtigste Kriterium für die Beurteilung der Qualität einer homöopathischen Behandlung.

3.9.1 Kasuistik

Junge, 10 Jahre alt. Diagnosen: Neurodermitis, Atopie, Asthma bronchiale.

6 Wochen nach der Geburt entwickelte sich ein auf Kopf und Gesäß begrenztes, rotes, schuppendes und juckendes Ekzem, das über Jahre hinweg

mit Fettsalben und Ölbädern kontrolliert werden konnte. Beim Eintritt in die Grundschule mit 7 Jahren kam es zu einem generalisierten Ekzemschub, der sofort und nachhaltig mit antibiotischen sowie kortisonhaltigen Salben behandelt wurde. Da die Wirkung jeweils nur von kurzer Dauer war, wurde jeder Schub in der Folge so lange suppressiv behandelt, bis schließlich ein Asthma bronchiale ausbrach. Danach verschwand das Ekzem vollständig.

Von Geburt an war dieses Kind unruhig. Es war zwar auffällig in seinem Verhalten, da es ständig redete und ein egoistisches, eher störendes Verhalten aufwies, war aber noch umgänglich und von den Eltern beeinflussbar. Dies änderte sich schlagartig mit dem Auftreten des Asthma bronchiale. Die Eltern waren entsetzt über ihr von Zerstörungssucht und Zornanfällen sowie panikartigen Ängsten geplagtes Kind.

Bisherige Behandlung: Antiasthmatische Inhalationstherapie.

Symptome zu Behandlungsbeginn:
- Eifersucht
- Heftigste Wutanfälle
- Zerstörungssucht
- Schlagen
- Beleidigen, Fluchen
- Furcht vor Dunkelheit
- Panikartige Ängste nachts im Bett, mit Orientierungslosigkeit und Aufschreien
- Extreme Schreckhaftigkeit
- Stimmungsschwankungen
- Zähneknirschen im Schlaf
- Nägelkauen
- Asthmaattacken bei jeder Aufregung und bei Zornanfällen (wird beschrieben als Druck und Beengung um den Thorax)

Familiäre Vorgeschichte: Vater: Atopie, Asthma bronchiale; Mutter: Atopie, Pollinose, Dysmenorrhö, Migräne, depressives Syndrom.

Als Arznei resultierte Stramonium:
- Nicht zu bändigende Wut.
- Unbändige Wut; läßt sich kaum halten, geht auf die Menschen los, schlägt und bestrebt sich, sie zu ergreifen.
- Er schlägt mit schrecklichem Geschrei die Umstehenden und wüthet.

- Schneller Wechsel von Lachen, Weinen, Singen.
- Schreckhaft, gereizt.
- Verlangen nach Gesellschaft und Licht, weil Dunkelheit und Alleinsein den Zustand verschlimmern.
- Beklemmung der Brust, mit heftigem Zusammenschnüren, querüber und beengtem Atmen.

(Symptome entnommen aus: S. Hahnemann, *Reine Arzneimittellehre*, Band 3, S. 278)

Verordnet wurden 3 Globuli **Stramonium** C 200 (Fa. Schmidt-Nagel). Nach 6 Wochen hatte sich das Verhalten des Kindes erheblich zum Positiven gewandelt und die Häufigkeit der Asthmaattacken hatte sich wesentlich verringert. Wiederholung von Stramonium C 200 zwei Monate nach der ersten Gabe, sowie Gabe von Stramonium 1 M (Fa. Schmidt-Nagel) zwei Monate nach der zweiten Gabe.

Das Kind konnte sich inzwischen wieder in seine Familie und Schule integrieren, die Asthmaanfälle waren nahezu verschwunden. Dafür war das Ekzem wieder heftig hervorgetreten. Die üblichen Prädilektionsstellen an Armen, Beinen, Hals und Gesicht waren von einem rotflächigen, leicht schuppenden, blutig gekratzten Ekzem befallen. Schwellung der betroffenen Hautpartien. Der Junge litt nun unter einem heftigen, den Schlaf raubenden Juckreiz.

Die Symptomatik der aktuellen Krankheitsphase wurde nochmals überprüft und als Arznei resultierte wiederum Stramonium. Neben den noch bestehenden Geist- und Gemütssymptomen deckte diese Arznei auch die Hautsymptome ab. Hahnemann in RAL, Bd. 3:
- Jücken über den ganzen Körper, auch sehr lästiges, oder früh, im Bett.
- Ausschlag: jückender; über den ganzen Körper, mit Jücken, Entzündung und Geschwulst.
- Unterdrückte Hautausschläge.

Stramonium wurde jetzt in der Potenz Q 6 (Fa. Zinsser) gegeben (3 Tropfen in ½ Glas Wasser [0,2 l] gelöst, 1 Teelöffel morgens nüchtern). Nach 3 Wochen begann der große Ekzemschub abzuklingen. Wiederholung in Q 9 und Q 12, jeweils über 3 Wochen mit einer Woche Pause zwischen den einzelnen Potenzstufen. Das Ekzem war jetzt nahezu verschwunden und es bestand kaum noch Juckreiz. Seit diesem Zeitpunkt befindet sich das Kind in guter psychischer wie körperlicher Verfassung. Gelegentliche Ekzemschübe können mit einigen Gaben Stramonium in Q-Potenzen schnell überwunden werden.

3.10 Zusammenfassung

Nach Hahnemann können wir unter einem chronischen Miasma einen ererbten und erworbenen krankhaften Zustand des Menschen verstehen, der von dauerhafter und progressiver Natur ist und vom Organismus selbst nicht spontan überwunden werden kann. Durch wiederholte Beseitigung von Entlastungsversuchen des Organismus kommt es in der Regel zu einer Vertiefung, Komplikation und Aktivierung dieser chronischen Miasmen, die in der Folge das Terrain für viele chronische Erkrankungen bilden.

Literatur

Allen JH: The Chronic Miasms. New Delhi: Jain; 1984.
Bönninghausen Cv: Kleine medizinische Schriften. Heidelberg: Arkana; 1984.
Fischer UD: Die Chronischen Miasmen Hahnemanns. Karlsruhe: DHU; 1993.
Ghatak N: Enfermedades cronicas su causa y curaciòn. Editorial Albatros; 1982.
Hahnemann S: Die chronischen Krankheiten, ihre eigenthümliche Natur und homöopathische Heilung, Band 1 (s. Literaturverzeichnis im Anhang).
Hahnemann S: Organon der Heilkunst (s. Literaturverzeichnis im Anhang).
Kent JT: Vorlesungen über Hahnemanns Organon (s. Literaturverzeichnis im Anhang).
Ortega PS: Die Miasmenlehre Hahnemanns. 6. Aufl. Stuttgart: Haug; 2005.

4 Praxis der Fallbearbeitung bei chronischen Krankheiten

Ulf Riker

> **Lernziele**
> - Das zu Heilende in einem Krankheitsfall definieren können,
> - eine Krankheit im Sinne der homöopathischen Krankheitslehre kategorisieren können (akut, chronisch, chronisch-rezidivierend, einseitig usw.),
> - die Arzneiwahl entscheidende Symptome benennen und erkennen können,
> - die Auswahl der Symptome, die zur Repertorisation verwendet werden, sinnvoll begrenzen,
> - die bei der Repertorisation hochrangigen Arzneimittel in Bezug auf den vorliegenden Krankheitsfall vergleichen,
> - die Prognose einer Krankheit und ihrer homöopathischen Behandlung einschätzen können.

4.1 Sorgfalt in der Anamneseerhebung und Auswertung

▸ Nur chronische Krankheiten sind der Prüfstein echter Heilkunst, weil sie nicht von selbst in Gesundheit übergehen. (Hahnemann, *Reine Arzneimittellehre*) ◂

Wir werden diese Prüfung nur dann wirklich bestehen, wenn wir das „Symptom-Material" so sorgfältig wie möglich sichten und gewichten! Es liegt auf der Hand, dass das Ergebnis unserer homöopathischen Bemühungen nur so gut sein wird, wie es unsere Anamnese zulässt. Angenommen, wir haben uns bemüht, möglichst „vollständige Symptome", auffallende Allgemeinmodalitäten, Auslöseursachen, familiäre Belastungen, emotionale Gestimmtheiten und vieles mehr bei unseren Patienten wahr und ernst zu nehmen und möglichst wortgetreu aufzuschreiben; wir haben vielleicht sogar den Eindruck, ohne „übersinnliche Ergrübelungen" oder psychologische Deuteleien verstanden zu haben, warum gerade **unser** Patient ausgerechnet auf **seine** spezielle Weise krank geworden ist und warum es gerade in **dieser** Lebensphase „passiert" ist; wir haben womöglich bereits ein bestimmtes homöopathisches Einzelmittel für ihn im Sinn und alles „passt so schön zusammen" … – selbst dann ist es ratsam, innezuhalten und sich folgende Fragen zu stellen:

- War meine Anamnese wirklich so gut und vollständig, dass ich sofort eine Arznei verschreiben kann? Oder gibt es da noch „weiße Flecken" auf der Landkarte, die ich übersehen habe?
- Kann ich die ausgewählte Arznei widerspruchsfrei verordnen oder gibt es Symptome und Modalitäten, die eigentlich nicht so ganz zu der Arznei passen?
- Drücken die gewählten Repertoriumsrubriken wirklich genau das aus, was der Patient geschildert und gemeint hat?
- Könnte ich meine Arzneiwahl jedem anderen, ebenfalls gut ausgebildeten Homöopathen zweifelsfrei, klar und plausibel erklären?

Für die Anamneseführung haben wir uns ein geistiges Raster angeeignet, das uns davor bewahrt, wichtige Mosaiksteine der Krankengeschichte zu übersehen (z. B. die Aspekte Spontanbericht, gelenkter Bericht, Eigenanamnese, Fremdanamnese, Familienanamnese; das Kopf-bis-Fuß-Schema oder das vollständige Symptom).

Auch für die Auswertung der Anamnese kann es hilfreich sein, einen Katalog von Fragen parat zu haben, an denen man sich – ähnlich einem Kletterer in einer Felswand – sicher entlang hangeln kann, um einen „Absturz" zu vermeiden!

4.2 Die wichtigen Fragen bei der Fallanalyse

4.2.1 Was ist „das zu Heilende" am vorliegenden Fall?

Woran leidet der Patient hauptsächlich? Wo liegt bei ihm das Zentrum der Pathologie? Auf welche Weise verliert er seine Lebensenergie? Was schränkt ihn in seiner Lebensentfaltung am meisten ein? Gibt es eine eindeutige schulmedizinische Diagnose für seine Krankheit? Handelt es sich überwiegend um funktionelle Störungen oder bestehen bereits strukturelle Schäden und Organveränderungen? Sind wesentliche Heilungshindernisse aus der Vorgeschichte des Patienten in seinem Lebensumfeld zu erkennen? Welche Arzneien oder Arzneigruppen kommen für diese Erkrankung besonders in Betracht? Was müssen die in Frage kommenden Arzneien besonders gut „können"?

4.2.2 Wodurch ist das vorliegende „Anamnese-Material" gekennzeichnet?

Handelt es sich um eine akute oder eine chronische Erkrankung? Finden sich Leitsymptome für eine bestimmte Arznei? Gibt es Modalitäten, die sich durch den gesamten Fall ziehen? Liegt der Schwerpunkt der Symptomatik im körperlichen oder im psychischen Bereich? Handelt es sich um eine ausgesprochen symptomarme, sogenannte „einseitige Krankheit"? Lässt sich ein immer wieder gleich oder ähnlich in Erscheinung tretendes „Muster" von Symptomen bei einer chronisch-rezidivierenden bzw. in Schüben verlaufenden Krankheit erkennen?

4.2.3 Welche Symptome sind homöopathisch „wertvoll"?

Gibt es in dem Fall gut modalisierte Symptome bzw. sind die Symptome ausreichend „vollständig"? Lässt sich eine eindeutige, zeitnahe und plausible Auslöseursache bzw. „Causa" für die Krankheitsentstehung eruieren? Haben wir wertvolle „Als-ob-Symptome"? Sind einzelne Symptome besonders auffallend (im Sinne des Org § 153) hinsichtlich ihrer Lokalisation, Empfindung oder Modalitäten? Gibt es neben der Hauptbeschwerde gleichzeitig in anderen Körperregionen auftretende Begleitsymptome bzw. -phänomene? Gehen mit der Krankheit neu aufgetretene oder deutlich verstärkte Geistes- und Gemütssymptome einher?

4.2.4 Welche Symptome sind eher „pathognomonisch"?

Welche Symptome gehören nach unserem ärztlichen Wissen typischerweise zur klinischen Krankheitsdiagnose? Gibt es Arzneien, welche die Kriterien von Punkt 4.2.3 erfüllen und zugleich in ihrem Arzneimittelbild das Pathognomonische des Falles abbilden?

4.2.5 Miasmatische Überlegungen

Können wir in der Gesamtanamnese oder in deren Teilaspekten Hinweise auf ein im Vordergrund stehendes Miasma erkennen? Handelt es sich womöglich um eine Legierung von zwei oder drei Miasmen? Gibt es in der Familienvorgeschichte entsprechende miasmatische Belastungen? Lässt sich mithilfe dieser miasmatischen Überlegungen das eine oder andere der in die engere Wahl kommenden Mittel argumentativ untermauern oder aber eher ausschließen?

4.2.6 Auswahl der Symptome zur Repertorisation

Eine der wichtigsten Leitlinien ist, lieber weniger und dafür gut modalisierte als zu viele undifferenzierte Symptome auszuwählen! Folgende Fragen sind von elementarer Bedeutung: Entspricht das vom Patienten geäußerte Symptom sinngemäß auch tatsächlich dem, was die gewählte Repertoriumsrubrik ausdrückt? Gibt es für ein Symptom mehrere denkbare, größere oder kleinere Rubriken? Zu welchen Ebenen der Symptom-Hierarchie gehören die Symptome: § 153 (gut modalisiert) – pathologisches Geistes- und Gemütssymptom – Allgemeinsymptom – Causa – Lokalsymptom?

4.2.7 Analyse des Repertorisationsergebnisses

Das Ziel ist, zu erkennen, welche Arzneien die **meisten** der ausgewählten Symptome des Patienten abdecken. Welche Arzneien decken auch hinsichtlich der **Summe der Wertigkeiten** das Symptomenmosaik des Patienten am besten ab? Fallen **kleine** Arzneien auf, die – zunächst vielleicht überraschend – in der Endauswahl der in Frage kommenden Mittel auftauchen? Gibt es unter den vor allem in Frage kommenden Mitteln eine auffallende Häufung von Arzneien einer bestimmten Gruppe (z. B. der Schlangen oder der Kalium-Salze)? Finden wir „ganz vorne" zwei große, aber eigentlich doch sehr unterschiedliche Arzneien (z. B. Kalium carbonicum und Silicea) und dann auch noch das Salz, das aus diesen beiden Komponenten zusammengesetzt ist (z. B. Kalium silicicum; Vorsicht: Dieses Salz darf nur dann in Erwägung gezogen werden, wenn es in den sorgfältig ausgewählten Rubriken auch tatsächlich auftaucht!)?

4.2.8 Materia-medica-Vergleich

Es gilt, die folgenden Fragen zu beantworten: Welches der in vorderster Front in Frage kommenden Mittel passt auch nach Lektüre des entsprechenden Arzneimittelbildes in einer guten (und nicht allzu knappen!) Arzneimittellehre besonders gut zum Symptommosaik des Patienten? Lässt sich die gewählte Arznei **ohne Widersprüche** dem Symptombild des Patienten zuordnen (z. B. ohne Widersprüche in den Temperaturmodalitäten oder den Modalitäten von Besserung und Verschlechterung)?

> **Wichtig:** Das Ergebnis der Repertorisation gibt nur Hinweise auf die in Frage kommenden Arzneien, erst der Materia-medica-Vergleich ermöglicht die treffsichere Endauswahl.

4.2.9 Überlegungen zur Wahl der geeigneten Potenz

Besonders wichtig ist die Berücksichtigung der mutmaßlichen Reaktionslage des Patienten (starke Symptome aus voller Gesundheit heraus sprechen eher für eine akute Störung – ein weniger deutlich ausgeprägtes Symptombild findet sich bei chronischen Krankheiten mit geschwächter Lebenskraft und einer Vorgeschichte von „unterdrückenden" Therapien). Die potenzielle Gefahr einer zu starken Erstreaktion und die Abschätzung ihrer Folgen für den Patienten – und damit auch seiner zu erwartenden Compliance – ist damit verbunden und ebenfalls zu berücksichtigen. Handelt es sich um ein lokalisiertes, evtl. „einseitiges" Krankheitsbild oder um eine Erkrankung mit Symptomen z. B. auch auf emotionaler oder geistiger Ebene? Auch sind Überlegungen hinsichtlich einer eventuell erforderlichen allopathischen Parallelmedikation oder -therapie anzustellen, mitsamt der daraus resultierenden Schwierigkeiten, die Korrektheit der homöopathischen Arzneiwahl bzw. deren Wirkung eindeutig zu erkennen. Ein wichtiger Punkt ist auch das Abschätzen des Zeitkorridors, der für die Homöopathie zur Verfügung steht, vor dem Hintergrund der Schwere oder Akuität der Krankheit.

4.2.10 Überlegungen zur Gabenhäufigkeit

Die Häufigkeit einer Arzneigabe ist im Wesentlichen abhängig vom Wirkungseintritt und der Dynamik der Wirkungsentfaltung. Die Bandbreite der Möglichkeiten besteht zwischen der Einmalgabe, zusätzlichen Gaben derselben Potenz in Dilution, der Steigerung der Potenzhöhe, der Häufigkeit der Gaben von Q-(LM-)Potenzen und den Kriterien für ein Pausieren der Gabenwiederholung. Zusätzliche Faktoren sind Umstände, die für eine Beendigung der Medikation sprechen, sowie Kriterien für einen Wechsel des Arzneimittels („Zweite Verschreibung").

4.2.11 Überlegungen zur Prognose

Welchen Spontanverlauf würde die zu behandelnde Krankheit **ohne** jegliche Therapie nehmen? (Es ist ja zu bedenken, dass beispielsweise ein Verzicht auf eine schulmedizinische Behandlung und die Wahl eines falschen homöopathischen Mittels den Patienten de facto **ohne wirksame Therapie** lässt!) Was kann ich von einer allopathischen Behandlung erwarten? Zu welchen **Komplikationen** kann die vorliegende Erkrankung nach ärztlicher Kenntnis potenziell führen? Was darf ich unter alleiniger **homöopathischer** Behandlung hinsichtlich des Verlaufs, einer Besserung oder gar Heilung erwarten? Ist die **Heilung** im besten Sinne überhaupt möglich oder kann das Ziel nur in einer **Palliation** oder auch der Dosisreduktion der allopathischen Medikation bestehen?

4.2.12 Kriterien der Bewertung des Verlaufs

Welche Symptome bzw. Beschwerden sind eindeutig **besser** geworden? Was ist **unverändert** geblieben? Was ist gegebenenfalls **schlechter** geworden? Sind unter der homöopathischen Behandlung **neue Symptome** aufgetreten und was bedeutet dies? Entspricht der Verlauf der **Hering'schen Regel**? Ist die Energie des Patienten gebessert? Hat die Arznei dem Patienten einfach nur „gut getan" oder hat sich das Krankheitsbild eindeutig, möglicherweise auch anhand von Befundparametern messbar, verbessert?

4.3 Kasuistiken

Die folgenden zwei Beispielfälle sollen verdeutlichen, wie unter Berücksichtigung der genannten Aspekte die Bearbeitung und Lösungsfindung transparent und nachvollziehbar wird.

4.3.1 Fall 1: 25-jährige Patientin, Krankenschwester, Diagnose: Migräne

Anamnese

Mit 9 Jahren Steißbeinbruch, seither rezidivierende Schmerzen in der unteren Lumbalregion, radiologisch gesicherte Bandscheibenprotrusion LWK 4/5; vor 10 Jahren Spontanpneumothorax bei geplatzter singulärer Emphysembulla (OP mit Lungenspitzenresektion und Pleurodese). Seit der Kindheit besteht eine Übergangsanomalie im LWS-Bereich, Hypermobilität und Beckenschiefstand. Seit der Jugend klagt sie auch immer wieder über Schmerzen zwischen den Schulterblättern. Zustand nach mehrfachem HWS-Schleudertrauma.

Mit 15 Jahren erste Beziehung zu einem Moslem; nachdem er sich von ihr getrennt hatte, kamen bei ihr Suizidgedanken auf. Seither hatte sie immer nur kurze Beziehungen und „One-Night-Stands", aus Angst, wieder verletzt zu werden („da lasse ich mich am besten gar nicht so tief drauf ein und hole mir, was **ich** will und brauche…"). Eine Interruptio. Aus einer weiteren Beziehung hat sie ein jetzt 5-jähriges Kind („…ich wollte das Kind, damit ich was habe, was mich am Leben erhält…"), sie lebt alleinerziehend.

Migräne seit dem 11. Lebensjahr, durchschnittlich einmal pro Woche, ohne deutliche Periodizität. Der Schmerz entwickelt sich eher langsam über 2–3 Stunden und klingt nach unterschiedlich langer Zeit auch eher zögernd wieder ab. Zu Beginn spürt sie eine Taubheit mit Kribbeln und

Ameisenlaufen im Bereich der rechten Hand, „als würde die nicht mehr zu mir gehören". Diese Missempfindung steigt zum Arm hinauf und erreicht meist das Gesicht, dabei verspürt sie auch ein Kältegefühl und Taubheit im Mund, speziell auf der Zunge; gleichzeitig Sehstörungen mit halbseitigem Flimmern, auf der anderen Seite des Gesichtsfeldes ist das Bild „verzerrt"; zusätzlich kommt es zu einer leichten motorischen Aphasie. Dann entwickelt sich der Kopfschmerz, nach innen drückend, mit Punctum maximum im Bereich der linken Stirn-Schläfen-Region, der Schmerz führt zu Übelkeit und meist auch zu Erbrechen. Während ihrer Schwangerschaft war die Migräne schlimmer, ebenso im Wochenbett und später dann vor allem während der Menstruation. Ein Migräneanfall dauert meist anderthalb bis zwei Tage. Am besten ist absolut ruhiges Liegen im abgedunkelten Raum, was aber den Schmerz nicht wesentlich lindert.

Schlechte Wundheilung mit Entzündungsneigung. Rezidivierende Zervizitis und vaginale Pilzinfektionen (oft Antimykotika etc.). Seit der Schwangerschaft litt sie unter Hämorrhoiden, z. T. seien sie auch prolabiert, daher wurde eine Operation durchgeführt. Schon immer besteht eine Obstipationsneigung, in der Schwangerschaft habe sie einen steinharten und knotigen Stuhl gehabt. Unterleibsschmerzen beim Eisprung. Der Koitus sei oft schmerzhaft. Prämenstruell ist die Stimmung depressiv und weinerlich, Schwellungsneigung im Lendenbereich und Rückenschmerzen. Häufigerer Stuhldrang während der Menstruation, aber kein Durchfall. Ausgeprägter Ekel vor Fleisch während der Menses. Sie lege starkes Gewicht auf die Sexualität, trotz mancher Enttäuschung; regelmäßige Masturbation, dies begann schon vor der Pubertät, es sei „manchmal befriedigender als mit einem Partner".

Risse in der Haut der Finger, seitlich über den Gelenken. Sie friert rasch und schwitzt leicht und habe in Bezug auf die Temperatur eine schmale „Bandbreite", in der sie sich wohlfühle. Sie braucht viel frische Luft und Sonne, verträgt Letztere aber nicht und bekommt davon auch leicht Kopfweh, aber keine Migräne. Ihre OP-Narben spürt sie oft bei Wetterwechsel.

Oft habe sie ein Vibrieren oder Flimmern vor den Augen, wenn sie sich konzentriert; es fällt ihr schwer, jemanden entspannt anzuschauen, „die Augen passen nicht zusammen, es ist schwer, sie genau einzustellen"; bei Stress auch Sausen im Kopf „wie das Geräusch vom Fernseher".

Verlangen: warme Speisen (2), frisches Obst und Gemüse (2), mit viel Essig oder Zitrone, Milch (1), Gewürze und Kräuter, Fleisch bis vor ein paar Monaten (3), seither Abneigung.

Abneigungen: kalte Speisen und Getränke, seit kurzer Zeit Fleisch, Fettes (1).

Sie presst untertags und wohl auch nachts Zähne und Kiefer zusammen, hat in der Frühe manchmal Zahnweh. Träumt von Krankheiten. Weitere Träume: Sie wird verfolgt, kann die Tür hinter sich nicht schließen, verbunden mit Angst; die Tochter verschwindet in der Stadt, sie findet sie nicht mehr; verpasst einen Termin.

Sie sei sehr sensibel, reagiere emotional rasch gekränkt. Ist sehr leicht „aus der Bahn zu bringen"; fängt viel an und bringt es dann nicht zu Ende. Sie möchte genau sein, produziert aber z. B. in der Wohnung eher Chaos. Sie fühlt sich oft alleine, obwohl sie viele Menschen kennt. Von den Eltern sei sie nie in den Arm genommen worden, das wünscht sie sich heute noch. In der Pubertät habe sie das Gefühl gehabt, die Eltern verstehen sie überhaupt nicht, „es sind völlig verschiedene Welten".

Aspekt: blond, blass, Haare auffallend hochtoupiert, sieht traurig und verhärmt aus, wird leicht ungeduldig und reagiert genervt bis abweisend.

Analyse

1. Was ist „das zu Heilende"?
Die Patientin kommt in erster Linie wegen ihrer ausgeprägten Migräne.

Im Hintergrund bestehen chronische Beschwerden der Wirbelsäule, bei Vorliegen einer Anlagestörung (LWS) plus wiederholten HWS-Schleudertraumen.

Des Weiteren hat sie zyklusbegleitende Beschwerden bei starker Sexualität.

2. Qualität des Anamnese-Materials
Die Anamnese liefert im Bereich der Hauptbeschwerde relativ gut modalisierte Symptome;

Ähnliches gilt für den gynäkologischen Bereich. Die psychischen Symptome sind z. T. charakterologisch und nicht plausibel in Zusammenhang mit der Hauptbeschwerde zu bringen. Eine für die homöopathische Mittelwahl überzeugende Causa lässt sich nicht erkennen; am ehesten könnten die habituellen und akzidentellen Aspekte vonseiten der Wirbelsäule die Kopfschmerzen teilweise erklären, lassen sich aber homöopathisch nur sehr schwer nutzen. Es handelt sich um eine chronisch wiederkehrende Hauptbeschwerde sowie um eine bereits vorbestehende und ebenfalls chronische Nebenbeschwerde (Wirbelsäule) und eine konstitutionelle Anfälligkeit im gynäkologisch-hormonellen System.

3. *Homöopathisch „wertvolle" Symptome*
Wichtig für die Mittelwahl sind grundsätzlich modalisierte Teilaspekte aus dem **Bereich „des zu Heilenden"**, hier also der **Migräne**.

A: Symptome der Migräne (inkl. Begleitsymptome)
- Allgemeines, Schmerz, beginnt allmählich und lässt langsam wieder nach
- Kopfschmerz, Stirn, links (Wo?)
- Kopfschmerz, drückend, einwärts (Wie?)
- Kopfschmerz, in der Schwangerschaft (anamnestisch) (Wann? Wodurch?)
- Kopfschmerz, während Menstruation (Wann? Wodurch?)
- Sehen, Flimmern, vor Kopfschmerz („vorausgehendes" Begleitsymptom)
- Extremitäten, Taubheitsgefühl, Hand (Begleitsymptom)
- Gesicht, Taubheitsgefühl, rechts (Begleitsymptom)
- Mund, Taubheitsgefühl, Zunge (Begleitsymptom)
- Gesicht, Kälte, Gefühl von (Begleitsymptom)

B: Konstitutionelle Symptome
- Haut, Wunden heilen schlecht
- Weibl. Genitale, Schmerz, Vagina, bei Koitus
- **Gemüt, Traurigkeit/Depression, vor Menses**
- **Rücken, Schmerzen, während Menses**
- **Allgemeines, Speisen, Fleisch, Abneigung, während Menses**
- **Weibl. Genitale, Masturbation**
- Allgemeines, Luft, Verlangen nach frischer

- Kopf, Schmerz, in der Sonne
- Haut, Narben, schmerzhaft, bei Wetterwechsel
- Kopf, Geräusche (Annäherung an das Symptom der Patientin!)
- **Sehen, Akkomodation langsam (Annäherung!)**
- Gesicht, Kiefer, zusammengepresst

C: Psychische Symptome
- Gemüt, leicht beleidigt/gekränkt
- Gemüt, Gefühl der Verlassenheit/Wahnidee der Verlassenheit (Annäherung an ihr mutmaßliches Lebensgefühl; Vorsicht, dies ist eine Interpretation bzw. Hypothese!)

4. *„Pathognomonische" Symptome*
Einige Beschwerden vonseiten des Rückens können auf die Anlagestörung sowie die wiederholten Traumata zurückgeführt werden. Bei Kopfschmerzen ruhig im dunklen Zimmer liegen zu wollen ist ebenfalls eher migränetypisch. Das „Sausen" im Kopf könnte ggf., ebenso wie das Augenflimmern und die Akkomodationsschwierigkeiten, auf eine myostatische Dysbalance im HWS-Bereich durch Schleudertrauma und die Fehlhaltung aufgrund des Beckenschiefstands etc. erklärt werden.

5. *Miasmatische Überlegungen*
Es gibt einige Hinweise auf das syphilinische Miasma: Die Patientin hat – angeboren – eine knöcherne Übergangsanomalie im lumbalen Wirbelsäulenbereich – die Spontanperforation einer Emphysemblase hat punktuell einen destruktiven Charakter – sie reagiert in einer Lebenskrise mit einem Suizidversuch – und äußert, dass sie trotz allen Bemühens um Ordnung in ihrem Lebensumfeld dazu neigt, „Chaos" zu produzieren.

Es ist jedoch immer darauf zu achten, dass eine passende Arznei in erster Linie unter Anwendung der Simile-Regel ausgewählt wird; die miasmatischen Gesichtspunkte können jedoch manchmal als „Zünglein an der Waage" fungieren.

6. *Auswahl der repertorisierten Symptome und*

7. *Analyse des Reperorisationsergebnisses*
In diesem Fall gibt es zahlreiche repertorisierbare Symptome. Zunächst werden die gut modalisierten Symptome der Hauptbeschwerde sowie de-

ren unmittelbare Begleitphänomene repertorisiert: Es ist ja in erster Linie die Migräne, die geheilt werden soll.

Die Symptome aus Block **A** führen zu folgendem Ergebnis (MacRepertory):
– **Plat.** (17/9), Sep. (11/8), Gels. (13/6), Nat-m. (12/6)

Die Symptome aus Block **B** führen zu
– Sulf. (19/8), **Plat.** (14/9), Nat-m. (15/7), Sep. (10/7)

Die Symptome aus Block **C** ergeben
– Aur. (5/2), Puls. (5/2), Cycl. (4/2), Lach. (4/2), Nat-m. (4/2), **Plat.** (4/2)

Die Symptome aus Block **A** zusammen mit Block **C** ergeben
– **Plat.** (21/11), Sep. (13/9), Nat-m. (14/7), Puls. (13/7), Sulf. (10/7)

Fügt man zum letztgenannten Ergebnis noch die **fettgedruckten** Symptome aus Block **B** hinzu (wegen ihres Charakters als Allgemeinsymptome bzw. wegen sehr spezifischer Modalisierung), so ergibt sich ein sehr deutliches Übergewicht für **Platinum**.

In der Differenzialdiagnose bleiben mit relativ deutlichem Abstand Sepia und Natrium muriaticum.

8. Materia-medica-Vergleich
Platinum deckt neben den Kopfschmerzsymptomen und -modalitäten vor allem die beiden Begleitphänomene ab: „Flimmern vor Kopfschmerz" und „Taubheitsgefühl/Kribbeln", Letzteres bis in den Zungenbereich, aber auch im Gesicht; zusätzlich das lokale Kälteempfinden an der betroffenen Extremität (Boericke: „**Taubheit und Kälte**", „**Kälte, Kribbeln und Taubheit** in der ganzen rechten Gesichtshälfte"). Auch der langsam zu- und abnehmende Schmerzcharakter findet sich im AMB von Platinum. Außer der Migräne sind auch zahlreiche chronische, konstitutionelle Symptome der Patientin im AMB von Platinum enthalten: Masturbationstendenz, Schmerzen bei Koitus, Geräusche, die im Kopf wahrgenommen werden.

Es gibt in diesem Fall keine Symptome oder Modalitäten, die eindeutig **gegen** Platinum sprechen (Widerspruchsfreiheit!)

Natrium muriaticum hat, wie Platinum, Kopfschmerzen während den Menses (3) und das Flimmern vor Kopfschmerz (2), des Weiteren Kopfschmerz in der Sonne, Schmerzen bei Koitus, depressive Stimmung vor den Menses und auch das eigenartige Symptom der verlangsamten Akkomodation. Die – seit Neuem empfundene – Abneigung gegen Fleisch passt auch zu Nat-m., die Abneigung aber ausgerechnet während der Menstruation (und bis vor wenigen Monaten ansonsten Verlangen nach Fleisch) ist ein Prüfungssymptom von Platinum. Es gibt keinen sicheren, plausiblen oder direkten Hinweis für Kummer als Ursache der Kopfschmerzen. Die mangelnde emotionale Zuwendung im Elternhaus hat wahrscheinlich zu dem auch heute noch bestehenden Lebensgefühl des „Alleinseins", der „Verlassenheit" geführt; dies spricht weder eindeutig für Platinum noch für Nat-m. und kann also zur Entscheidung für eine Arznei nicht wirklich herangezogen werden.

Sepia hat bei den Kopfschmerzen (Block A) eine hochwertige (2- bzw. 3-wertig) Ähnlichkeit zur Patientensymptomatik, vor allem im hormonellen Bereich (Kopfschmerz während Menses und während Schwangerschaft), die Begleitsymptome der Zephalgien (Taubheitsgefühle, lokales Kältegefühl, Flimmern vor den Augen) werden nicht vollständig bzw. „nur" einwertig abgedeckt. Auch im konstitutionellen Bereich findet sich eine gute Ähnlichkeitsentsprechung nur im Bereich der Genitalsymptome, viel weniger aber in allen übrigen konstitutionellen Phänomenen.

Die Entscheidung fiel also auf **Platinum** wegen der Begleitsymptome Kribbeln, Taubheit und Kälte, dem Akkomodationsproblem, dem Flimmern vor Kopfschmerz, der Masturbationsneigung, der Abneigung gegen Fleisch während der Menses und dem Zusammenbeißen der Kiefer. Die auffallend hochtoupierte Frisur der Krankenschwester erinnerte mich auch ein bisschen an den bekannten „Stolz" von Platin.

9. Potenzwahl und Gabenhäufigkeit
Die Patientin ist relativ jung, hat ein „starkes" Symptombild und eine in Intervallen wiederkeh-

rende Symptomatik. Um ihr eine eventuell allzu starke Erstreaktionen im Sinne der Verschlimmerung zu ersparen, verordnete ich ihr eine Q1-Potenz von Gudjons, 1-mal täglich 3 Tropfen. Möglicherweise wäre auch eine erste Einmalgabe einer C 200 möglich gewesen. Ich vereinbarte mit ihr, dass sie sich sofort meldet, wenn ihre Beschwerden schlechter werden oder die Migräne an Häufigkeit und/oder Intensität zunimmt; außerdem auch dann, wenn sich das Kopfschmerzbild verändern sollte oder neue, bisher nicht gekannte Symptome auftreten. Ich klärte sie über die besonderen Regeln bei der Anwendung von LM-Potenzen auf, insbesondere für den Fall, dass sich das Krankheitsbild sehr deutlich bessern sollte (Cave: unfreiwillige AMP im Falle fortgesetzter LM-Gaben).

10. Prognostische Überlegungen
Da die Migräne teilweise auch durch funktionelle oder strukturelle Veränderungen im Bereich der Wirbelsäule und eine resultierende myostatische Dysbalance verursacht sein könnte, ist bei gutem allgemeinem Ansprechen der Arznei (Energie, Stimmung, Menstruationssymptome etc.), aber nicht ausreichender oder fehlender Wirkung auf die Migräne z. B. auch an eine osteopathische Begleitbehandlung zur Beseitigung lokaler Heilungshindernisse zu denken. Da Platinum aber sehr viele der Symptome (Hauptbeschwerde **und** konstitutionelle bzw. Begleitbeschwerden) abdeckt, würde ich erwarten, dass die Migräne bei dieser Patientin sehr deutlich gelindert, vielleicht auch geheilt werden kann. Ich würde sie zu einem ersten Follow-up nach ca. 4 Wochen einbestellen, weil dann das erste Fläschchen LM 6 ohnehin zur Neige gehen wird und vielleicht auch erste Beobachtungen im Rahmen der nächsten Menstruation besprochen werden können.

Therapieverlauf

Unter Platinum in ansteigenden Q-Potenzen (Gudjons) reduzierte sich zunächst die Intensität der Schmerzepisoden, sodann traten in größeren Abständen Migräneanfälle ohne vorausgehende Sensibilitätsstörungen auf, und zuletzt war die Patientin nach ca. 6 Monaten komplett migränefrei. Auch die menstruationsbegleitenden Beschwerden verschwanden nahezu vollständig. Die Nachbeobachtungszeit erstreckte sich über 2,5 Jahre.

4.3.2 Fall 2: 28-jähriger Student, Diagnose: Primäre arterielle Hypertonie

Anamnese

Bereits im Alter von 13 Jahren sei bei ihm ein Bluthochdruck diagnostiziert worden; in den folgenden Jahren sei er zweimal in Kliniken untersucht worden, eine sekundäre Hypertonieform sei ebenso wie eine Nierenerkrankung ausgeschlossen worden, er habe aber damals schon immer wieder Eiweiß im Urin gehabt, außerdem liegt ein augenärztlicher Befund vor, der einen „beginnenden Fundus hypertonicus Grad I" beschreibt. Wegen eingeschränkter kardiovaskulärer Leistungsbreite in der Ergometrie wurde bereits im Alter von 15 Jahren eine Therapie, zunächst mit Betablockern, später ergänzt durch ACE-Hemmer, eingeleitet.

Objektive Befunde zum Anamnesezeitpunkt: Harnsäure 10,4, Kreatinin 2,6, RR 190/110 mmHg (unter der genannten allopathischen Therapie!).

Sein Puls sei oft unregelmäßig, zeitweise stolpernd, meist eher langsam (unter Betablockade). Oft habe er plötzliche Hitzewallungen zum Kopf mit Kopfschweiß, vor allem, wenn er das Gefühl habe, er habe „wieder mal etwas falsch gemacht" oder wenn er auf eine Frage nicht sofort die richtige Antwort geben könne. Er sei dann oft „total blockiert", und diese Erscheinungen habe er z. B. auch in der Öffentlichkeit, wenn er sich beobachtet fühle; er werde dann innerlich sehr aufgeregt, müsse schwitzen und bekomme Harndrang. Auf Nachfrage gibt er an, dass es sich wohl um ein inneres Hitzeaufsteigen handele, denn er könne sich nicht erinnern, dass er dabei auch äußerlich im Gesicht erröte.

Er habe immer das Gefühl, „dumm dazustehen". Sein Selbstwertgefühl sei ganz schlecht ausgeprägt. Während der Schulzeit und auch jetzt im Studium habe er immer die unterschwellige Angst, er könne aufgerufen werden und dann versagen. Er sei immer irgendwie dabei, seinen inneren Selbstwertmangel zu überwinden, aber es gelinge ihm nicht wirklich. Er habe zwar einen guten Schulabschluss geschafft, und das habe ihn auch sehr gefreut, aber an den tief sitzenden Selbstzweifeln habe das nichts geändert.

Körperlicher Befund: Feucht-kalte Hände und Füße, die Hände und Finger sind sehr oft blass und „wie abgestorben", die Füße haben keinen auffallenden Schweißgeruch. Manchmal schwitzt er nachts am Hals, insgesamt sei die Haut aber sehr trocken, z. T. sogar schuppig, besonders im Gesicht und um die Lippen. Einige kleine weiche Wärzchen befinden sich am Hals und in der Axilla. Sonne und heißes Wetter ertrage er sehr gut, da sei er sogar recht leistungsfähig, „je wärmer, desto besser"; in der kalten Jahreszeit fühlt er sich oft unausgeschlafen, lustlos und matt. Mit ca. 20 Jahren habe er mal in einer Phase mit sehr nasskaltem Wetter plötzlich starke, rechtsseitige Schulterschmerzen bekommen, das sei aber dann ohne Behandlung wieder verschwunden und nicht wieder aufgetreten. Seit einigen Monaten habe er 3- bis 7-mal täglich reichlich weichen, nicht sonderlich stinkenden Stuhl, ohne Blut- oder Schleimbeimengungen, ohne Schmerzen oder sonstige Begleiterscheinungen.

Verlangen: schon immer Fleisch und Wurst (3), Tomaten (2), Salz (1), Süß (1).

Abneigungen: Milch pur (3), Obst (2), Eier (1). Großer Durst auf kalte Getränke, vor allem Wasser. Unverträglichkeit von Orangensaft.

Am Hals habe er oft Hautrötungen mit Juckreiz, vor allem wenn er schwitze; die Haut sei da auffallend rau. In der Nierengegend sei er empfindlich auf Kälte und Zugluft. Schon seit 2–3 Jahren habe er immer wieder ein wundes Gefühl im Hals beim Schlucken, aber ohne begleitende Erkältungssymptome, nur selten habe er auf den Mandeln „ein bisschen weißen Eiter" gesehen (aktueller objektiver Befund: normal große Tonsillen, etwas zerklüftet, wenig Detritus in einzelnen Krypten, keine äußerlichen Halslymphknotenschwellungen). Schon länger beobachte er eine verkürzte Erektionsdauer und weniger Lust auf Sex (Nebenwirkung von Betablockern + ACE-Hemmern!?). Zum Schlafen könne er nur auf der rechten Seite liegen. Links gehe überhaupt nicht, „da dreht's den Kopf automatisch auf die andere Seite und ich muss mich wieder umdrehen"; keine beschreibbaren Symptome in Linksseitenlage. Keine Träume erinnerlich. Er habe seit der Kindheit eine „infernalische Angst vor Mäusen".

Er sei immer ein ruhiges und zurückhaltendes Kind gewesen. Da die Eltern eine Landwirtschaft hatten, sei wenig Zeit für die Kinder übrig geblieben; er habe früh begonnen, Kümmernisse für sich zu behalten; meist habe er „still und heimlich geweint", auch später noch, z. B. bei Liebeskummer. In der Schule sei er immer „im letzten Drittel" gewesen. Die 1. bis 4. Klasse der Grundschule sei seine „schlimmste Zeit" gewesen, die Lehrer hätten ihn wegen seiner oft nur sehr mäßigen schulischen Leistungen zum Gespött der ganzen Klasse gemacht; mit den Eltern habe er darüber aber nicht reden können, er sei auch nie von ihnen bestärkt oder gelobt worden; diese Jahre seien eine ständige Erniedrigung und Kränkung gewesen. Erst auf der Realschule sei es dann besser geworden, schließlich habe er die Mittlere Reife gut geschafft.

Aus der Familie ist nur von 2 gesunden Brüdern und der Herzinsuffizienz des Vaters zu berichten; weitere familiäre Krankheitsbelastungen sind nicht bekannt.

Analyse

1. Was ist „das zu Heilende"?
- Der Patient leidet an einem juvenilen, essenziellen Hypertonus, der zufällig entdeckt wurde und auch mit einer Kombinationstherapie aus Betablockern und ACE-Hemmern nicht befriedigend therapiert ist.
- Es gibt keine Hinweise auf eine entsprechende familiäre Belastung.
- Zeitlich korreliert das frühe Auftreten des Bluthochdruckes mit dem ständigen Versuch, seinen möglicherweise anlagebedingten, in der Schule jedoch massiv verstärkten Selbstwertmangel zu kompensieren, was ihn ständig auf der Hut sein lässt, um neuerliche Blamagen zu vermeiden. Der Hypertonus ist ansonsten (wie so oft) nahezu symptomlos, es gibt lediglich begleitende Zeichen der „vegetativen Stigmatisierung" sowie im Bereich der Sexualität Nebenwirkungen der antihypertensiven Therapie. Auffallend ist lediglich, dass die

Halsregion außen (raue und zu Rötungen neigende Haut) und innen (chronisches Wundheitsgefühl) eine besonders anfällige Körperregion zu sein scheint.

2. Qualität des Anamnese-Materials
Die (oft und über lange Zeit) bestehende Symptomenarmut der Hypertonie macht die Arzneifindung grundsätzlich schwierig. Im vorliegenden Fall kommen uns die geschilderten psychischen Phänomene (Versagensangst, Selbstwertmangel) zu Hilfe, weil sie zeitlich und phänomenologisch eine plausible Auslöseursache für die Krankheit darstellen.

3. Homöopathisch „wertvolle" Symptome
Folgende Symptome sind homöopathisch wertvoll, weil sie im weiteren Sinne mit der vegetativen Herz-Kreislauf-Regulation und daher mit dem Hypertonus in Verbindung stehen oder per se auffallend sind:
1. Kopf, Hitzewallungen
2. Extremitäten, Schweiß, Hände, kalt
3. Extremitäten, Verfärbung, blass, Hände
4. Allgemeines, Puls, unregelmäßig
5. Schlaf, Lage, Seite, links, unmöglich
6. Innerer Hals, Schmerz, wund
7. Äußerer Hals, Schweiß

4. Materia-medica-Vergleich
Arsenicum album, **Lachesis** und **Belladonna** decken jeweils 6 dieser 7 Symptome ab und kommen damit in die engste Auswahl.

Versucht man, den vermutlich auslösenden psychischen Hintergrund im Repertorium zu erfassen, so bieten sich die folgenden Rubriken an:
- Gemüt, Selbstvertrauen, Mangel an
- Gemüt, Selbstvertrauen, Mangel an, fühlt sich als Versager
- Gemüt, Wahnidee, er sei ein Versager

Hier taucht **Naja** gleichwertig neben **Sulfur** auf.

Alle genannten Arzneien kommen prinzipiell als Mittel gegen Bluthochdruck in Frage. Betrachtet man das Ergebnis der Repertorisation der Symptome 1 – 7, dann fällt auf, dass Naja auch die Symptome 4 und 5 abdeckt, wobei Symptom 5 sicher mit Abstand das eigenartigste ist. **Naja** ist also diejenige Arznei, die sowohl zum beschriebenen Lebensgefühl des Patienten (ein Versager zu sein) passt als auch das eigenartige Phänomen des Nicht-links-liegen-Könnens im Arzneimittelbild führt. Da Lachesis andererseits zur körperlichen Symptomatik sehr gut passt, darf man vor diesem Hintergrund auch an die anderen Schlangenmittel denken, die, weil weniger gut geprüft, im Repertorium unterrepräsentiert sind.

Beim Studium von Naja lesen wir z. B. bei Boericke: „seine Wirkung liegt im Bereich des Herzens", „aufwärts gerichtete Blutwallungen", „kann nicht auf der linken Seite liegen", „unregelmäßiger Pulsschlag". Vermeulen rückt auch die psychischen Symptome in den Fokus: „Wahnidee, er habe alles falsch gemacht und könne es nicht wieder gutmachen", „Wahnidee, er sei von seiner Umgebung verletzt worden", „er werde vernachlässigt".

Das Phänomen der ausgeprägten Besserung des Allgemeinbefindens durch Wärme und Hitze würde der Wahl von Lachesis eher widersprechen, passt jedoch durchaus zu Naja. Für Arsenicum album finden sich keine bestätigenden Psychosymptome, der kalorische Aspekt würde aber passen.

5. Beschränkung der wahlanzeigenden Symptome
Nicht in die Repertorisation aufgenommen wurden die folgenden Symptome:

Angst vor Mäusen (dieses Symptom ist ein Kindheitssymptom, das zwar immer noch besteht, aber vermutlich bereits aus einer Zeit stammt, in der die zu heilende Krankheit Bluthochdruck noch nicht aktuell war); es ist möglicherweise als Hinweis auf ein unter der „Naja-Schicht" liegendes, quasi konstitutionelles Mittel zu werten (Calcium carbonicum? Sepia?).

Die Essensgelüste und -abneigungen sind nicht sicher der „Krankheitsschicht Hypertonie" zuzuordnen, sie könnten möglicherweise ebenfalls Hinweis geben auf andere in Frage kommende Arzneien (z. B. Ferrum und seine Salze). Außerdem gehören diese Symptome auch nicht primär in den Bereich des zu Heilenden.

Auch die Episode mit den Schulterschmerzen wird nicht berücksichtigt, da diese Symptome zum Zeitpunkt der Anamnese ja gar nicht mehr bestehen und daher nicht zu dem „zu Heilenden" gehören (aber auch hier könnte sich ein Hinweis auf Ferrum zeigen).

6. Potenzwahl und Gabenhäufigkeit

Da der Patient zu Beginn der homöopathischen Behandlung unter allopathischer antihypertensiver Therapie steht, die auch nicht einfach abrupt abgesetzt werden kann, bietet sich die Verordnung einer LM- bzw. Q-Potenz an. Die Dosierung und die Steigerung der Potenzstufen richtet sich nach den erzielbaren Effekten durch das Mittel, z. B. im Bereich der vegetativen Symptome, in erster Linie aber natürlich des Blutdruckes (regelmäßige RR-Kontrollen!). Vielleicht gelingt es mit Naja, den Patienten auch in seinem Selbstwertgefühl zu stärken und seine unterschwellige Versagensangst schrittweise zu reduzieren?

7. Prognostische Überlegungen

Die Prognose ist trotz des erhöhten Serumkreatinins (bei fehlendem Hinweis auf eine organische Nierenerkrankung) und des diskreten Hinweises auf einen Fundus hypertonicus Grad I durchaus gut, wenn sich herausstellen sollte, dass Naja mit größtmöglicher Ähnlichkeitsentsprechung zwischen Krankheitsbild und Arzneimittelbild den Charakter eines **Simillimums** hat. Die erfolgreiche homöopathische Blutdrucksenkung wäre dann freilich kein Anlass für homöopathische Omnipotenzphantasien, sondern Grund zu Dankbarkeit und Demut in Anbetracht der tiefen Wirksamkeit der Homöopathie Hahnemanns.

Therapieverlauf

Unter Naja Q 1 (Gudjons) fällt dem Patienten bereits nach 2 Wochen auf, dass seine Finger nicht mehr „absterben" (die allopathische Therapie wurde zunächst unverändert fortgeführt). Beim ersten Follow-up nach 4 Wochen berichtet er, dass er nun recht häufig Kopfschmerzen habe, und zwar oft im Laufe des Tages zunehmend, manchmal auch bereits morgens bald nach dem Aufstehen. Die Blutdruck-Selbstmessungen hat er nicht fortgeführt, in der Praxis werden Werte um 105/80 mmHg gemessen, der Patient hat also jetzt offensichtlich eine „Übertherapie", sodass vereinbart wird, unter fortgesetzten Selbstmessungen zunächst den Betablocker ausschleichend abzusetzen und bei stabilen RR-Werten im weiteren Verlauf auch den ACE-Hemmer in der Dosis zu reduzieren; gleichzeitig wird eine schrittweise Steigerung der Q-Potenzen über Q 3 bis Q 5 vereinbart (eine Potenzstufe jeweils für ca. 3 Wochen, dann 1 Woche Pause, entsprechend den Empfehlungen von Frau Dr. v. d. Planitz zum Umgang mit Q-Potenzen). Es zeigte sich, dass der Patient nach ca. ½ Jahr unter Naja Q 9 seine Antihypertensiva komplett absetzen konnte und die Blutdruckwerte trotzdem stabil bei 120–130/75–85 mmHg lagen. Das Serumkreatinin war nach 1 Jahr rückläufig (1,8) und hat sich in der Folgezeit komplett normalisiert. Eine bleibend stabile Blutdruckeinstellung gelingt innerhalb der folgenden 3 Jahre mit durchschnittlich 2 Gaben Naja Q 11 pro Woche. Zwei Jahre nach Therapiebeginn erzählte der Patient, dass er sich psychisch wesentlich stabiler und „wie befreit" fühle, er habe ein viel besseres Selbstbewusstsein und gibt an, dass er sich in der Öffentlichkeit völlig normal und ohne Furcht vor Beurteilung durch andere bewegen könne.

Dieser Fall zeigt, dass
- auch eine Krankheit wie die Hypertonie trotz spärlicher Symptomatik homöopathisch positiv beeinflusst und im günstigsten Falle sogar völlig geheilt werden kann,
- je nach Art der Erkrankung ein „überlappendes" Therapieschema notwendig werden kann, wenn beispielsweise eine allopathische Medikation nicht einfach ersatzlos und abrupt gestrichen werden kann; die Lösung besteht dann in „einschleichendem" Dosieren der homöopathischen Arznei und gleichzeitig vorsichtig „ausschleichender" Verordnung der allopathischen Medikamente,
- ein passendes homöopathisches Mittel (größtmögliche Ähnlichkeitsentsprechung = Simillimum!) dem Patienten nicht einfach nur „gut tun" darf, sondern dass sich auch die objektiven Befunde bzw. Messwerte als Kontrollparameter bessern müssen! Erst dann ist wirkliche Heilung im Einzelfall erreicht!

Literatur

Boericke W: Homöopathische Mittel und ihre Wirkungen. (s. Literaturverzeichnis im Anhang).

Hahnemann S: Organon der Heilkunst. (s. Literaturverzeichnis im Anhang).

Planitz Cvd: persönliche Mitteilung.

Vermeulen F: Concordant Materia Medica. Haarlem: Emryss bv Publishers; 1994.

Zandvoort Rv: Complete Repertory. Leidschendam: IRHIS BV; 1996.

5 Begriff und Einsatz der Nosoden

Gerhard Bleul

> **Lernziele**
> - Den Begriff „Nosoden" erklären und die unterschiedlichen Ausgangsstoffe benennen können,
> - die Herstellungsverfahren in Grundzügen kennen,
> - die unterschiedlichen Prinzipien der Arzneiwahl und der therapeutischen Anwendung kennen.

5.1 Definitionen

Der Begriff „Nosode" leitet sich von den griechischen Wörtern nosos (= Krankheit) und eidos (= Gestalt) ab und bedeutet wörtlich etwa: Arzneimittel, das die Gestalt einer Krankheit enthält. Er wurde von Constantin Hering (1800–1880) eingeführt.

Das Deutsche Homöopathische Arzneibuch (HAB 2000, H.5.2.5) definiert den Begriff folgendermaßen:

> Nosoden sind Zubereitungen aus Krankheitsprodukten von Mensch oder Tier, aus Krankheitserregern oder deren Stoffwechselprodukten oder aus Zersetzungsprodukten tierischer Organe.

Genau genommen verwischt sich im letzten Teil dieser Definition die Grenze zur Sarkode (griech. sarkos = Fleisch), welche aus gesunden Organen, Geweben oder Stoffwechselprodukten von gesunden Tieren (üblicherweise Rind, Schaf oder Schwein) gewonnen werden. Oft werden aber Sarkoden als Untergruppe der Nosoden gesehen, als sogenannte „Organnosoden".

Innerhalb der Gruppe der Nosoden können zumindest fünf Klassen differenziert werden (Tab. 5.1):
- die klassischen 5 „Erbnosoden" bzw. „diathetischen" Nosoden,
- die übrigen Standard-Nosoden, nämlich spezifische Krankheitsnosoden,
- die Impfnosoden aus Impfstoffen, also abgeschwächten oder abgetöteten Krankheitserregern bzw. deren zellfreien Extrakten,
- die Darmnosoden nach Bach und Paterson,
- die Autonosoden aus Ausscheidungen, Blut oder Gewebe des Kranken selbst.

Tab. 5.1 Einteilung der Nosoden.

Die klassischen Erbnosoden (Polychreste, breite Anwendung in chronischen, miasmatischen Krankheitsfällen)	– Psorinum – Luesinum (Syphilinum) – Medorrhinum – Tuberculinum bov., pur., aviare u. a. – Carcinosinum
Nosoden spezieller Infektionskrankheiten (Spezifische Anwendung nach Diagnose)	– Influenzinum (Grippe-Nosode) – Pertussinum – Anthracinum (Milzbrand-Nosode) – Diphtherinum – Lyssinum – EBV-Nosode u. v. a.
Impfnosoden (Behandlung von Impffolgen)	– Tetanotoxin – FSME-Nosode u. v. a.
Darmnosoden	s. Tab. 5.5
Autonosoden	– Eigenblut-Nosode – Eigenurin-Nosode

5.2 Zur Geschichte der Nosoden

Zeitgleich mit der ersten Publikation Hahnemanns zum homöopathischen Heilungsprinzip im Jahr 1796 führte der englische Landarzt Edward Jenner die Pockenschutzimpfung mit Kuhpockenlymphe ein. In dieser ersten aktiven Immunisierung der Medizingeschichte sah Hahnemann das von ihm formulierte Ähnlichkeitsprinzip, weil hier die Pockenerkrankung des Menschen durch die Impfung mit Erregern der Kuhpocken, einer „ähnlichen", aber nicht identischen Krankheit verhindert werden sollte.

Der erste, der potenzierte Krankheitsprodukte, also Nosoden, in die Homöopathie einführte, war Constantin Hering, wie Hahnemann aus Sachsen stammend, der 1833 in die USA ausgewandert war. Er potenzierte den Inhalt von Krätzebläschen und verwendete die erhaltene Arznei zur Behandlung der Krätze. Dieses Mittel nannte er „Psorinum". Kurze Zeit später potenzierte er den Speichel tollwütiger Hunde zum „Hydrophobinum" oder „Lyssinum", welches er zur Behandlung der Tollwut bei Hunden einsetzte. Sehr bald wurden – gerade von Ärzten in den USA (z. B. Swan, Heath, Kent u. v. a.) und in England (z. B. James C. Burnett und John H. Clarke) – weitere Nosoden hergestellt und therapeutisch verwendet.

Hahnemann stand diesen neuen Arzneimitteln kritisch gegenüber, er lehnte sie zwar nicht vollkommen ab, forderte aber die Prüfung der Nosoden am gesunden Menschen zur Erforschung ihrer Wirkung.

Dieses grundlegende homöopathische Prinzip, Arzneimittel erst nach Prüfung am Gesunden anhand der gefundenen Symptome einzusetzen, wird bei den Nosoden meist nicht eingehalten. Als „Arzneimittelbild" wird das entsprechende Krankheitsbild postuliert; die Symptome aller daran Erkrankten sind, so die Hypothese, Arzneisymptome und dienen im Krankheitsfall, selbst wenn es sich nicht um die genau entsprechende Infektionskrankheit handelt, als wahlentscheidende Symptome.

Die Autonosoden, also potenzierte Krankheitsstoffe (z. B. Blut und Ausscheidungen) zur Anwendung bei dem Erkrankten selbst, wurden von Johann Josef Lux eingeführt, einem Tierarzt, der in den 1820er-Jahren mit entsprechenden Experimenten bei erkrankten Tieren begann. Im Jahr 1833 veröffentlichte er seine Erkenntnisse in der Schrift „Die Isopathik der Contagionen", worin er schrieb, „dasselbe, was eine Krankheit hervorruft, heilt sie … Aequalia aequalibus curentur".

Die Geschichte der Darmnosoden ist weiter unten kurz skizziert.

Das deutsche Homöopathische Arzneibuch (HAB) beschreibt erst seit 1985 die Herstellung von Nosoden im Sinne der oben genannten Definition.

5.3 Die Herstellung der Nosoden

Die Vorschrift 43 des HAB regelt die Herstellung folgendermaßen: Steriles Organmaterial wird zerkleinert und mit der zehnfachen Menge Glycerol vermischt. Nach fünf Tagen wird der Ansatz filtriert und weiter potenziert. Flüssiges Ausgangsmaterial wird ebenfalls sterilisiert und filtriert, bevor es weiter potenziert wird. Kulturen von Mikroorganismen sind, falls in der (spezifischen) Monografie nicht anders angegeben, vor dem Sterilisieren auf 10^1 Keime pro Gramm einzustellen. Potenziert wird auf der ersten Stufe mit Ethanol 30 %, auf den weiteren Stufen mit Ethanol 43 %.

Die Ausgangsstoffe für Sarkoden werden entweder frisch, gleich nach der Schlachtung der Tiere, oder gefriergetrocknet verarbeitet.

5.4 Die Einteilung der Nosoden nach ihrer Herkunft

Nach ihrer Herkunft sind Nosoden:
- Produkte erkrankter Menschen oder Tiere (Sekrete, Exkrete, Blut usw.)
- Produkte von Krankheitserregern (Seren, Toxine wie Botulinum oder Diphtherinum)
- Reine Mikrobenkulturen (BCG usw.)

Die Zuordnung der Nosoden nach ihrer Herkunft ist aus **Tab. 5.2** ersichtlich.

Tab. 5.2 Ausgangsstoffe von Nosoden.

Produkte erkrankter Menschen oder Tiere (Sekrete, Exkrete, Blut usw.)	Erbnosoden (s. Tab. 5.1) Darmnosoden (s. Tab. 5.5) Pertussinum Malandrinum Variolinum u. v. a.
Produkte von Krankheitserregern (Seren, Toxine)	Diphtherinum Botulinum u. v. a
Reine Mikrobenkulturen	Tuberculinum aviare Tuberculinum purificatum (GT) BCG Staphylococcinum Streptococcinum u. v. a.

5.5 Die Anwendung der Nosoden

Ein homöopathisches Arzneimittel wird nach dem Ähnlichkeitsprinzip ausgewählt: Das Arzneimittelbild, welches sich aus den Prüfsymptomen ergibt und durch toxikologische Erkenntnisse und therapeutische Erfahrungen bestätigt und ergänzt wird, muss mit dem Krankheitsbild im Wesentlichen übereinstimmen.

Für Krankheits-Nosoden, welche am Gesunden geprüft wurden, gilt dies analog: Die „toxikologischen" Erkenntnisse sind in diesem Fall die Krankheitssymptome. Sie ergänzen die Prüfsymptomatik, reichen allein aber nicht aus, um ein subtil differenziertes und umfassendes Arzneimittelbild zu erstellen.

Eine von den Regeln der klassischen Homöopathie abweichende Auswahl einer Krankheits-Nosode berücksichtigt nicht das Arzneimittelbild, sondern schließt von der Herkunft der Nosode auf ihren Anwendungsbereich. Dabei wird entweder die Nosode bei aktuell bestehender Infektionskrankheit (oder sogar zu deren Prophylaxe) gegeben – also Pertussinum bei Keuchhusten, Influenzinum bei Grippe, Scarlatinum bei Scharlach – oder sie wird eingesetzt bei anhaltenden Beschwerden, die auf eine durchgemachte Infektionskrankheit zurückgeführt werden – Pertussinum bei anhaltenden Hustenanfällen nach Keuchhusten, Scarlatinum (oder Streptococcinum) bei Arthritis mit Scharlach in der Anamnese.

Nach dem letztgenannten Prinzip werden auch Impfnosoden eingesetzt, wenn nach einer Impfung Krankheitssymptome entstehen und anhalten.

Für diesen kurzen Weg zum Arzneimittel mag es im Einzelfall gute Gründe geben, und die erfolgreiche Anwendung ist vielfach publiziert worden. Die Wirkung ist allerdings begrenzt, eine weitergehende Behandlung mit klassisch – nach dem Simile-Prinzip – gewählten Arzneien ist notwendig.

Die Tab. 5.3 und Tab. 5.4 listen einige gebräuchliche Nosoden und deren Leitsymptome auf. Die in der dritten Spalte genannten klinischen Anwendungsgebiete sind als Indikation jedoch bei Weitem nicht ausreichend!

Tab. 5.3 Ausgewählte Nosoden.

Name (Synonym) Herkunft [Angaben von O. Julian, wenn nicht anders vermerkt]	Symptomatik in der AMP oder aus therapeutischen Erfahrungen (Auswahl)	Klinische Anwendung
Anthracinum Sekret eines Milzbrandkarbunkels	Keine Prüfung bekannt. Verhärtete Entzündungen, stark brennende Schmerzen, scharfe und stinkende Sekretionen.	Karbunkel, Panaritium, Akne.
Aviaria	Vgl. Tab. 5.4	
Bacillinum	Vgl. Tab. 5.4	

Tab. 5.3 (Fortsetzung)

Name (Synonym) Herkunft [Angaben von O. Julian, wenn nicht anders vermerkt]	Symptomatik in der AMP oder aus therapeutischen Erfahrungen (Auswahl)	Klinische Anwendung
Carcinosinum (Carcinominum, Cancerinum) *aus Brustkrebsgewebe (oder anderem Krebsgewebe; deshalb immer auf eindeutige Deklaration achten!)*	*Umfangreiche Literatur – das Arzneimittelbild wird ausführlich in Band F vorgestellt.*	Depressive Verstimmung als Folge von lang anhaltender Unterdrückung oder früher Übernahme von Verantwortung, Nägelkauen, Enuresis, anhaltende Schwäche nach Infektionskrankheiten.
Hydrophobinum (Lyssinum) *Speichel eines tollwütigen Hundes*	Empfindlich gegen Wasser (waschen, angespritzt werden, ansehen, hören), zäher, Faden ziehender Speichel, Unterkiefer steif und schmerzhaft, Schlucken von Flüssigkeiten erschwert, heftiges Herzklopfen bis zum Hals, Krämpfe durch den Anblick glänzender Gegenstände.	Muskelkrämpfe, Kieferneuralgien, Überempfindlichkeit der Sinnesorgane, Schluckbeschwerden, Sonnenstich, vaginale Schmerzen beim Koitus (bes. bei Prolaps).
Influenzinum *Virusstämme der asiatischen und gewöhnlichen Grippe*	*Keine Prüfung bekannt.* Große Schwäche, Zerschlagenheitsgefühl, Schweiß, Frösteln, großer Durst.	Grippe und grippeähnliche Infektionen.
Luesinum (Syphilinum) *Seröse Flüssigkeit eines syphilitischen Schankers*	*Umfangreiche Literatur – das Arzneimittelbild wird ausführlich in Band F vorgestellt.*	Knochenschmerzen mit nächtlicher Verschlimmerung, Photophobie, Diplopie, chronische Sinusitis, Ozaena, heftige Zahnschmerzen (bes. in der Schwangerschaft), rezidivierende Abszesse, Schlaflosigkeit.
Malandrinum *Exsudat der Mauke-Krankheit des Pferdes*	Gesichtshaut rissig, brennend, nässend, Übelkeit durch Trinken von Wasser, dunkler, fauliger Durchfall, Borken und Krusten auf Lippen und Labien, Juckreiz an Händen und Füßen.	Furunkel, nässende Ekzeme, Impetigo, blutende Fußsohlenrhagaden.
Medorrhinum (Gonococcinum) *Eitriges Urethralsekret einer akuten Gonorrhö*	*Umfangreiche Literatur – das Arzneimittelbild wird ausführlich in Band E vorgestellt.*	Windeldermatitis, Nägelkauen, chronische Rhinosinusitis, Lumboischialgie mit Besserung in Knie-Ellbogen-Lage, rheumatische Beschwerden bei kaltfeuchtem Wetter.
Oscillococcinum *Bakteriolysat von Oscillococcus-Mikroben aus Gänseleber*	*Keine Prüfung bekannt.*	Grippe und grippeähnliche Infektionen, vor allem im Frühstadium, grippebedingte Otitis.
Pertussinum *Bakteriolysat des Auswurfs von Keuchhustenkranken*	*Keine Prüfung bekannt.*	Keuchhusten, Asthma, Hustenanfälle, Folgen einer Keuchhustenerkrankung.
Psorinum *Seropurulenter Inhalt von Krätzebläschen*	*Umfangreiche Literatur – das Arzneimittelbild wird ausführlich in Band F vorgestellt.*	Chronische Hauterkrankungen mit starkem Juckreiz, Schleimhautentzündungen, extreme Schwächezustände mit Kältegefühl, einseitige Kopfschmerzen, Heißhungerattacken.

Tab. 5.3 (Fortsetzung)

Name (Synonym) Herkunft [Angaben von O. Julian, wenn nicht anders vermerkt]	Symptomatik in der AMP oder aus therapeutischen Erfahrungen (Auswahl)	Klinische Anwendung
Pyrogenium *Autolysat eines wässrigen Rindfleisch-Extrakts*	Ängstliche Ruhelosigkeit, wirft sich im Bett herum (das ihm zu hart erscheint), berstende und pochende Kopfschmerzen, Gefühl einer Kappe auf dem Kopf, blasses Gesicht, blaue Augenringe, Durst und Erbrechen, schneller Puls bei geringem Fieber oder langsamer Puls bei hohem Fieber, übel riechender Schweiß, schlaflos durch Herzklopfen.	Schwere Infektionskrankheiten mit hohem Fieber, Zahnwurzelabszess, Fieber im Wochenbett, Panaritium.
Scarlatinum *Hautschuppen eines Scharlachkranken*	*Keine Prüfung bekannt.*	Beschwerden nach Scharlach, Arthritis.
Staphylococcinum *Bakteriolysat einer Mischung von Staphylokokken-Stämmen*	*Keine Prüfung bekannt.*	Furunkel, Impetigo, Panaritium, Thrombophlebitis.
Streptococcinum *Bakteriolysat aus Streptococcus pyrogenes und Streptococcus Marcy*	Empfindlich gegen Lärm, Licht, Luftzug; grundloses Weinen, Gefühl von Vibrieren in der Wirbelsäule, berstende Kopfschmerzen, Halluzinationen von Hilferufen oder Stubenfliegen, schmerzhaftes Zahnfleisch.	Angina, Migräne, Endo-Myo-Peri-Karditis, Polyarthritis, akuter Gelenkrheumatismus.
Tuberculinum bovinum	Vgl. **Tab. 5.4**	
Tuberculinum purific. (GT)	Vgl. **Tab. 5.4**	
Variolinum *Lysat aus der serösen Flüssigkeit von Pockenpusteln*	Heftige Hinterkopfschmerzen, Gefühl von einem Band um den Kopf, Grünsehen beim Aufstehen, die Zunge hängt während des Schlafes aus dem Mund, Hals wie zusammengeschnürt, Übelkeit durch Gerüche, Gefühl, eiskaltes Wasser laufe den Rücken hinunter, marternde Rückenschmerzen bis in den Bauch.	Herpes simplex, Herpes zoster, Varizellen, postherpetische Neuralgien, Akne pustulosa.

Tab. 5.4 Tuberculinum-Nosoden

Name (Synonym) Herkunft [Angaben von O. Julian, wenn nicht anders vermerkt]	Symptomatik in der AMP oder aus therapeutischen Erfahrungen (Auswahl)	Klinische Anwendung
Tuberculinum aviare (Aviaria, Tub. avis) *Ausgefällte und gereinigte Proteine (aviäres Tuberkulin, gefriergetrocknet) des Filtrats einer autoklavierten flüssigen Kultur von Mycobacterium avium [Bundesanzeiger]*	Auffallend unruhige, schwächliche, appetitlose Kinder („Vögelchen"). Hitze und Juckreiz der Ohren. Ständiger kitzelnder Reizhusten, ermüdend, schwächend, münzenförmiger Auswurf, Blutspucken. Schmerzen, Hitze, Juckreiz in den Handflächen. Asthma bei Kleinkindern mit Fieber.	Grippe, Pneumonie, Masernbronchitis, kindliches Asthma, rezidivierende Otitis media.

Tab. 5.4 (Fortsetzung)

Name (Synonym) Herkunft [Angaben von O. Julian, wenn nicht anders vermerkt]	Symptomatik in der AMP oder aus therapeutischen Erfahrungen (Auswahl)	Klinische Anwendung
Tuberculinum bacillinum (Bacillinum, Tub. Burnett, Tub. Heath) *Aus einem Eitertropfen eines tuberkulösen Lungenabszesses oder Auswurf*	**Allg.:** Fühlt sich nirgends wohl; im eigenen Zimmer wie ein Fremder; tagsüber schläfrig, nachts unruhig. **Kopf:** Wie von einem Eisenring umklammert. Tief im Gehirn lokalisierte Kopfschmerzen, zum Stillhalten zwingend. Kleine, schmerzhafte Nasenfurunkel. **Zähne:** Empfindlich gegen frische Luft. Schmerzen der Schneidezahnwurzeln. **Hals:** Schmerzen der Lymphknoten, < beim Drehen des Kopfes oder Strecken des Halses. **Abdomen:** Kneifende Schmerzen unter dem rechten Rippenbogen, Hämorrhoiden mit beißenden, stechenden Schmerzen. Stuhl weich, breiig, dunkelgrün. **Harnwege:** Nächtlicher Harndrang, Urin riecht faulig. **Brust:** Husten im Schlaf. Reichlicher, schleimiger Auswurf, leicht abzuhusten. Scharfe, kurz anhaltende Schmerzen, den Atem nehmend. Kitzelnder Hustenreiz. **Rücken:** Gefühl, als ob die Kleider im Rücken feucht wären. **Extremitäten:** Heftiger Schmerz der linken Skapula, < nachts im Bett.	Impetigo am Kopf. Lidekzeme, Blepharitis. Bronchiektasien bei Kindern. Chronische Bronchitis, Mukoviszidose. Quälende Schlafstörungen.
Tuberculinum bovinum (Tub. Kent) *Ausgefällte und gereinigte Proteine (bovines Tuberkulin, gefriergetrocknet) des Filtrats einer autoklavierten flüssigen Kultur von Mycobacterium bovis.* [Bundesanzeiger] *Ursprünglich: tuberkulöses Drüsengewebe von Rindern*	Unruhe, muss immer den Ort wechseln und Reisen unternehmen. Magere, schwache Kinder und Jugendliche, mit Neigung zu Obstipation, Kopfschmerzen und Erkältungsinfekten. Sehr starke Lymphdrüsenschwellung und Schweißneigung. Geschwollene Leistenlymphknoten. Lang anhaltende Durchfälle, bes. bei Kindern.	Unzureichende Erholung nach akuten Krankheiten (bei familiärer oder eigener Tbc-Anamnese).
Tuberculinum purificatum (Tuberculinum GT = gereinigtes Tuberculin, Tuberculinum Koch neu) *Getrocknete humane oder bovine Stämme von Mycobacterium tuberculosis* [Bundesanzeiger] *Ausgefällte und gereinigte (von Ballaststoffen befreite) Proteine aus der autoklavierten flüssigen Kultur von Mycobacterium tuberculosis* [DHU]	*Keine Prüfung bekannt.*	Vgl. Tuberculinum bovinum.

5.5.1 Darmnosoden

Darmnosoden wurden von John Paterson (1890–1955, Glasgow) und Edward Bach (1886–1936, London) aus Stuhlkulturen gewonnen. Die darin enthaltenen Bakterien sind apathogen und können Laktose nicht vergären. Edward Bach teilte sie ursprünglich in 7 Gruppen ein, die er nach ihren Reaktionen auf vier Zuckerarten unterschied.

Die heute erhältlichen Darmnosoden stammen größtenteils von den ursprünglichen Präparaten von Paterson und Bach, einige von ihnen werden heute aus Bakterien-Reinkulturen hergestellt. Viele Darmnosoden sind bakteriologisch nicht eindeutig beschrieben, die genaue Identifikation des Ausgangsstoffes bleibt unklar, wodurch eine exakt gleiche Neuherstellung nicht möglich ist. Prüfungen wurden nur vereinzelt durchgeführt. Die Indikationen ergeben sich meist aus klinischen Angaben von Paterson und Bach sowie aus therapeutischen Erfahrungen (Tab. 5.5).

Darmnosoden werden – ähnlich wie andere Nosoden – bei chronisch Kranken eingesetzt, wenn ein vermeintlich gut gewähltes Mittel nicht zum Erfolg führt und Hinweise auf eine Darmdysbiose bestehen. Bei Patienten, die kurz vorher andere potenzierte Arzneien erhalten haben, empfiehlt Paterson die C 6, täglich wiederholt, in anderen Fällen Einmalgaben der C 30 oder höherer Potenzen.

Tab. 5.5 Darmnosoden

Darmnosode	Ausgangsstoff	Synonyme	Symptome bzw. Indikationen
Bacillus 7 – Bacls-7	Vermutlich Citrobacter, nicht eindeutig definiert	Aerobacter cloacae, B. asiaticus, B. cloacae, B. freundi	Erschöpfung. Gelenkentzündungen, rheumatische Schmerzen, rheumatische Hautknoten, Angioödem, plötzliche Ohnmacht, geistige Erschöpfung, Rektumprolaps, schwacher Urinstrahl. Ältere, geschwächte Menschen.
Bacillus 10 – Bacls-10	Vermutlich Gardnerella, nicht eindeutig definiert	Bacillinum 10	Übelkeit nach dem Genuss von Fett und Eiern, Zupfen an und Bohren in der Nase, übel riechender Fluor, flache, spitze und gezackte Handwarzen, Risse der Eichel. Bezüge zum Genitaltrakt. Klinische Indikationen: Harnröhrenkarunkel, Lipome, Fluor, Warzen der Hände.
Dysenteria co. – Dys-co.	Shigella spp., Shigella flexneri	Bacillus dysenteriae Bach, Shigella dysenteriae, Dysenterie-Bazillus	Erwartungsspannung, Ängste und Befürchtungen, Furcht in Gebäuden, in Menschenmengen, vor Kleinigkeiten, vor Fremden, periodische Kopfschmerzen, Schmerzen und Geschwüre am Pylorus, Masturbationsneigung bei Kindern, Herzbeschwerden bei Schilddrüsenüberfunktion („Herznosode"), rissige Haut der Hände und Finger, Verlangen nach Zucker. Nervöse Spannung, Unsicherheit. Bezüge zum Pylorus, Duodenum und Dünndarm. Klinische Indikationen: Atemwegsallergien, Hyperthyreose, Osteoporose, Sodbrennen.
Gaertner	Salmonella spp.	Bacillus Gaertner (Bach), Salmonella enteritidis	Furcht in der Nacht, beim Alleinsein, vor Hunden, empfindlich gegen geistige Eindrücke; schwarze Zähne, lange Wimpern; Heißhunger mit Abmagerung, schlechter Ernährungszustand. Klinische Indikationen: chronische Gastroenteritis und Kolitis, Frostbeulen, Furunkel, Nahrungsmittelallergien.

Tab. 5.5 (Fortsetzung)

Darmnosode	Ausgangsstoff	Synonyme	Symptome bzw. Indikationen
Morgan co.	Stuhl von Kindern mit Sommerdiarrhö, bakteriologisch nicht eindeutig definiert.	Bacillus Morgan Bach, Proteus morgani	Furcht vor dem Ende der Welt, Gereiztheit während der Menopause, Blutandrang im Kopf, der Nase und der Brust, käsige Ablagerungen auf den Tonsillen, Würgen morgens, Verlangen nach Butter. Klinische Indikationen: Hautausschläge, Ekzem seit frühester Kindheit (seit der ersten Dentition), Asthma, Gelenkentzündungen.
Morgan Gaertner	Stuhl von Kindern mit Sommerdiarrhö bzw. Stuhl von Nierensteinpatienten, bakteriologisch nicht eindeutig definiert.	Bacillus Morgan Gaertner	Auftreibung, Flatulenz. Ungeduldig, angespannt, nervös, Haarausfall an kleinen Stellen, rissige Mundschleimhaut, extremes Aufstoßen, plötzlicher Durchfall, bräunlicher, wund machender Fluor, Kitzelhusten, Herpes der Fußsohlen, Verlangen nach Salz und Süßigkeiten. Klinische Indikationen: Leberstörung, Cholezystitis, Hornhauttrübung, chronischer Schnupfen, Gehörgangsfurunkel, pustulöse Akne, Myokarditis, Zwischenrippenneuralgie, Warzen der Hände.
Morgan pure – Morg-p.	vor allem Morganella morganii	Morgan Paterson	Furcht um die Gesundheit, Ekzem am Haaransatz, Pusteln der Kopfhaut, Risse am Nasenwinkel, steife Lippen, Schmerz an der Zungenwurzel, Warzen auf der Zunge, galliges Aufstoßen, Übelkeit nach Konsum von Fett und Eiern, Ausschläge der Leistengegend und am Skrotum, brauner und grünlicher Fluor, Entzündung der Wirbelgelenke (bes. sakroiliakal), Taubheit und Kribbeln der Arme und Beine, rissige Haut der Finger und Fersen, Schwellung und morgendliche Steifheit der Fingergelenke. Klinische Indikationen: Hautausschläge, Gallensteine, Ekzem, Morbus Menière, Gehörgangsfurunkel, Gerstenkorn, Sinusitis, Acne rosacea, rezidivierende Zystitis, Harnröhrenkarunkel, allergisches Asthma bronchiale, Postzosterneuralgie, Nackenfurunkel, Erythema nodosum.
Mutabilis – Mut.	bakteriologisch nicht eindeutig definiert	Mutabile, Bacillus mutabilis (Paterson), Bacillus mutabile Bach	Wechsel von Hautausschlägen und Asthma. Klinische Indikationen: Zystitis, Asthma bronchiale.
Proteus – Prot.	Bakterienkulturen der Proteusstämme vulgaris, mirabilis, morganii, reltgeri	Bacillus Proteus (Bach), Proteus mirabilis, Proteus vulgaris	Dogmatisch, eigensinnig, Furcht vor der Meinung anderer, Wahnidee, er würde kritisiert, Schlagen und Schreien bei Zorn, Schwindel beim Fahren und in der Sonne, Kopfschmerz bei Durchfall, Pusteln um den Mund, Erbrechen nach Erregung, häufiger Schluckauf, Fluor während der Ovulation, Herzklopfen durch geringste Anstrengung, juckende Bläschen an den Fingern, träumt, dass er stirbt; Haut empfindlich gegen UV-Licht, vorzeitiges Altern, Abneigung gegen Gemüse und rohe Speisen, Verlangen nach Süßem, Besserung in den Bergen oder in großer Höhe. Klinische Indikationen: Juckreiz, Muskelkrämpfe. Morbus Menière, Iridochorioiditis, Mastoiditis, Gerstenkorn, Ulcus duodeni, perianale, axilläre und vaginale Furunkel, Bronchitis älterer Menschen, Varizen der Unterschenkel, Schreibkrampf, Dupuytren-Kontraktur, Morbus Raynaud.

Tab. 5.5 (Fortsetzung)

Darmnosode	Ausgangsstoff	Synonyme	Symptome bzw. Indikationen
Sycotic co. – Syc.	Streptococcus faecalis bzw. Mischung aus Streptococcus faecalis, Grahamalis catarrhalis und anderen Kokken aus der Bakterienflora der Atemwege	Bacillus sycoccus Paterson	Furcht vor Hunden, nächtliche Panik, plötzlicher Zorn, periodischer, jede Woche auftretender Kopfschmerz, frühes Ergrauen der Haare, lange Wimpern, Risse der Nasenflügel, Oberlippenbart bei Frauen, tiefe Zungengeschwüre, innerer Hals wie verbrannt, Asthma bei Feuchtigkeit und Frost, > am Meer, Entzündung der Finger- und Handgelenke, Hautausschläge auf den Handrücken, rissige Haut der Fersen, Muskelkrämpfe. Klinische Indikationen: rezidivierende Atemwegsinfekte, anhaltende Katarrhe nach akuten Infekten, Paukenerguss, Atemwegsallergien, Adenoide. Anorexia nervosa, Glaskörpertrübung, chronische Gastroenteritis, Analprolaps, nephrotisches Syndrom, Balanitis, Intertrigo mammae, Panaritium, Hand- und Fußwarzen, Windpocken, Herpes zoster, Impetigo, Interkostalneuralgie, Bursitis.

5.5.2 Autonosoden

Eigenblut-Nosode

Eigenblut-Nosoden werden aus dem Blut des Patienten gewonnen und vor allem zur Behandlung allergischer Erkrankungen eingesetzt. Als Wirkprinzip wird eine Stimulierung humoraler und zellulärer Abwehrreaktionen sowie die vermehrte Bildung von Immunglobulin G postuliert. Zur Herstellung wird ein Tropfen Blut des Patienten in ein Glasgefäß gegeben, das mit 99 Tropfen Ethanol 43 % (G/G) befüllt ist (= C 1). Die gewünschte Endpotenz wird durch 10-maliges Schütteln jeder Potenzstufe und Weiterverdünnen im Verhältnis 1:99 hergestellt. Üblich sind Potenzen zwischen C 6 und C 18.

Bei dieser Herstellungsmethode handelt es sich um eine Modifikation der HAB-Vorschrift 44; es findet weder ein Glycerolansatz noch die Sterilisation statt. Letzteres erscheint, da ja der Spender auch Empfänger ist, zulässig. Auch stellt die Anfertigung einer Eigenblut-Nosode keine Blutzubereitung im Sinne des § 77 (2) AMG dar.

Diese Therapieform wurde im Jahr 1981 von der Kinderärztin Hedwig Imhäuser ausführlich beschrieben. Sie empfahl, die Eigenblut-Nosode vor dem Beginn einer saisonalen Allergiephase zu geben. Praxiserfahrungen sprechen allerdings dafür, die ersten Symptome abzuwarten, um dann erst Blut abzunehmen und wie beschrieben zu bearbeiten.

Andere Autonosoden

Analog zur oben beschriebenen Methode kann auch aus dem Urin des Patienten eine Autonosode hergestellt werden. Auch Nieren- oder Gallensteine können in aufbereiteter und potenzierter Form in der Therapie eingesetzt werden, basierend auf den Vorschriften 6 und 43 des HAB. Die Herstellung ist aufwendig und unterliegt spezifischen Forderungen des Arzneimittelgesetzes, sie wird daher meist spezialisierten Apothekern überlassen.

5.5.3 Isopathie

Potenzierte Allergene

Potenzielle Auslöser von Allergien wie Mehl, Zucker oder Stärke bzw. Pollen werden wie beschrieben potenziert und therapeutisch (bei Heuschnupfen, Asthma, Urtikaria usw.) eingesetzt. Die berichteten Erfahrungen sind sehr unterschiedlich; die Wirkung ist weniger tiefgreifend und anhaltend als der Effekt einer Behandlung mit dem klassisch gewählten homöopathischen Mittel.

Potenzierte chemische Arzneistoffe

Gegen toxische Belastungen werden manchmal die spezifischen Gifte eingesetzt, die nicht im eigentlichen Sinn als Nosoden bezeichnet werden können. Es sind dies z. B. Kortikoide, Herbizide und Fungizide, aber auch potenzierte Zubereitungen von Schadstoffen wie Holzschutzmittel, Teppichkleber u. Ä. Hier wurde von einzelnen Therapeuten über sehr positive Resultate berichtet.

5.6 Einheitlichkeit der Ausgangsstoffe?

Ein großes Problem ist die fehlende Einheitlichkeit und damit die mangelhafte Reproduzierbarkeit der Nosoden-Ausgangsstoffe. Dies liegt zum einen an unterschiedlichen, oft auch unzureichenden Definitionen der einzelnen Nosoden, zum anderen an der individuellen Ausprägung der Krankheiten, von denen Substrate gewonnen werden. Eine Standardisierung ist deshalb praktisch nicht möglich. Und weil jeder Ausgangsstoff irgendwann einmal verbraucht ist, muss er neu, von anderen Individuen, gewonnen werden.

Auch wurden in der Vergangenheit in verschiedenen Ländern unterschiedliche Gewinnungs- und Herstellungsverfahren unter ein und demselben Namen der Nosode entwickelt. Die Tatsache, dass von verschiedenen Herstellern unter gleichem Namen unterschiedliches Substrat angeboten und von Therapeuten eingesetzt wird, lässt an der Reproduzierbarkeit der Resultate zweifeln. Hier wäre eine weltweit einheitliche, ausreichend große Produktion von Ausgangsmaterial, welches den bisher eingesetzten geprüften Substraten zuverlässig entspricht, wünschenswert.

Auch das HAB und die Nosoden-Monografien der Kommission D (das vom Gesundheitsministerium berufene Fachgremium für homöopathische Arzneimittel) enthalten wenige Angaben zu einzelnen Nosoden.

5.7 Therapeutischer Einsatz

▸
Nosoden werden angewendet
- nach dem durch Arzneimittelprüfung und therapeutischer Erfahrung gewonnenen Arzneimittelbild,
- nach ätiologischen Gesichtspunkten (Folgen einer Erkrankung, Impfung, Intoxikation usw.),
- nach familienanamnestischen Gesichtspunkten (Auswirkungen einer ererbten Diathese).

◂

Nur die gut geprüften klassischen Nosoden – Psorinum, Medorrhinum, Syphilinum, Carcinosinum und die verschiedenen Tuberkuline – können nach der Ähnlichkeit des gesamten Krankheitsbildes eingesetzt werden, weil nur von ihnen umfassende Arzneimittelbilder bekannt sind. Manche anderen Nosoden haben einen begrenzten Anwendungsbereich im Rahmen einer „bewährten Indikation". Beispiele: Anthracinum bei nekrotischen Wunden, Pyrogenium bei Fiebererkrankungen mit atypischem Fieber-Puls-Verhältnis usw.

Die meisten Nosoden werden aus ätiologischen Erwägungen, also in Bezug auf eine bestimmte Infektionskrankheit und deren Folgen verordnet.

Auch wenn vermutet wird, dass nach einer abgelaufenen Erkrankung in der Eigen- und Familienanamnese eine Schwächung der Gesundheit zurückgeblieben ist, wird die entsprechende Nosode angewendet, um die Reaktionsfähigkeit wieder herzustellen.

Einen Sonderfall bilden die Darmnosoden nach Paterson und Bach.

In jedem Fall bedarf es viel Erfahrung, ausführlichem Literaturstudium und kritischem Abwägen, um diese Arzneimittel in der Therapie einzusetzen. Die erreichten Resultate lohnen jedoch die Mühe, gerade in solchen Fällen, in denen der übrige homöopathische Arzneimittelschatz nicht mehr ausreicht.

5.7.1 Fallbeispiel: Tuberculinum bovinum bei Enuresis diurna

Raphael, geb. 1988, hatte im Säuglingsalter multiple kavernöse Hämangiome am linken Unterschenkel, der linken Gesäßhälfte und dem rechten Hoden, gluteal teilweise ulzeriert. Mit 2½ Jahren erhielt er eine Hormonbehandlung wegen Leistenhoden, mit 4½ Jahren eine Adenotomie wegen Hörminderung und chronifizierter Rhinosinusitis. Erst einen Monat vor der Operation wurde die homöopathische Behandlung mit Tuberculinum bovinum (1-mal D 200) aufgrund einiger zu dieser Zeit schon bestehender Aspekte der unten genauer beschriebenen Anamnese aufgenommen – danach besserte sich der Schnupfen (weiße statt gelb-grüne Absonderung) und das Augenjucken durch Sonnenlicht verschwand. Die Hörminderung blieb leider auch nach der Adenotomie bestehen.

Mit 5 ½ Jahren ergab die U 9 folgenden Befund: Schnupfen, Tubenkatarrh rechts, Trommelfellrötung links. Er spricht laut, hört rechts vermindert, ist oft unruhig und quengelig. Hoden beidseits im Skrotum, kleiner Nabelbruch. Assoziierte Bewegungen beim Zeichnen und Hüpfen; Linkshänder. Wenn er draußen spielt, nässt er öfters ein, er habe Angst, etwas zu verpassen. – Die Mutter lebt seit einigen Jahren allein mit ihm, ist zeitweise berufstätig; Raphael wird dann von der Oma versorgt. Abends treten Ängste auf, insbesondere vor Räubern, Geistern und Monstern. Er isst gerne Süßigkeiten und mag kalte Milch.

Die Mutter weiß nur ungenau von Tuberkuloseerkrankungen in ihrer Großelterngeneration. Sie selbst hat eine Neigung zu Atemwegsinfekten und, als konstitutionelles Merkmal, eine ausgeprägte Kielbrust (Pectus carinatum).

Tuberculinum-Symptome, die zum größeren Teil auch in den Repertorien gefunden werden können, sind: Ruhelosigkeit und Jammern, Erlebnishunger („Angst, etwas zu verpassen") und Eigensinn, die abendlichen Ängste, das unwillkürliche Urinieren, das Verlangen nach Süßigkeiten und besonders nach kalter Milch. Auch in den Rubriken „Kryptorchismus" (wurde erst durch die Hormontherapie behoben), „Sarkozele", „chronischer Schnupfen" und „Ohr/Verstopfungsgefühl/rechts" ist Tub. (= Tuberculinum bovinum) zu finden.

Nach einer Gabe Tub-bov. D 200 waren Schnupfen und Hörminderung für 5 Wochen verschwunden, traten dann erneut auf und verschwanden unter Hydrastis D 6 (5 Tage lang verabreicht) auf Dauer. Das Einnässen blieb aus und kam erst nach über zwei Jahren wieder, als der von ihm geliebte Großvater im Sterben lag. Schon während dessen schwerer Krankheit traten Zähneknirschen und Konzentrationsstörungen auf; eine erneute Gabe Tub-bov. D 200 blieb ohne Wirkung. Ferrum phosphoricum C 30 und, nach Ablauf von 4 Monaten, C 200 halfen überzeugend.

5.7.2 Fallbeispiel: Tetanotoxin bei Entwicklungsstillstand nach Dreifachimpfung

Annika, geb. im Oktober 1993, erhielt mit 6 Monaten ihre erste Polio- und DT-Impfung, und entwickelte anschließend über drei Wochen hinweg ein auffälliges Schwitzen an Nacken und Armen, besonders nachts, welches nach Arsenicum album D 12 (einige Tage gegeben) verschwand. Das Auftreten eines Erythema subitum mit 8½ Monaten erforderte den Aufschub der zweiten Polio- und DT-Impfung, die dann zwei Monate später erfolgte. Bis zu diesem Zeitpunkt hatte sie sich regelgerecht entwickelt. 7 Wochen später zeigte sie saures Erbrechen, schrie viel, hatte viel Durst, aber kein Fieber. Mit Chamomilla D 6 konnte diesem Problem nach einigen Tagen abgeholfen werden.

6 Wochen danach, nunmehr 15 Monate alt, wurde sie wegen mangelnder Entwicklungsfortschritte vorgestellt: Sie weinte oft, war anhänglich, musste zum Stillen gedrängt werden, trank immer nur kurz und nahm fast nichts vom Löffel. In den letzten vier Monaten hatte sie nur 700 g (auf dann 8700 g Körpergewicht) zugenommen, war von 70 cm auf 74 cm gewachsen, die Fontanelle war geschlossen und 8 Zähne waren durchgebrochen. Morgens grünlicher, sonst heller Schnupfen, morgendlicher Husten. Körperlich waren keine weiteren Auffälligkeiten festzustellen. Das Kind kletterte viel, wollte aber kaum laufen (weniger als vor vier Monaten), kein freies Gehen.

Die Therapie begann mit Silicea D 200, wurde wegen mangelhafter Wirkung mit Natrium muriaticum D 30 fortgesetzt, gefolgt von Thuja C 30. Wegen des erniedrigten Calciumspiegels und erhöhter alkalischer Phosphatase im Serum (beides durch Mangelernährung entstanden) wurden Calcium und Vitamin D täglich zugeführt. Alle Maßnahmen erbrachten keine Veränderung, bis zum 17. Lebensmonat nahm das Kind nicht nennenswert an Gewicht zu; nach einer dreiwöchigen Mutter-Kind-Kur wog es 8920 g. In der letzten Woche verlor sie erneut 60 g Körpergewicht, auf dann 8640 g. Wegen des Verdachts auf eine Impffolge-Erkrankung wurde zunächst probatorisch die Poliomyelitis-Nosode D 200 gegeben, dann erfolgte der nächste Versuch mit Tetanotoxin D 200.

Nach dieser letzten Gabe hatte das Kind drei Tage lang 40 °C Fieber, entwickelte dann schlagartig Appetit, so „als ob ein Schalter umgesprungen sei". Sie machte allgemein große Entwicklungsfortschritte und hatte mit zwei Jahren einen völlig normalen Entwicklungsstand mit einem Gewicht von 10,3 kg erreicht. Die dritte Impfung zur Vervollständigung des Schutzes wurde erst im Alter von 2½ Jahren durchgeführt; das anschließend wieder auftretende Schreien mit Schlaf- und Appetitlosigkeit konnte mit Tetanotoxin D 200 sofort behoben werden.

Diskussion: Der ursprüngliche Verdacht einer psychogenen Ursache (Protest des Kindes gegen die vermeintlich zu geringe, weil geteilte Aufmerksamkeit der Mutter) konnte nicht bestätigt werden. Die Appetitstörung begann eindeutig nach der zweiten Polio- und DT-Impfung. In dieser kurzen Zeitspanne von drei Monaten gab es keine sonstigen bemerkenswerten Einflüsse oder Veränderungen im familiären Lebensumfeld. Nach einigen Fehlversuchen mit klassisch gewählten homöopathischen Mitteln brachte eine Impfnosode den entscheidenden Umschwung.

5.8 Rechtliche Situation

Die in den 1990er-Jahren aufgetretene bovine spongiforme Enzephalopathie (BSE) hat zu Reaktionen der politischen Gremien geführt. 1996 traten EG-Richtlinien (92/73 sowie 92/74) in Kraft, welche bei Ausgangsstoffen tierischer homöopathischer Arzneimittel die Freiheit von pathogenen Agenzien fordern. Im deutschen HAB 2000 wurde dieser Vorschrift auf besonders gründliche Art Rechnung getragen mit der Formulierung: „Die Ausgangsstoffe und ihre Zubereitungen sind den Vorschriften … entsprechend einer Risikobewertung zu unterziehen, die glaubhaft erweist, dass das Endprodukt der Monographie ‚Homöopathische Zubereitungen' (Ph. Eur.) entspricht …" Sollte dieser Nachweis nicht mit der Validierung der Gewinnungs- und Herstellungsmethoden gelingen, müssten die tierischen Ausgangsprodukte „im Dampfsterilisator mit gespanntem gesättigtem Wasserdampf bei einem Druck von 3×10^2 kPa 20 Minuten lang auf eine Kerntemperatur von 133 °C" erhitzt werden (Vorschrift H 5.2.5 Nosoden, HAB 2000).

Nicht beachtet wurde hierbei, dass auch durch Autoklavierung die als BSE-Erreger angesehenen Prionen nicht vernichtet werden können, dass aber andererseits allein das homöopathische Herstellungsverfahren mit ultrahoher Verdünnung die anerkanntermaßen beste Methode der Vermeidung einer Infektion ist. Die infektologisch nicht hundertprozentig sichere Methode der Autoklavierung ist aber auch deshalb umstritten, weil sie eventuell die Wirkung der homöopathischen Arzneien verändern kann und einen Vergleich mit nicht-autoklavierten Produkten nicht ohne Weiteres zulässt.

In den über 200 Jahren der Anwendung homöopathischer Arzneien wurde – anders als zum Beispiel bei der Anwendung von Blutprodukten oder fremdem Körpergewebe – kein einziger Fall beobachtet, bei dem eine Krankheit durch die Einnahme eines homöopathischen Arzneimittels übertragen wurde. Die orale Anwendung potenzierter Arzneistoffe vereint die höchste Sicherheit mit der höchsten Wirksamkeit.

> Neue epidemiologische Entwicklungen führen zu neuen Bewertungen, mitunter aber auch zu Missverständnissen. Die Freiheit von pathogenen Agenzien ist ein Ideal, das bei tierischen Ausgangsstoffen nicht primär, sondern erst nach deren Verarbeitung gewährleistet werden kann. Die Effektivität von Sterilisationsmethoden ist hinsichtlich der Prionen unklar. Ultrahohe Verdünnung und orale Einnahme in Kombination vermitteln eine hohe Sicherheit, die homöopathische Potenzierung führt zu besten therapeutischen Effekten.

Literatur

Allen HC: Materia Medica of the Nosodes. 1910. Reprint. New Delhi: Jain; 1995.

Bach E: Eine effektive Methode zur Herstellung oral zu verabreichender Vakzine (ursprünglich erschienen in englischer Sprache in Medical World, Januar 1930); in: Bach E: Gesammelte Werke – von der Homöopathie zur Bach-Blütentherapie. 3. Aufl. Grafing: Aquamarin; 1992.

Bradford TL: Index to Homeopathic Provings. 1901.

Bündner M: Die tierischen Arzneien, Nosoden und Sarkoden unserer Materia medica. ZKH 2002; 46: 234–248.

Bundesanzeiger vom 17. Juli 1991, zitiert nach: Keller, Konstantin (Hrsg. u. Bearb.): Homöopathische Arzneimittel; Materialien zur Bewertung. Loseblatt-Ausg., 4. Lieferung. Frankfurt: Govi; 1992.

Homöopathisches Arzneibuch 2000 – HAB 2000. Amtliche Ausgabe. Stuttgart: Deutscher Apotheker Verlag.

Imhäuser H: Behandlung mit potenziertem Eigenblut. AHZ 1988; 233: 133–138.

Imhäuser H: Homöopathie in der Kinderheilkunde. 9. Aufl. Stuttgart: Haug; 2003.

Imhäuser H: Umstimmung mit potenziertem Eigenblut. ZKH 1981; 25: 180–189.

Julian OA: Materia medica der Nosoden. 7. Aufl. Stuttgart: Haug; 2004.

Julian OA: Materia Medica of New Homoeopathic Remedies. Avon: The Bath Press; 1979.

Malcolm R: Die Darmnosoden in der homöopathischen Praxis. AHZ 2007; 252.

Metelmann H et al: Herstellung, Qualität und therapeutischer Einsatz von Nosodenpräparaten. Biol Med 1988; 17: 217–224.

Mettler W: Die Darmnosoden. München: Müller & Steinicke; 2000.

Rampold V: Mindmat, Band Tabacum – Zizia. Ruppichteroth: Similimum; 1998.

Reuter H: Homöopathie für Apotheker. Pharm Ztg 1992; 137: 715–717.

Sherr J: Die homöopathische Arzneimittelprüfung. Rösrath: Fagus; 1998.

Soares AAD: Dicionário de Medicamentos Homeopáticos. Sao Paulo: Santos Libraria Editora; 2000.

Reilly D et al: Is evidence for homoeopathy reproducible? The Lancet 1994; 344: 1601–1606.

Vermeulen F: Synoptische Materia Medica 2. Haarlem: Emryss bv Publishers; 1998.

Weiss U: Eigenblutnosoden aus pharmazeutischer Sicht. AHZ 1988; 233: 177–183.

Weiss U: Nosoden als isopathische und homöopathische Heilmittel. Dt Apoth Ztg 1990; 130 (Beilage).

6 Arsenicum album

Heribert Möllinger

> **Lernziele**
> - Sich eingehend mit dem Arzneimittelbild von Arsenicum album beschäftigen,
> - wissen, welcher Gemütszustand charakteristisch für Ars. ist und welches die Hauptthemen im Arzneimittelbild von Ars. sind,
> - charakteristische und wahlanzeigende Symptome von Ars. kennen,
> - Ars. gegen ähnliche Arzneimittel (z. B. Aurum metallicum, Bryonia, Lycopodium, Mercurius solubilis, Nux vomica, Phosphor, Silicea, Sulfur) abgrenzen können.

6.1 Ausgangsstoff

Arsenicum album, das weiße Arsenik, ist Arsen-III-Oxid. Das reine Arsen (As) steht in der Stickstoffgruppe des Periodensystems der Elemente (Ordnungszahl 33). Es bildet den Anfang der Elemente mit halbmetallischem Charakter, ist also metallischer als der direkt über ihm stehende Phosphor, mit dessen homöopathischem Arzneimittelbild es viele Ähnlichkeiten aufweist. Das Element ist nicht so reaktionsfreudig und auch nicht so giftig wie Phosphor.

Hauptgruppen		
IV	V	VI
C	N	O
Si	P	S
Ge	**As**	Se
Sn	Sb	Te
Pb	Bi	Po

Abb. 6.1 Ausschnitt aus dem Periodensystem.

6.2 Toxikologie

Während Letzterer als Bestandteil zahlloser Schädlingsbekämpfungsmittel seine Giftigkeit „nutzbringend" unter Beweis stellt, ist das Arsen als Gift sehr lange für das Handwerk des Ermordens benutzt worden, ein Umstand, der uns genaueste Kenntnisse seines Vergiftungsbildes bescherte. Es wurde Speisen und Getränken beigemischt, und seiner tödlichen Wirkung verdankte eine Zeit lang der „Beruf" des Vorkosters sein Dasein.

Nicht selten wand sich ein solcher Vorkoster nach Genuss der fürstlichen oder königlichen Speisen unter den entsetzten Augen des Bekochten in qualvollen Krämpfen, was dann nicht nur zu seinem, sondern auch zum Tode des Kochs führte, der natürlich als Handlanger der geplanten Ermordung bezichtigt wurde.

Arsen ist also aus unserer Kulturgeschichte nicht wegzudenken, und nicht wegzudenken ist es auch aus dem homöopathischen Arzneischatz. Wir verfügen über zahllose „gezähmte" Gifte, und oft im Verlaufe ihres Krankseins fühlen sich Patienten, die Arsenicum album benötigen, als hätte man sie vergiftet. Wegen eben dieser Giftigkeit sollte man es in zu niedrigen Potenzen nicht verwenden und vor allem nicht für Kinder zugänglich aufbewahren. In Deutschland ist es ab D 6 erhältlich und in dieser Form bei geeigneter Dosierung ungiftig.

6.3 Typus

Von der physischen Erscheinung her kann man drei Typen unterscheiden:
- Der **gedeihliche Typus**: plethorisch; gut genährt, ohne dick zu sein, mit zarter Haut und meist dunklem Haar. Er hat eine Neigung zu Asthma und Hautkrankheiten.
- Der **dyspeptische Typus**: hagere Menschen mit gelblicher Haut und tiefen Falten im Gesicht, die die Gesichtszüge nach unten zu ziehen scheinen. Sie haben einen kränklichen Gesichtsausdruck, stumpfe, eingesunkene Augen und trockene Lippen. Sie neigen zu Erbrechen und Diarrhö.
- Der **kachektische Typus**: abgemagerte Menschen mit trockener, faltiger Haut, die oft mit feinen bläulichen Schuppen bedeckt ist. Ihr Gesichtsausdruck entspricht der Facies hippocratica, mit spitzer Nase, roten Augen mit Umgebungsödemen, vor allem der unteren Augenlider, und leichter Abschuppung der Lippen (DD: Thuja). Dieser Typus findet sich oft bei chronischer Diarrhö sowie bei Krebs im fortgeschrittenen Stadium, AIDS und Tuberkulose.

6.4 Symptomatik

Arsenicum album ist eines der großen homöopathischen Polychreste und Konstitutionsmittel, das heißt, es gibt praktisch keinen Körperbereich, kein Krankheitsgeschehen, bei dem es nicht angezeigt sein könnte, wenn die Ähnlichkeit gegeben ist. Die Hauptwirkungsrichtungen, wie sie sich aus der Arzneimittelprüfung und der Toxikologie ergeben, sind in **Tab. 6.1** zusammengefasst.

Tab. 6.1 Wirkungsrichtungen von Arsenicum album.

Gemüt	Milz
Schleimhäute	Lymphatisches System
Atemwege	Muskulatur
Lungen; rechtes Oberfeld (Spitze)	Haut
Blut	Seröse Hohlräume
Herz	Einzelne Organe
Nerven	

Leitsymptome

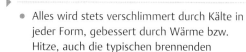

- Alles wird stets verschlimmert durch Kälte in jeder Form, gebessert durch Wärme bzw. Hitze, auch die typischen brennenden Schmerzen.
- Starke Unruhe, große Schwäche, ausgeprägte Verfrorenheit.
- Nächtliche Verschlimmerung, großer Durst auf häufige, kleine Schlucke.
- Die Symptome treten periodisch oder abwechselnd auf.
- Wichtig für die Persönlichkeit sind die Themen Sicherheit und Ordnung.

6.4.1 Geistes- und Gemütssymptome

Angst als zentrales Element

Gemeinhin gilt die Angst als zentrales Element bei Arsenicum album und als unverzichtbarer Bestandteil der Symptomengesamtheit. In der folgenden Darstellung soll dieses Element in einer Gesamtsicht aus miasmatischer und psychologischer Betrachtungsweise (Geistes- und Gemütssymptome) eingehender dargestellt werden. Wenn man die tatsächliche Bedeutung der Angst bei diesem Mittel im Vergleich zu anderen typischen Angstmitteln untersuchen will, lohnt sich ein Blick ins Repertorium. Die **Tab. 6.2** zeigt eine Aufstellung der Häufigkeit der Rubriken von Angst und Furcht im Repertorium (*Synthesis*, 7. Aufl.) für Arsenicum album und einige andere Mittel, die teils mit Angst und Furcht assoziiert werden, teils mit anderen Kernelementen.

Unabhängig davon, dass statistische Zahlenspiele in der Homöopathie mit Vorsicht zu bewerten sind, zeigt sich deutlich, dass Arsenicum album die meisten Angstsymptome aufweist, gefolgt von Phosphor, der die Verwandtschaft nicht nur durch die Nähe im Periodensystem, sondern auch durch die zweithöchste Anzahl von Angstsymptomen belegt. Da sich die Angst also auch aus diesem Gesichtspunkt bei Arsenicum album als ein wesentlicher Faktor darstellt, liegt der

Tab. 6.2 Anzahl der Einträge in Angst-Rubriken für einige Mittel (**Synthesis, 7. Aufl.**).

	Ars.	Phos.	Puls.	Lyc.	Acon.	Sulf.	Stram.	Anac.
Gemüt – Angst	79	71	58	63	58	53	51	21
Gemüt – Furcht	69	56	59	45	50	47	24	24
Gesamt	148	127	117	108	108	100	75	45

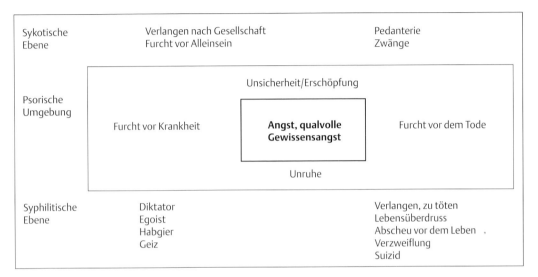

Abb. 6.2 Miasmatisches Schema der Arsen-Angst.

Schluss nahe, dass sich die differenzierte Symptomatik in allen drei miasmatischen Schichten ausprägen muss. Andererseits sollte das Verständnis von Arsenicum album gerade aus dem Studium des genauen Inhaltes der Rubriken „Angst" und „Furcht" möglich sein. Stellvertretend sind einige der wesentlichen Geist- und Gemütssymptome von Arsenicum album in ein Schema eingeordnet, das die Angst in den Mittelpunkt stellt und die Zugehörigkeit der einzelnen Schattierungen dieser Angst zum Gesamtbild und im Hinblick auf die miasmatische Dynamik des Mittels beleuchtet (**Abb. 6.2**).

Verhalten bei der Konsultation

Der Arsenicum-album-Patient ist in der Regel gut und geschmackvoll gekleidet und hat kühle, trockene Hände; sein Äußeres wie sein Benehmen verraten eine gewisse Sorgfalt und Achtsamkeit, er inspiziert seine Sitzgelegenheit, bevor er sich setzt, und er misstraut jeder Türklinke. Oft hat er sich nicht im Wartezimmer, sondern stehend im Flur aufgehalten, um sich nicht anzustecken. Er will stets einen Termin, der genau eingehalten werden muss und lässt sich am Telefon nicht abwimmeln. Zu Beginn der Behandlung fragt er den Arzt, ob er für einen Fall wie den seinen überhaupt kompetent sei. Er berichtet über zahlreiche Arztkontakte und demonstriert damit gleichermaßen Angst, Misstrauen und Abhängigkeit vom Arzt. Aufgrund seiner peniblen Art kommt er oft zu früh und ist dennoch ungeduldig über jede Minute Wartezeit. Alles wird kritisch in Augenschein genommen.

Im Sprechzimmer erhält der Arzt ein sorgfältig und korrekt geschriebenes Papier mit genauer Auflistung sämtlicher Symptome, Beschwerden – einfach mit allem, auch den trivialsten Dingen.

Vor dem Doktor breitet sich eine unübersehbare, ins Detail gehende Liste bisheriger Behandlungen aus. Man wird gefragt, ob man alles versteht. Um keine Zeit zu vergeuden, spricht der Patient sehr bestimmt und andauernd. Er ist unruhig und hat immer etwas Wichtiges vergessen, was er unbedingt mitteilen wollte. Am Ende der Sprechstunde fällt ihm noch etwas Bedeutendes ein, und die Konsultation könnte von vorn beginnen. Bald darauf ruft er von zu Hause noch mal an, weil ihm noch etwas eingefallen ist.

Für dieses Verhalten gibt es das Symptom „Gemüt – Ruhe – kann nicht ruhen, wenn Dinge nicht am richtigen Platz sind", eines der für Arsenicum album absolut wegweisenden Symptome. Hierbei ist die Bedeutung von „Dinge" sehr weit zu fassen, es geht dabei nicht nur um äußere Gegenstände, um Ordnung in der Umgebung, sondern um einfach alles, was ihn persönlich betrifft. Alles muss an den richtigen Platz gebracht werden, in diesem Fall ins Gehirn des Doktors, damit der sich auf keinen Fall ein falsches Bild macht, und hierfür scheint Vollständigkeit für einen Arsenicum-album-Menschen die einzige Gewähr zu bieten. Es ist von daher auch sehr schwer, diese Patienten zu unterbrechen oder ihnen gar klar zu machen, dass die ganzen klinischen Befunde und Details von geringem Belang sind. Sie werden dann allenfalls böse, weil sie sich nicht ernst genommen fühlen und verlassen die Praxis.

Beim Follow-up werden etwaige Besserungen nicht zugegeben oder allenfalls auf Änderungen in den Lebensumständen oder eine neue Diät zurückgeführt. Sie klagen immer, egal, wie gut es ihnen geht. Und: Sie wechseln sehr häufig den Arzt oder konsultieren nach dem „Second-Opinion-Prinzip" mehrere Kollegen gleichzeitig.

Arsenicum-Kinder sind schlank, von zarter Erscheinung und zeigen meist einen traurigen und besorgten Gesichtsausdruck. Das Gesicht sieht ältlich aus, mit blasser und zarter Haut und feinem Haar. Ihre Hände sind zwar sehr gepflegt, zeigen aber oft Spuren von Nägelkauen. Ihre Kleidung ist wärmend, geschmackvoll und teuer. Schon Kinder entwickeln früh den typischen exquisiten Geschmack für gute Kleider. Kleine Kinder sind einerseits sehr unruhig und verlassen andererseits im Sprechzimmer nicht die Nähe der Eltern oder laufen dauernd zwischen Vater und Mutter hin und her. Babys müssen praktisch immer herumgetragen werden. Hyperkinetische Kinder sprechen oft auf Arsenicum album gut an.

Das Sprechtempo ist sehr schnell, auch beim Erwachsenen. Die Patienten haben alles über ihre Krankheit gelesen und wissen sehr gut Bescheid, immer wieder kommen Zwischenfragen, um die Kompetenz des Arztes zu testen. Die Atmosphäre ist stets gespannt und bestimmt von Misstrauen, ein warmer, herzlicher Kontakt kommt selten zustande.

▸
Typus und Verhalten in Stichworten:
- Aristokratisch: gut gekleidet, sorgfältig, distanziert, penibel, ungeduldig, kritisch, kontrolliert.
- Eingehende Schilderungen aller Beschwerden, genaue Aufzeichnungen.
- Ruht nicht, bis alles am richtigen Platz ist.
- Reagiert empfindlich, wenn er sich nicht ernst genommen glaubt.
- Bleibt kritisch und zweifelnd, braucht immer eine zweite Absicherung.
- Auch Kinder haben den exquisiten Geschmack, zartes, ältliches Aussehen, ausgeprägtes Verlangen nach Gesellschaft, Frostigkeit, Unruhe.
- Redet schnell, weiß viel und bleibt misstrauisch.
◂

Häufige klinische Beobachtungen

- Sehr empfindlich, alles stört sie, sie können sich über alles beklagen.
- Ängstliche Ruhelosigkeit, die ihn dauernd aufstehen und hin und her laufen lässt.
- Unsicherheit: Gefühl von Verletzlichkeit und Wehrlosigkeit hinsichtlich der Themen Krankheit und Tod.
- Deshalb: Abhängigkeit von anderen, braucht Gesellschaft, nicht zum Austausch (wie Phos.), sondern zur Sicherheit. Die Unsicherheit zeigt sich oft in einer beschleunigten Atmung, wenn man über die Krankheit spricht.
- Besitzergreifend. Geizig, spärlich (auch in seinen Absonderungen). Erwartet für seine Hilfe immer Gegenleistungen. Kann über den Preis der Behandlung zu klagen beginnen, wobei dies selten in direktes Feilschen ausartet.

- Ordnung als Allheilmittel; Kontrolle, Pedanterie.
- Perfektionismus. Kritik und Tadelsucht. Unordnung < alle Beschwerden.
- Zwanghaftigkeit vor allem in Bezug auf Hygiene und Ordnung, auch auf Geld. Sie fassen keinen Türgriff an und zögern manchmal, dem Arzt oder der Helferin die Hand zu geben.
- In fortgeschrittenen Stadien treten Angst und Unruhe sehr deutlich zutage, immer und vor allem die Gesundheit betreffend.
- Dauernder Lagewechsel, muss nachts dauernd aus dem Bett, hat auf dem Stuhl keine ruhige Position.
- Kälte und brennende Beschwerden gleichzeitig.
- Völlige Erschöpfung.

An dieser – naturgemäß – unvollständigen Liste ist unschwer abzulesen, dass in der homöopathischen Konsultation nicht nur das berichtete Symptom, sondern auch die Beobachtungsgabe des Arztes für die richtige und sichere Arzneiwahl von großer Bedeutung ist. Gerade ein eher zu zwanghaften Verhaltensweisen neigender Mensch wie der Arsenicum-album-Patient wird viele seiner Störungen und Eigenheiten nicht freiwillig preisgeben, teils weil er sich mit ihnen arrangiert hat, teils wegen seines großen Misstrauens jedem Fremden gegenüber. Viele kleine Beobachtungen aber lassen sich dennoch zusammen mit den geäußerten Beschwerden zu einem stimmigen Bild fügen.

> Häufig zu beobachten:
> - Beklagt sich, kritisiert und tadelt,
> - läuft hin und her, ist unruhig und ängstlich, kann nicht lange sitzen oder liegen,
> - fühlt sich unsicher und von Krankheit bedroht, hat Angst vor Ansteckung,
> - sucht Gesellschaft,
> - ist sparsam und geizig, braucht Ordnung,
> - ist frostig und erschöpft, friert, aber will frische Luft.

6.4.2 Charakteristische körperliche Symptome

- Häufiges Kratzen wegen Juckreiz, ohne Hautausschlag.
- Das Haar wird früh grau. Schuppen.
- Sitzt bei Kopfschmerzen an der Heizung, will aber frische Luft.
- Kopfschmerzen nach unterdrücktem Schnupfen (Nasenspray etc.).
- Empfindliche Kopfhaut, kann sich nicht die Haare kämmen.
- Arcus senilis der Augen.
- Haarausfall der Wimpern.
- Geschwollene und herabhängende Säckchen unter den Augen.
- Kalte Nasenspitze.
- Blässe des Gesichts bei Ärger.
- Falten auf den Lippen.
- Bläuliche oder weiße oder auch gangränöse Aphthen.
- Landkartenzunge, rote Zungenspitze.
- Weiß glänzende Zunge (vgl. Ant-c. mit dickem weißem Belag).
- Großer Durst, fragt manchmal in der Sprechstunde nach Wasser.
- Erschöpfung, die im Verhältnis zur Ursache zu stark erscheint.
- Wundheit an den Augenwinkeln oder den Mundwinkeln und den Naseneingängen nach kurzer Absonderung.
- Neigung zu Ulzera.
- Abmagerung der betroffenen Teile.

6.4.3 Modalitäten

Arsenicum album weist eine Fülle von klaren und charakteristischen Modalitäten auf, anhand derer es sich gut identifizieren lässt.

Ausgelöst oder schlechter durch (<)
- Eis, Getränke, Obst, Gemüse
- Kälte, kalte Speisen, kalte Luft
- Nachts: nach Mitternacht, 2 Uhr nachts
- Periodisch: 14-tägig; jährlich
- Trinken, Zechen
- Infektionen, verdorbenes Fleisch
- Hautausschläge: nicht entwickelt, unterdrückt

- Liegen auf der betroffenen Seite
- Tabak
- Überanstrengung

Besser durch (>)
- Hitze, warme Anwendungen (trocken)
- Warmes Essen, Getränke, Wickel
- Bewegung; Umhergehen
- Erhöhter Kopf
- Aufrecht sitzen
- Schweiß
- Gesellschaft

6.5 Besondere Anwendungsgebiete

Obwohl Arsenicum album als Polychrest und Konstitutionsmittel für chronische Krankheiten prädestiniert erscheint, imponiert es im akuten Fall durch plötzliche, intensive Effekte. Die Patienten sind bei jeder Erkrankung ruhelos, ängstlich und geschwächt, nicht selten klagen sie über wahnsinnig machende Schmerzen. Dabei fällt es angesichts des dargebotenen Dramas oft schwer, selbst die Ruhe zu bewahren und die Lage richtig einzuschätzen. Symptome werden geschildert als „Brennen wie Feuer", „wie von heißen Nadeln oder Drähten", „> durch Hitze, sogar im Schlaf verspürt", wird ebenfalls immer wieder berichtet. Jede Erkrankung führt zu großer Ruhelosigkeit, mit zunehmender Reizbarkeit (DD: Cimic.) oder plötzlicher großer Schwäche, aus geringfügigen Anlässen. Sehr früh im Krankheitsgeschehen kommt es zu scharfen, dünnflüssigen, heißen, spärlichen, wund machenden Absonderungen. Geradezu hinweisend ist ein unstillbarer, brennender Durst, oft auf eiskaltes Wasser, das dann den Magen reizt und wieder erbrochen wird. Der Patient trinkt andauernd geringe Mengen.

> Leitsymptome für die Anwendung bei akuten Erkrankungen:
> - Unruhe, Angst und Schwäche, große Dramatik.
> - Brennende Empfindungen.
> - Scharfe Absonderungen.
> - Großer Durst auf kleine Schlucke.

6.6 Das Wesentliche der Arznei

Tief sitzende **Unsicherheit**, Verletzlichkeit in einer unsicheren Welt ist ein zentrales Charakteristikum des Arzneimittelbildes. Die Arsen-Persönlichkeit fühlt sich bedroht, umgeben von feindlichen Elementen wie Schmutz, Bakterien, Viren, schlechtem Essen, schlechtem Geschmack, Einbrechern und Betrügern, und diese Unsicherheit angesichts einer nicht kontrollierbaren Umgebung wird mit **Kontrollmechanismen** bis hin zu Zwängen kompensiert. Aus dieser Grundidee heraus sind die wesentlichen Elemente des Arzneimittelbildes und der Persönlichkeit zu verstehen.

6.7 Differenzierung ähnlicher Mittel

Angst – Ruhelosigkeit (Unruhe) – Erschöpfung (Schwäche)

Die Angst als zentrales Thema von Arsenicum album ist stark ausgeprägt und fast immer von Unruhe begleitet. Sie steht den Menschen oft schon ins Gesicht geschrieben. Sie kann sich ausdrücken in Sorgen, Erwartungsangst, extremer Gewissenhaftigkeit, Perfektionismus oder autoritärem Verhalten – je nachdem, ob sie eher in die „ehrliche" psorische oder die „kompensierende" sykotische Ebene eindringt. Angstanfälle treiben den Patienten aus dem Bett, sie betreffen das Herz, treten auf als Panik oder Schreck, oft nachts, verbunden mit dem Gefühl, ersticken oder sterben zu müssen. Die Angst ist in der Regel schlimmer abends beim Hinlegen, nachts zwischen 1–2 oder 2–3 Uhr; die Todesfurcht geht einher mit Kälte und kaltem Schweiß. Je größer das Leiden oder die Schmerzen, desto größer die Angst, und dies trifft für akute wie auch für exazerbierende chronische Fälle zu. Alleinsein verschlimmert alles, nur Gesellschaft bessert. Arsenicum album kann auf sehr egoistische Weise klammern.

Gemüt – klammert sich an – hält sich an anderen fest: Als eines unter 5 Arzneimitteln (Agar., Ars., Camph., Op., Phos.) findet sich hier Arsenicum album.

Hinter dieser Angst finden sich Schuldgefühle mit Selbstvorwürfen und schlechtem Gewissen, oft mit religiösen Motiven. Am deutlichsten aber projiziert sich die Angst auf das Thema Gesundheit (vgl. *Gemüt – Angst – Gesundheit – eigene Gesundheit, um die:* Agar., Arg-n., Kali-ar., Nit-ac., Phos. u. a.). Keiner kann ihm helfen, er verzweifelt schier, braucht Fachärzte in Serie, alle verfügbaren Therapien und Untersuchungen. Nur der Beste kann ihm helfen, nichts ist teuer genug, wenn es um die Gesundheit geht, trotz der oft ausgeprägten Sparsamkeit. Der Patient hält sich für einen schwierigen Fall und ist immer skeptisch und misstrauisch. Er braucht seine Krankheit auch, um darüber zu reden, findet es aber andererseits empörend, wenn ein Arzt ihm sagt, sein Fall sei leicht zu heilen. Aber cave: Neben vielen unbegründeten finden sich eben auch immer wieder begründete Ängste, z. B. als Präkordialangst, die durchaus Ausdruck einer Angina pectoris sein kann. Auch Angst nach Infarkt oder vor/bei Krebserkrankungen muss auf jeden Fall ernst genommen werden.

Bei starken Schmerzen (vgl. *Gemüt – empfindlich – Schmerz.* Acon., Cham., Coff., Hep. u. a.), gleich welcher Provenienz, wird die Angst unerträglich: „Töten Sie mich lieber, als mich solche Schmerzen leiden zu lassen." Und immer, wenn es um die genannten Arten von Angst geht, sind die anderen beiden Symptome zur Trias nicht weit entfernt, nämlich Erschöpfung und Ruhelosigkeit.

Gerade die psorische Angst im Übergangsstadium in die sykotische Form, also ins Kontrollierend-Zwanghafte, kann groteske Formen annehmen. Wir finden dann Angst vor Schmutz, vor Bakterien, Viren etc. Die Mütter sind oft pingelig sauber, zwingen ihre Kinder und sich selbst zu dauerndem Händewaschen, zwanghaften Reinigungsprozeduren (vgl. *Gemüt – Waschen – Verlangen zu waschen – Hände; wäscht sich ständig die:* Carc., Lac-c., Med., Plat., Sulph., Syph., Thuj. u. a.). Toilette und Küche werden vor, während und nach Besuchen peinlich sauber gehalten. In einer Praxis werden die Schutzbefohlenen von allen Patienten und von jeder Türklinke fern gehalten, dürfen erst wieder zu Hause auf die Toilette gehen. Diese Angst um die Familie (vgl. *Gemüt – Angst – Familie um seine:* Aeth., Calc., Carc., Cocc., Dulc., Plat., Puls., Sulph. u. a.) kann monoman-egoistische Züge annehmen und dann schon vom sykotischen ins luesinische Miasma übergehen, da hieraus nicht selten die Zerstörung normaler sozialer Kontakte und Verhaltensweisen resultiert.

Eine rein monomiasmatische Situation ist die Ausnahme und nicht die Regel. Man wird auch bei Arsenicum-album-Personen häufig Symptome finden, die sowohl der psorischen als auch der sykotischen Zone angehören, und auch einige syphilitische Ausprägungen werden das Bild mitbestimmen. Akzentuierungen in die eine oder andere Richtung aber wird es geben, und diese wiederum werden die Prognose und die Brisanz des gesamten Falles bestimmen.

Angst vor Verunreinigung, wirft lieber das Essen weg (was wegen der Sparsamkeit zusätzlichen Stress bedeutet), oder Angst vor Vergiftung, die Wahnidee, er sei vergiftet worden, sind typische solche Symptome (vgl. *Gemüt; Furcht, vergiftet zu werden:* Bell., Hyos., Kali-br., Lach., Rhus-t., Verat.). Die arsenische Mutter fährt das Kind lieber täglich selbst in die Schule, als es den Gefahren des öffentlichen Nahverkehrs auszusetzen (Horrorszenario für Arsenicum album, weil man sich da unfreiwillig so nah kommt). Wenn kein Anlass für begründete Gegenwartsängste besteht, wird sich die Angst in die Zukunft projizieren.

Aber auch zu Hause besteht keine absolute Sicherheit. *Gemüt – Furcht vor Einbrechern* (Arg-n., Con., Ign., Lach., Merc., Nat-m., Phos. u. a.) gilt als geradezu typisches Arsenicum-album-Symptom, allabendlich wird vor dem gründlichen Abschließen das Haus durchsucht. Große Angst, oft mit kaltem Schweiß, bei Dunkelheit, mit Delirien, Zittern, Gespenster-Sehen und Halluzinationen sind Bestandteil des Arsenicum-album-Bildes.

Und schließlich ist da noch eines der arsenischen Lieblingsthemen, die Angst ums Geld:
- *Gemüt – Furcht – Armut, vor*
- *Gemüt – Geiz*
- *Gemüt – Furcht – Verhungern; vor dem*
- *Gemüt – Wahnideen – verhungern – Familie werde, die*

sind für diesen Symptomenkomplex die kennzeichnenden Rubriken, wobei die Angst um die Seinen ganz im Vordergrund steht.

Kennzeichnenderweise aber fehlt Arsenicum album in den Rubriken
- Gemüt – Angst – Geldangelegenheiten, um
- Gemüt – Angst – Geschäfte, über

Dies ist angesichts der Sparsamkeit und der damit zusammenhängenden Fähigkeit, mit Geld umzugehen, kein Wunder und kann gut der Differenzierung der übrigen anamnestischen „Finanzfragen" dienen. Bryonia zum Beispiel fehlt nur in der Rubrik „*Gemüt – Wahnideen – verhungern – Familie werde, die*", weil der Egoismus Bryonias, bei dem sich ebenfalls alles um das Geld und die Geschäfte dreht, nie die Familie, sondern immer nur die eigene Person betrifft.

Dies bedeutet für Arsenicum album, dass es zu Recht einen großen Ruf als Geizkragen hat, und nur wer die dahinter steckenden Ängste ahnt, kann verstehen, was sich da abspielt, nämlich eine große Furcht vor Armut – eine existenzielle Unsicherheit, mit der Folge, dass auf der einen Seite gespart wird, was das Zeug hält, auf der anderen Seite mit hohem Arbeitseinsatz die Vermehrung des Einkommens angestrebt wird. Hierbei strebt Arsenicum album stets nach Perfektion und Meisterschaft in seinem Beruf, während Sulfur eher durch Vielseitigkeit glänzt und mehrere Eisen im Feuer hat. Aufgrund der Angst vor Katastrophen und der Skepsis hinsichtlich des Zufalls oder Glücks kann Arsenicum album wie ein Besessener arbeiten, wobei die Zweifel hinsichtlich der Richtigkeit getroffener Entscheidungen nie nachlassen.

Oft kommt die Angst erst in der Krankheit heraus. Ein ganz besonderes Kapitel ist hierbei die Angst vor dem Tod (vgl. *Gemüt – Furcht – Tod, vor dem:* Acon., Calc., Cimic., Gels., Kali-ar., Lac-c., Nit-ac., Nux-v., Phos., Plat. u. a.) und allem damit Zusammenhängenden. *Todesfurcht, beim Alleinsein, nachts im Bett, bei Atemnot, vor plötzlichem Tod* sind nur einige charakteristische Symptome. Das Thema Tod kann hierbei recht widersprüchliche Züge annehmen. Einerseits kann aus Ärger der Wunsch verspürt werden, jemanden zu töten, andererseits hat er selbst immer wieder den Wunsch, etwa vom Arzt getötet zu werden, aus Furcht vor den bevorstehenden Leiden und Schmerzen. Und im syphilitischen Stadium sind suizidale Gedanken häufig, da man ja für seine Schuld bezahlen muss: er denkt an Suizid durch Erhängen, sich erstechen, sich herabstürzen aus der Höhe, Erschießen etc. und ist hierbei nicht mehr weit vom syphilitischen Aurum entfernt.

Die Unruhe wird nicht nur im Zusammenhang mit der Angst, sondern auch für sich selbst wahrgenommen. Sie verändern andauernd ihre Position, drehen sich im Bett, stehen auf und legen sich wieder hin, raus aus den Kissen – rein in die Kissen, Wechsel des Bettes. Auch dies kann die grotesken arsenischen Züge annehmen. Man könnte etwas vereinfachend sagen, je grotesker, umso sykotischer, je mitleiderregender, umso psorischer, je abstoßender, umso syphilitischer, aber dies soll nur eine Faustregel sein und nur für Arsenicum album gelten. Unruhe während des Fiebers, periodisch auftretende Unruhe – beide Symptome lassen auch an die oft nicht leicht von Arsen zu unterscheidenden beiden anderen großen Unruhemittel denken, Aconitum und Rhus toxicodendron. Angst und Unruhe führen letztlich zur Erschöpfung und Schwäche, und das Auftreten dieser drei Symptome rundet dieses Bild ab.

Ordnung – Gewissenhaftigkeit

Niemand gleicht Arsenicum album an Gewissenhaftigkeit und Genauigkeit. Handtücher sind sorgfältig und immer gleich gefaltet, Bücher nach Themen oder Regenbogenfarben geordnet, die in der Praxis schon erlebten Beispiele sind endlos und mitunter erheiternd. Sehr angenehm ist die Sauberkeit und Anmut der Handschrift, jede seiner Äußerungen, alles hat Geschmack und Stil, und auch damit kann er in der sykotischen Ausprägung die Umgebung schikanieren. Es wird nämlich ohne seine Kontrolle und Überwachung nichts richtig gemacht, zumindest seiner Ansicht nach, den arsenischen Ansprüchen kann man einfach nie genügen. Dabei kommt er selbst auch immer mehr seinen eigenen Qualitätsmaßstäben gegenüber in Verzug, sodass auch hier wieder Zwanghaftigkeit und Ungenügen die dominierenden Merkmale werden. Von der akkuraten Symptomliste beim Arzt war ja bereits eingangs schon die Rede.

In der Arbeit selbst ist er dadurch wenig flexibel, bis zur Sturheit, er erschöpft sich in der Arbeit und ist trotzdem immer unzufriedener mit sich und der Umgebung, macht sich Vorwürfe, entwickelt Stresskrankheiten, die – syphilitisch – zum Jobverlust und zur Zerstörung der Familie führen können. Die folgenden Symptome sind nur eine kleine Auswahl der in Frage kommenden Rubriken:
- *Gemüt – Fleißig, arbeitsam, Arbeitswut*
- *Gemüt – Bestimmtheit*
- *Gemüt – Heikel, pingelig*
- *Gemüt – Gewissenhaft, peinlich genau in Bezug auf Kleinigkeiten*
- *Gemüt – Kleinigkeiten scheinen wichtig, bedeutend*
- *Gemüt – Kummer – Kleinigkeiten, über*

Perfektionismus

Mit diesem Symptombereich haben wir definitiv sykotisches Terrain erreicht, es ist das Paradesymptom für die sykotische Kompensation psorischer Schwäche, die sich durch Angst, Unruhe und Erschöpfung manifestierte. Eben dieser Perfektionismus treibt die Arsenicum-album-Persönlichkeit in die Arbeitswut. Schon das Kind ist überordentlich, sauber, räumt auf, ist diszipliniert, übt sein Instrument gewissenhaft bis zur Perfektion und ist frustriert und verzweifelt bei Fehlern. Der Schüler oder Student will die besten Noten haben und unternimmt dafür größte Anstrengungen, liest die doppelte Menge der geforderten Literatur, schreibt alles noch einmal ins Reine etc. Der Erwachsene überarbeitet sein Vorhaben so lange, bis es perfekt ist, im vollen Bewusstsein, dass dies von anderen nicht adäquat gewürdigt werden kann, er kann einfach nicht anders.

Andere Mittel machen es sich da viel einfacher. Phosphor vertraut seiner Inspiration und seinem Improvisationstalent, Sulfur überspielt ungenügende und unorganisierte Vorbereitung mit Eloquenz und einem Intellekt, auf den er sich verlassen kann, Lachesis ist beeindruckend in seiner Dynamik des Vortrages, in seinem mitreißenden Charisma, kann aber immer wieder in seinen chaotischen Blättern wühlen, ohne dass sich von so viel Power geplättete Zuhörer daran stören würden, es sei denn, es sitzt eine Arsenicum-album-Person im Auditorium, die zwar beeindruckt wäre von Fähigkeiten, an denen es ihr mangelt, die aber dennoch chaotisches Verhalten immer zutiefst missbilligt.

Aus diesem Streben nach Perfektion, das naturgemäß an prinzipielle Grenzen stößt, da menschliches Tun immer unvollkommen bleiben muss, resultiert teilweise die suizidale Disposition.
- *Gemüt – Abscheu – Leben, vor dem*
- *Gemüt – Lebensüberdruss*
- *Gemüt – Langeweile*
- *Gemüt – Gleichgültigkeit, Apathie – Leben, gegen das*

Das Vorgehen ist zweitrangig: Erschießen, Aufhängen, Erstechen etc. Van Gogh schnitt sich erst sein Ohr ab, später erschoss er sich aus Verzweiflung über die vermeintlich von ihm nicht erreichte künstlerische Perfektion.

In seinem Perfektionismus ist Arsenicum album kompetitiv und kämpft um den ersten Rang: „Oben ist nur Platz für einen", „immer up to date", „in", „einen Schritt besser" sind zeitgenössische Kriterien für dieses Verhalten. Der Formel-1-Rennfahrer Michael Schumacher oder der Radprofi Lance Armstrong verkörpern diesen gnadenlosen Perfektionismus, der außer Siegen nichts Wichtiges zu kennen scheint, und diesem Ziel wird alles sonst untergeordnet. Im 20. Jahrhundert war der Klaviervirtuose Vladimir Horowitz ein Beispiel für einen charismatischen Perfektionismus, der seinesgleichen suchte und keineswegs frei von Leiden war. Er wollte die schwierigsten Werke stets schneller und bravouröser spielen als jeder sonst, und dies gelang ihm auch, doch als die Ansprüche des hysterisierten Publikums immer neue und nicht mehr zu erringende Gipfel forderten, legte er eine zwölfjährige Konzertpause ein. Er war hochsensibel, hypernervös, reiste stets mit seinem eigenen Konzertflügel („Beauty"), seiner Ehefrau Wanda und seinem Koch zu den Konzerten, die nur an Werktagen und nur um 16 Uhr nachmittags stattfanden. Einmal war er vor lauter Lampenfieber so durchgedreht, dass er in einem Kaufhaus im Lift alle Knöpfe gleichzeitig bediente und erst kurz vor dem Konzerttermin wieder befreit werden konnte. Nach der zwölfjährigen Konzertpause setzte er unter „Verschiedenes" eine 2 cm große

Annonce in die New York Times, da er es verabscheute, sich groß anzubiedern, was dennoch dazu führte, dass die Menschen schon zwei Tage vor Konzertbeginn Schlange standen und auf der Straße übernachteten. In jeder seiner Aufnahmen der großen virtuosen Klavierwerke schwingt jene atemberaubende hysterische Spannung, die sich stets einstellte, wenn er von Neuem seine eigenen Maßstäbe zu übertreffen suchte. Erst in höherem Alter ließ er von seinem hybriden Größenwahn etwas ab und dieser Zeit verdanken wir einige seiner schönsten, weil wärmsten und musikalischsten Einspielungen, weil hinter aller Virtuosität auch die Seele eines Menschen zu uns spricht, der die Leiden des Perfektionismus kennt und bis zu einem gewissen Grad auch überwunden hat.

Auch in seinem Leiden ist Arsenicum album Spitze: „So einen Fall haben Sie noch nicht gesehen", sagt der Patient. Und wenn er krank ist, muss sein Arzt wissen, dass als Ergebnis nur die volle, perfekte Gesundheit zählt, nach dem Alles-oder-nichts-Prinzip. Er ist minutiös genau in der Befolgung ärztlicher Anweisungen und erwartet von seinem Arzt die vollkommene Heilung. Noch so kleine bleibende Symptome lassen ihn darauf beharren, weiterhin krank zu sein. Er hat eine ausgesprochene Vorliebe für Formblätter, man kann ihm keine größere Freude bereiten, als ihn beispielsweise zu bitten, seinen Blutdruck o. Ä. aufzuzeichnen. Er wird dem mit größter Perfektion und der Präsentation verbesserter Aufzeichnungsbögen nachkommen.

Empfindlichkeit

Überempfindliche Sinne sind eine Eigenschaft, die sowohl psorische als auch sykotische Komponenten aufweist. Der Arsenicum-album-Patient ist empfindlich gegen Licht, Geräusche, Stimmen, Essensgerüche, gegen Schmerzen vor allem, die ihn leicht zur Verzweiflung treiben. Zum Erreichen des Wohlfühlzustandes ist eine exakte Abstimmung mit seiner Umgebung notwendig. Auch Kälte ist ein großes Problem in dieser Hinsicht, die Umgebungstemperatur ist ähnlich bedeutsam wie bei Psorinum, Silicea, Hepar sulfuris und Nux vomica. Ebenso äußert sich die Empfindlichkeit in seinen Allergien, die sich auf alles erstrecken kann, was kreucht und fleucht: Staub, Tiere und deren Haare, Pilze, Schimmel, Eis, Meeresfrüchte, Gräser, Parfums, Blumen – einfach alles kann Asthma oder Heuschnupfen auslösen. Seine Nase ist ähnlich empfindlich wie diejenige von Phosphor, seine Ohren ähnlich wie die von Coffea, und auch an ihn herangetragene Emotionen stören ihn sehr (Filme oder große Freude verursachen leicht schlaflose Nächte).

Gemüt – berührt zu werden; Abneigung. Diese Abneigung gegen Berührung auf jeder Ebene hat aber nicht dieselbe Intensität wie etwa bei Arnica oder Antimonium crudum, weil Arsen eben doch sehr auf Gesellschaft angewiesen ist.

Alles oder nichts – Diktator – Verzweiflung

Die Pedanterie, der Perfektionismus hört jenseits der Interessen aber schlagartig auf (Lesen, Garten, Ausbildung der Kinder etc.). Entweder man ist die Nummer eins oder man gibt auf. Diese Absolutheit ist der äußerste und genaueste Gradmesser für die Befindlichkeit von Arsenicum album. Er mag jemanden sehr – oder lehnt ihn ab. Er hat seine Kriterien, und die sind unumstößlich, jenseits oder außerhalb dieser Maßstäbe erkennt er nichts und niemanden an. Wenn er Aquarelle liebt, verabscheut er Ölgemälde, wenn er die Beatles liebt, hasst er die Rolling Stones, innerhalb der klassischen Musik verehrt er die Klarheit und Struktur von Bach und verabscheut die Sentimentalität der Romantiker etc. Toleranz ist ein schwieriges Terrain, er ist allzu leicht bereit, andere zu kritisieren und zu be- und auch zu verurteilen. Worte wie „Idioten", „Anfänger", „Amateure" kommen sehr schnell aus seinem Mund und wirken verletzend, sind auch den so erwünschten sozialen Kontakten nicht sehr zuträglich. Solche Äußerungen sind stets ein untrügliches Zeichen, dass man sich bereits auf syphilitischem Terrain befindet. Diese Bereitschaft, aufzugeben, nur das eine und nicht das andere zuzulassen, kann in dieser Phase dann auch rasch in suizidale Impulse führen.

- *Gemüt – Beleidigt, leicht*
- *Gemüt – Diktatorisch*
- *Gemüt – Beschimpfen, beleidigen, schmähen*
- *Gemüt – Tadelsüchtig, krittelig*
- *Gemüt – Spotten – Sarkasmus, beißender Spott*

- *Gemüt – Tadelt andere*
- *Gemüt – Streitsüchtig*

In diesem Stadium sehen wir eine Persönlichkeit, mit der nur noch schwer auszukommen ist: Sie ist neidisch, verächtlich, misstrauisch, neigt zu Widerspruch, zur Blasphemie, ist nachtragend etc. Sie allein hat Recht, jede andere Ansicht ist nicht existenzberechtigt. Diese Eigenschaften führen zu

Egozentrik

Jede Situation wird aus der eigenen Position heraus bewertet und den eigenen Interessen gegenübergestellt. Angst, betrogen zu werden, sein Geld nicht für seine Leistung zu erhalten. Er braucht besonders viel Aufmerksamkeit, Privilegien, Ausnahmen für sich, bekommt nie genug, und was er bekommt, ist nicht gut genug. Solche Menschen sind einfach für alle anderen „schwierig", schwer zu ertragen, und häufig behalten sie nur noch aufgrund ihrer Qualifikation und ihrer meisterhaften Leistungsbereitschaft ihre Positionen, ansonsten werden sie wegen Störung des Betriebsfriedens gefeuert oder anderweitig ausgegrenzt.

Diese Art der Zerstörung greift sehr langsam und unmerklich und hat nicht die Dramatik wie die von Mercurius oder Aurum. Dabei ist es auch bereits viel schwieriger, sie in diesem Stadium eindeutig Arsenicum album zuzuordnen, da viele psorische Symptome, namentlich Angst und Unruhe, von diesem nicht mehr nur kompensatorischen, sondern auch schon destruktiven Verhalten überdeckt werden. Insofern ist es immer wieder dienlich, Angehörige und Freunde nach früheren Verhaltensweisen zu befragen, sofern der misstrauische Arsenicum-album-Patient solches überhaupt zulässt.

Auch die meisten der hier nicht genannten Symptome dieser überaus interessanten Pathologie lassen sich aus der skizzierten Situation heraus mühelos verstehen und einordnen. Man braucht als Behandler eine gewisse Selbstlosigkeit und Disziplin, denn Arsenicum-album-Patienten sind aufgrund der genannten Eigenschaften nicht sehr dankbar. Vor allem Behandlungserfolge werden ungern attestiert, aber man hatte zumindest die Gnade, ein grandioses Arzneimittelbild in natura erleben zu dürfen.

6.8 Kasuistik: Ulcera cruris

Die 67-jährige Patientin meldet sich telefonisch, sie will keinen Anamnesetermin, sie will einen „ausführlichen Sprechstundentermin", denn es gehe bloß um zwei lästige kleine Unterschenkelgeschwüre, da braucht man ja nicht einen langen Termin zu bezahlen. Das Ansinnen wird zuerst einmal abgelehnt, aber die Dame ist sehr hartnäckig und schafft es tatsächlich, von weiter weg hergekommen, in meine Sprechstunde. Sie meldet sich an, fragt, wie lange es dauert und geht in die Stadt. Warten will sie nicht. Zur angegebenen Zeit erscheint sie dann, vollschlank, dunkle, offensichtlich gefärbte Haare, Ringe an den Händen, bekleidet mit einem vornehmen grauen Kostüm, Typus unauffällig elegant. Sie entschuldigt sich kurz, dass sie trotz unserer Widerstände in der Sprechstunde gelandet ist, meint aber im gleichen Atemzug, dass ein geübter homöopathischer Arzt schon durch einen kurzen Blick auf das Problem eigentlich das richtige Mittel wissen müsste. Sie redet schnell, lässt mich fast nicht zu Wort kommen.

Sie zeigt mir, während sie redet, auf Nachfrage ihr rechtes Bein, indem sie den Rocksaum knapp über das obere von zwei Ulzera hebt, das untere rechts der Schienbeinkante mit ca. 1 cm Durchmesser und krustigen Auflagerungen, das zweite etwa doppelt so groß in der Mitte des Unterschenkels, links neben dem Schienbein. Es sieht scharf ausgestanzt aus, mit fibrinös-eitrigen Auflagerungen und ist offensichtlich schmerzhaft. Sie redet wie ein Wasserfall von sämtlichen bisherigen inneren und äußeren Behandlungsversuchen, zeigt mir eine Liste mit allen Medikamenten, die sie derzeit einnimmt und sieht mich nach etwa zehnminütiger Erklärung treuherzig an mit den Worten: „Sagen Sie selbst, Herr Doktor, für das bisschen müssen wir doch nicht Ihre kostbare Zeit verschwenden." – Ich war perplex. Ich wies sie der Form halber darauf hin, dass es sich bei Geschwüren um einen chronischen Prozess handelt und dass ihr Ansinnen an mich die Gefahr des Misslingens in sich trüge, aber ich kam nicht weit. Ich hätte sie wegschicken müssen, und das wollte ich, da sie von auswärts angereist war, dann doch nicht tun.

Die Geschwüre brannten, und zwar vor allem nachts, oft wache sie nach Mitternacht davon auf, müsse dann umhergehen und immer wieder „ein paar Schlückchen" trinken, auch mal ein ASS oder Ähnliches nehmen, um später wieder schlafen zu können. Meistens um ein Uhr, auch mal um zwei Uhr, und dann dauere es manchmal über eine Stunde, bis sie wieder einschlafen könne. Auch tagsüber seien die Geschwüre schmerzhaft, aber da wäre es zum Aushalten, nachts sei alles deutlich schlimmer. Den Durst habe sie nicht nur nachts beim Erwachen, sondern sehr oft.

Sie hatte eine große Einkaufstüte neben sich, und als ich mich ans Repertorisieren machte, kramte sie Kleider hervor und fing an, die Preisschilder abzumachen. Ich fragte sie, ob sie die jetzt gekauft habe, worauf sie antwortete, sie sei eben trotz ihres Alters noch sehr eitel, und „gute" Kleidung liebe sie über alles. Und da jetzt gerade Schlussverkauf sei und sie grundsätzlich nur im Schlussverkauf einkaufe, habe sie die Gelegenheit genutzt, die Wartezeit sinnvoll zu überbrücken. Ihre Fingernägel trugen einen silbergrauen Lack mit Perlmuttglanz, ihre Zehennägel waren ebenso lackiert und der Rocksaum war gerade so tief, dass man die Verbände auf den Geschwüren nicht sehen konnte. Perfekt.

Ich entschied mich aufgrund der Symptome
- *Gemüt – Geiz*
- *Gemüt – Eitelkeit*
- *Magen – Durst – kleine Mengen, auf – oft; und*
- *Allgemeines – Nachts – Mitternacht – nach – 1 Uhr*
- *Extremitäten – Geschwüre – Unterschenkel – brennend*
- *Extremitäten – Geschwüre – Unterschenkel – schmerzhaft*

für Arsenicum album und empfahl ihr den Behandlungsbeginn mit der LM VI, gab ihr als Reserve noch die C 30 mit.

Verlauf

Nach drei Wochen rief sie an und meldete der Helferin (da sie nicht warten wollte), sie könne fast jede Nacht durchschlafen, das Brennen sei besser, der Wundgrund sähe jetzt rosa aus. Ich ließ ihr ausrichten, sie solle noch drei Wochen weiter so verfahren und sich wieder melden. Sie meldete sich ein Jahr später (!) wieder, kurzfristig, erschien wie ein Jahr zuvor zur Schlussverkaufszeit mit zwei großen Einkaufstüten und legte los. Sie hatte damals insgesamt noch sechs Wochen die kleinen Globuli (LM VI) genommen, und sie dann, da keine weitere Besserung mehr eingetreten sei, abgesetzt.

Dann sei es nach drei Monaten aber wieder etwas schlimmer geworden, und dann habe sie sich in einem homöopathischen Ratgeber informiert und das Arsenicum album C 30 genommen, 1-mal 5 Globuli am ersten Tag, 1-mal 3 am zweiten und 1-mal 2 am dritten Tag, je einzeln über den Tag verteilt. Ich hätte gerne gewusst, welcher Ratgeber diese originelle Dosierung empfahl, aber sie zog vorsichtig ihr Kostüm über den Unterschenkel und sah mich triumphierend an. An der Stelle der beiden Geschwüre war nur noch eine bräunlich pigmentierte Hautveränderung zu sehen, ich betastete sie vorsichtig, sie war schmerzfrei. „Alles unter Kontrolle", sagte sie, zückte ihr Versicherungskärtchen, um es bei der Helferin einlesen zu lassen, und verschwand.

Ganz offensichtlich hatte sie recht: Man braucht nicht immer eine lange, teure und aufwendige Anamnese zu bezahlen. Vor allem dann nicht, wenn einem das Geld zu schade ist und man lieber schöne Kleider kauft. Und immer noch besser ein Ratgeber als ein teurer Arzt. Insgesamt ein Arsenicum-album-Fall, der sich geschickt „sykotisch maskierte", sich aber dennoch durch charakteristische Symptome gut zu erkennen gab, wenn auch die typische Angst, die wir bei Arsenicum album eigentlich immer erwarten, nicht offensichtlich zu Tage trat.

Tab. 6.3 Steckbrief Arsenicum album.

Stoffkunde	Arsentrioxid, As_2O_3
Prüfungen	Hahnemann
Toxikologie	Schleimhautschäden, Erbrechen, Durchfall, Gangrän
Stofflich verwandte Mittel	Arsenicum-Salze
Wirkungsverwandte Mittel	Acon., Aran., Bism., Cadm-s., Carb-v., Chin., Ferr., Hep., Jod., Kali-ar., Merc., Nit-ac., Nux-v., Phos., Psor., Rhus-t., Sil., Sul-ac., Verat., Zing.
Zusammenfassende Darstellung, Leitsätze	Tiefsitzende Unsicherheit, die sich in mannigfaltigen Ängsten äußert; Gefühl der Bedrohung der eigenen Sicherheit.
Causa	Lebensmittelvergiftung
<	Kälte, < am Meer
>	Wärme, warme Getränke
Zeiten	< um Mitternacht, 0–2 Uhr nachts, 2 Uhr Periodizität, 14-tägig
Geist, Gemüt	– Verlangen nach Sicherheit (Eigennutz) – fühlt sich verletzlich und schutzlos, vor allem hinsichtlich Krankheit und Tod – braucht Gesellschaft zur Unterstützung und Rückversicherung – fordernd und klammernd – Besitz ergreifend, habgierig – Ängste: allein zu sein, vor Krebs, Einbrechern, Armut, **Tod** – Angstattacken (Panik), < von 12–3 Uhr nachts – Befürchtung, alles wird schief gehen, Befürchtungen um andere – **Ruhelosigkeit, ängstlich, schwach**, kann nicht entspannen – geizig, kann nichts weggeben – **heikel**, pingelig, tadelsüchtig, ordentlich – nervös – Angst um die Gesundheit. Später: Verzweiflung an der Genesung – Anorexia nervosa (DD: Nat-m., Sep., Nux-v., Ign., Verat., Abrot., Sulf.) – suizidal, Impuls zu töten, Furcht zu töten
○→	Zitrone, **Fett**, Schweineschmalz, Olivenöl, Alkohol, Brot
⌀→	Schwere, fette Speisen, Bohnen, Fleisch, Süßes
Schmerzcharakteristik und Empfindungen	– Verfroren, – brennende Schmerzen, – Absonderungen: scharf, spärlich, dünn, übel riechend
Bevorzugte Seite	Rechts
Besondere körperliche Symptome	– ausgeprägte Schwäche – abwechselnde Beschwerden – Tendenz zur Malignität – Apyrexie – Patienten, die nie oder selten Fieber entwickeln
Klinische Anwendung	– Gastroenteritis, Influenza, Angsterkrankungen, Ödeme, Aszites
Kopf	– **Heißer Kopf mit kaltem Körper** – Kopfschmerzen brennend; periodisch; abwechselnd mit Arthritis – Kopfschmerzen nach Essen von Eiscreme (Puls.) – chronische Beschwerden, > durch Wärme – akute Beschwerden, > durch Kälte (nur am Kopf!)

Tab. 6.3 (Fortsetzung)

Augen, Sehen	– Konjunktivitis, scharfe, brennende Absonderung, Keratitis, Iritis – Photophobie – Schwellung der Lider
Nase, Riechen	– **Schnupfen, Heuschnupfen**: Scharfe, wässrige Absonderung – Leitsymptom: **Rechtsseitiger Schnupfen** – Schnupfen < morgens beim Erwachen
Gesicht	– Schwellung um die und unter den Augen – Epitheliom der Lider – vorzeitig gealtert, faltig, bläulich und kalt
Mund	– Aphthen, Ulzera, brennend, > warme Getränke
Innerer Hals	– Entzündung, Ulzeration: Brennende Schmerzen, > warme Getränke
Appetit	– **Häufiger Durst auf kleine Mengen**
Magen	– **Magenleiden mit brennenden Schmerzen: Gastritis, Ulkus, Karzinom** – Schmerzen, > Milch, < kalte Speisen und Getränke, < 2 Uhr nachts – Erbrechen nach kalten Speisen oder Getränken – Angst wird in der Magengrube verspürt
Abdomen, Rektum	– Lebensmittelvergiftung: **Diarrhö und Erbrechen gleichzeitig** (DD: Verat.) mit Ruhelosigkeit, Schwäche und Kälte – Aszites – Kolitis – Hepatitis
Stuhl	– Durchfall in kleinen Mengen, mit großer **Schwäche** – **Durchfall mit Erbrechen** (DD: Verat.); nach kalten Getränken, Obst, Eiscreme (DD: Puls.) – Stuhl: Sauer, übel riechend
Harnorgane	– Unfreiwilliges Wasserlassen – Atonie, Lähmung der Blase, vor allem bei älteren Menschen
Genitalien	– Karzinome von Ovarien, Hoden, Uterus
Atemwege	– **Asthma**, < nach Mitternacht < bei Hinlegen; mit Angst – Atemnot mit Angst, Unruhe, Schwäche, Zyanose, Brennen in der Brust – Pneumonie, Pleuritis, Emphysem – Gefühl von Rauch oder Staub in der Lunge
Thorax, Mammae	– Brustkrebs
Herz, Kreislauf	– Herzklopfen, Arrhythmien: < nach Mitternacht, beim Hinlegen; mit Angst
Extremitäten	– Geschwüre, gangränöses Aussehen; schwarze Nägel – Raynaud-Syndrom (wichtigstes Mittel); Kälte – Lähmungsartige Schwäche
Schlaf	– Ruhelos
Träume	– Von Einbrechern
Frost, Fieber, Schweiß	– äußere Kälte und kalter Schweiß, innere Hitze, aber Verlangen nach Wärme
Haut	– **Trockenheit**, rau, schuppend – Psoriasis, Ekzem: brennend – Jucken ohne Hautausschlag (DD: Alum., Dol., Mez., Sulf.) – Jucken, muss kratzen, bis es blutet – Geschwüre, chronisch, sich verbreitend, brennend – Gangrän

Literatur

Agrawal ML: Materia Medica of the Human Mind. 1st Ed. 1985. 10th Ed. New Delhi: Pankaj Publications; 2000.

Candegabe EF: Vergleichende homöopathische Arzneimittellehre. Göttingen: Burgdorf; 1994.

Cowperthwaite AC: A Text-Book of Materia Medica and Therapeutics. Iowa 1879. Reprint: New Delhi: Jain; 1993.

Degroote F: Physical Examination and Observations in Homoeopathy. Gent: Homeoden Bookservice; 1992.

Hahnemann S: Die Chronischen Krankheiten, Band 5 (s. Literaturverzeichnis im Anhang).

Kent JT: Homöopathische Arzneimittelbilder, Bd. 1. Übersetzt von Wilbrand R. Heidelberg: Haug; 1998: 254–288.

Lippe Az: Grundzüge und charakteristische Symptome der homöopathischen Materia medica. 3. Aufl. Göttingen: Burgdorf; 1996.

Murphy R: Lotus Materia Medica. Pagosa Springs (Co, USA): Lotus Star Academy (Pub.); 1995.

RADAR. Repertorium Synthesis. Version 8. RADAR Keynotes 3.0.

Seideneder A: Mitteldetails der homöopathischen Arzneimittel. Band 1. (s. Literaturverzeichnis im Anhang).

Vermeulen F: Concordant Materia Medica. Haarlem: Merlijn; 1994.

Voisin H: Materia medica des homöopathischen Praktikers. 3. Aufl. Heidelberg: Haug; 1991.

7 Phosphorus

Heinz Möller

> **Lernziele**
> - Den Phosphor-Typus definieren können,
> - wichtige Krankheitsentwicklungen im Zusammenhang mit dem Phosphor-Arzneimittelbild darstellen können,
> - mit der Fülle der Symptome eines Polychrests umgehen können,
> - systematisch vergleichende Arzneimittelstudien anstellen,
> - wahlanzeigende Symptome zu anderen Polychresten aufsuchen können.

7.1 Ausgangsstoff und Herstellung

Phosphor verdankt seinen Namen dem griechischen Wort *phosphoros*, das wörtlich übersetzt „lichttragend" oder „Lichtträger" bedeutet. Lateinisch entspricht diesem Ausdruck „Lucifer", der dem Leser als gängiges Pseudonym des Teufels bekannt ist. Phosphor gehört zur Stickstoffgruppe (Hauptgruppe V) des Periodensystems der Elemente und ist ein Nichtmetall, wie auch der Gruppenvorgänger Stickstoff und der Gruppennachfolger Arsen. Er trägt aufgrund seiner Kernladung die Nummer 15 und hat Silicea (14) und Sulfur (16) als direkte Nachbarn – diese Ordnung scheint nicht nur chemisch von Bedeutung zu sein.

Phosphor kommt wegen seiner Reaktionsfähigkeit nie elementar vor, sondern fast ausschließlich in Form der beständigen Phosphate. Das Element gesellt sich mit anderen Phosphoratomen in Gruppen zusammen, eine Eigenschaft, die es mit dem Kohlenstoff teilt. Während Kohlenstoff aber durch Geselligkeit Strukturen schafft, dient die Selbstbindung des Phosphors der Energiespeicherung. Auf die Bedeutung des ATP bzw. ADP im Energiehaushalt als „universelle Energiewährung" der Zelle sei hier ausdrücklich hingewiesen [16, Bd. 1: 53]. Mit der Freisetzung der Energie kommt es zum Auftreten der phosphoreigentümlichen Lumineszenz, deren Mechanismus auch heute noch genauso unbekannt ist wie derjenige des Charismas, das Phosphor-Patienten oft zu eigen ist.

Elementarer Phosphor beginnt an der Luft zu rauchen und entzündet sich spontan oberhalb von ca. 50 °C. Deshalb wird er unter Luftausschluss konserviert. Nur bei Erhitzung unter Luftausschluss können die verschiedenen bekannten Erscheinungsformen wie Roter, Violetter oder Schwarzer Phosphor erzeugt werden, die sich in ihren physikalischen Eigenschaften vom Weißen oder Gelben Phosphor deutlich unterscheiden [16, Bd. 4: 3386].

Für die Homöopathie wird die sehr giftige, gelbe, kristalline Form des Phosphors 1:1000 in Wasser nach einer Sondervorschrift des Deutschen Homöopathischen Arzneibuchs gelöst.

Hauptgruppen		
IV	V	VI
C	N	O
Si	**P**	S
Ge	As	Se

Abb. 7.1 Ausschnitt aus dem Periodensystem.

7.2 Substanzbetrachtung

In lebenden Organismen ist Phosphor zum größten Teil in den Knochen als Calciumphosphat gebunden. Weiter findet es sich in Form von Phosphorsäureestern als Baustein von Nukleinsäuren, indem es die Nukleoside mit Phosphorsäure zu Ketten verknüpft. Schließlich kommt es als Bestandteil von Phospholipiden in allen belebten Zellen vor. Phosphate sind für die normalen Lebensabläufe in Pflanze oder Tier unentbehrlich. Ein durchschnittlicher Mensch von 70 kg Körpergewicht enthält ca. 700 g Phosphor (1 % der Körpermasse), von denen ca. 600 g im Knochensystem fest gebunden sind. Der Phosphorbedarf liegt bei 1–1,2 g/Tag. Süßwasserorganismen können Phosphor – bezogen auf das umgebende Wasser – tausendfach oder stärker anreichern.

Der Phosphor gehört zu den wichtigen Bausteinen der lebenden Substanz und kommt immer in seiner höchsten Oxidationsstufe, der Phosphorsäure, H_3PO_4, oder als Salz derselben vor, ganz besonders als unlösliches Calciumsalz (Calciumphosphat) in der Knochensubstanz, aber auch als Alkaliphosphat im Blut und in den Körpersäften. Schließlich kennen wir die Phosphatide als phosphorsäurehaltige Abkömmlinge der Fettsäuren.

Die Alkaliphosphate stellen den Lösungspuffer für Blut und Körpersäfte und dienen als Protonenfänger. Da dies unter Einsatz von Energie geschieht, vermittelt der Phosphatpuffer quasi eine Batteriefunktion.

Die Phosphatide kennen wir als wichtigen Baustein des Lecithins, das seinerseits im Gehirn vorkommt. Damit haben wir bereits einen Hinweis auf die organotrope Beziehung des Phosphors zum Gehirn. Die Nukleoproteide enthalten gleichfalls als unentbehrlichen Bestandteil Phosphorproteide, womit der Zusammenhang mit den Wachstums- und Vererbungsvorgängen belegt ist.

Dadurch, dass Phosphor einen notwendigen Bestandteil des Zellkerns darstellt, kommt er in allen Körpergeweben vor. Unter der Annahme, dass der als Arznei gegebene Phosphor den ernährungsphysiologischen Bahnen im Körper folgt, müssen wir auch davon ausgehen, dass er eine arzneiliche Beziehung zu sämtlichen Organen und Organsystemen besitzt. Bei jeder Muskelkontraktion, besonders der des Herzmuskels, spielt Adenosintriphosphat als Energieträger eine ganz wesentliche Rolle.

Der Phosphor-Stoffwechsel ist aufs Engste verknüpft und verflochten mit den Vorgängen des Calciums im Organismus. Da Calcium von Phosphor aktiviert wird, ist dies auch für die Störungen des Knochenaufbaus wie Rachitis, Osteoporose, Osteomalazie und Karies von erheblicher Bedeutung.

7.3 Toxikologie

Weißer Phosphor ist sehr giftig (MAK 0,1 mg/m^3), doch kommen gewerblich akute Vergiftungen kaum vor; denn sie setzen eine orale Aufnahme voraus. Ist die Vergiftungsdosis groß genug, tritt der Exitus innerhalb von 2–3 Tagen unter Erbrechen und Durchfall mit nachfolgendem Kreislaufkollaps und Schock ein. Übersteht der Vergiftete diese erste Krise, kommt es zwar zu einer vorübergehenden Besserung, aber die fettige Degeneration von Leber und Herz mit Ikterus, Blutungen, Proteinurie und Herzschwäche kann ebenso nach 1–2 Wochen zum Tod im Koma führen.

Subakute Vergiftungen (z. B. durch Dämpfe oder Hautresorption) äußern sich durch Übelkeit und Erbrechen, später durch blutige Durchfälle, Nierenschäden und Lebernekrosen, die noch nach 3 Wochen zum Tode führen können.

Lokal verursacht Weißer Phosphor schwere Verbrennungen mit tiefen, sehr schlecht heilenden Wunden.

Die chronische Vergiftung zeigt am ehesten den Hintergrund des homöopathischen Arzneimittelbildes: Gingivitis, Zahnfleischbluten, zunehmende Abmagerung bis zur Kachexie. Auffällig sind Knochennekrosen, besonders am Unterkiefer. Die im akuten Vergiftungsfall dramatisch ablaufenden Symptome kommen in reduzierter Form hinzu.

Auch bei dem an sich ungiftigen Roten Phosphor kann es nach Inhalation größerer Mengen Phosphor-Staubes zu Pneumonien kommen.

7.4 Typus

Wegen seiner enormen Bedeutung, die Phosphorus durch seine therapeutische Anwendung gewonnen hat, wurde wohl in der Literatur ein „Phosphor-Typus" etabliert, der sich als ganz besonders anfällig für diese Pathologie erweist. Stauffer [19: 512] schreibt: „Neuropathische Konstitution, sanguinisches Temperament. Phthisischer Habitus; schnelles Wachsen, gebückte Haltung. Blonde, blauäugige, schlanke, magere Menschen. Reizbare Schwäche, lebhafter Geist, Überempfindlichkeit gegen alle Sinneseindrücke."

Ähnliche Ausführungen sind jedoch schon von Lippe [11: 585] bekannt, der Henry C. Allen zitiert: „Geeignet für: große, schlanke, sanguinische Personen mit heller Haut, feinen Augenwimpern, feinem, blondem oder rotem Haar, schneller Auffassungsgabe und sensibler Natur. Nützlich für junge Leute, die zu schnell wachsen, die eine Neigung zu gebeugter Haltung haben."

Deutlicher, noch dazu mit für Homöopathie-Literatur eher untypischer Fotodokumentation, formuliert Beuchelt [4: 130]: „Der jugendliche, geistig regsame Phosphor-Typ ist blauäugig, schmalbrüstig, hochgeschossen, hat zarte durchsichtige Haut, seidenes Haar und glänzende Augen (= Habitus asthenicus, Stiller). Als Kind kann er noch kleinwüchsig sein, im Erwachsenenalter auch zur Korpulenz neigen." (Leberwirkung? A. d. A.)

Bei Vithoulkas [21: 217] finden wir die Betonung des mentalen Bereichs: „Ausbreitung und Durchdringung sind die Kennzeichen von Phosphorus, die sich gleich einem Leitmotiv durch die Pathologie dieses Typus hinziehen. Wie sich Rauch in der Luft oder die Färbung eines Teebeutels im heißen Wasser ausbreiten, verteilen und Luft oder Wasser durchdringen, so verteilen sich die Energie, die Aufmerksamkeit, das Gefühlsleben, ja das Blut dieses Patienten in seiner Umgebung und durchdringen sie. Es scheint, als stieße ein solcher Mensch nirgends auf Grenzen.

Die Folge: Der Phosphor-Typus ist allseits beeinflussbar und verwundbar. Auf der leiblichen Ebene führt fast jede Verletzung oder Belastung zu starkem Bluten, zu Hämorrhagien – die Blutgefäße sind schwach und erlauben dem Blut, sich leicht im umliegenden Gewebe zu verteilen. In seelischer Hinsicht öffnet sich der Phosphor-Mensch seiner Umwelt, geht auf seine Mitmenschen zu, vermag seine Gefühle schlecht zurückzuhalten und setzt sich damit schmerzhaften Erfahrungen aus. Geistig schließlich ist er so aufgeschlossen, dass er in Gefahr gerät, diffus und unkonzentriert zu werden, ja sich selbst zu vergessen – er neigt dazu, den Boden unter den Füßen zu verlieren (easily ‚spaced out')."

Genauso wichtig wie die Kenntnis des Typischen ist aber auch das Wissen, dass jeder Mensch in seinem Krankheitsleben dieses Arzneimittel aufgrund der Totalität der Krankheitssymptome benötigen kann, manchmal nur zur „Klärung des Falles", analog zu Sepia, Nux vomica, Sulfur und Tuberculinum.

7.5 Symptomatik

Phosphorus ist, nach Sulfur, dasjenige homöopathische Einzelmittel, das durch Theorie und Praxis am besten erschlossen ist. Die ungeheure Anzahl der auf Phosphor bezogenen Symptome scheint den Blick auf das Wesentliche eher zu verschließen als freizugeben. Es ist daher eine (auto-)didaktische Herausforderung, sich die Kenntnis dieser Arznei zu erarbeiten.

Wollen wir eine praxiserprobte Version von Phosphorus finden, sollten wir zum Beispiel in Kents Arzneimittelbildern nachsehen. Kent [10: 299–322] gehört übrigens zu jenen Autoren, die – irgendwie erinnert mich das an Phosphorus – am Anfang des Alphabets sehr breit und episch auftreten und zum Ende hin fast unter das notwendige Volumen geraten. Vergleichen wir den ersten Abschnitt mit dem derzeitigen Wissensstand, damit das zwischen den Zeilen Stehende ebenfalls für eine erfolgreiche Verordnung sichtbar wird (Hervorhebungen durch den Autor):

▸ Die für das Phosphorbild typischen Beschwerden trifft man am meisten bei Menschen mit schwächlicher Konstitution an, die kränklich geboren werden, mager bleiben und zu schnell wachsen (1). Man findet sie aber auch bei Kranken, die schnell abmagern, bei Kindern, die marastisch werden, und bei Patienten, die den Keim der Auszehrung in sich tragen (2). Zarte, wächsern und anämisch aussehende Menschen, die aber trotzdem gewalttätig und jähzornig (3) sind. Dieser Aspekt drückt sowohl das psychische Bild als auch die konstitutionelle Veranlagung des Phosphorus-Patienten aus (4). Innerlich ist der Kranke in Aufruhr. Er ist starken Schwankungen unterworfen und leidet unter Beschwerden bei elektrischen Veränderungen der Atmosphäre (5). Heftige Palpitationen und Erregungszustände. Man findet das Phosphorus-Bild auch bei chlorotischen Mädchen, die zu rasch gewachsen sind und dann plötzlich schwächlich werden, ein blass-grünliches Aussehen bekommen und unter Menstruationsbeschwerden leiden (6). Wallungen und Kongestionen. Blutungsbereitschaft. Kleine Wunden bluten stark, und wenn es nur Nadelstiche sind. Blutungen aus der Nase, aus den Lungen, aus dem Magen, aus der Blase und aus der Gebärmutter. Blutungen aus Geschwüren; wildes Fleisch blutet leicht. Purpura haemorrhagica mit schwarzblauen Flecken. Blutunterlaufene Bindehäute und Hautstellen. Blutiger Speichel. Zeichen von Blutzersetzung und Blutverdünnung. Geringe Prellungen verursachen ausgedehnte blaue Flecke. Starkes Nasenbluten. Petechien am ganzen Körper wie bei Typhus und bei schleichenden Fiebern mit Hämorrhagien (7). Fungusartige Schwellungen (8). ◂

Kommentar zu Kents Ausführungen: (1) Diese Konstitutionen sind (proto-)typisch. Kent spricht vom natürlichen Phosphorus-Typ, um diesem (2) den durch den Charakter einer Phosphorus-Krankheit veränderten (Deutero-)Typus hinzuzufügen. Satz (1) muss emotional durch (3) ergänzt werden, was in (4) nochmals wegen seiner Wichtigkeit ausdrücklich bestätigt wird. Die wesentlichen Modalitäten (5) sind starke emotionale Schwankungen sowie Beeinflussung durch atmosphärische Schwankungen, die alle plötzlichen Wetterveränderungen mit einschließen. Nun kommt Kent auf die Themen von Blut und Kreislauf zu sprechen (6) und anschließend auf das Kernsymptom der Blutungsneigung (7), das bei keiner Phosphorus-Verordnung fehlen darf. Wenn der Patient nicht den Hauch einer Blutungsanamnese hat, braucht er eher ein anderes Mittel. Gefäßtumoren wie zum Beispiel Hämangiome (8) sind die erste Information zweiter Ord-

nung, also Symptome, die nicht zwingend zu jedem Phosphorus-Patienten gehören müssen.

▸
Fassen wir also nochmals zusammen:
- Rasch entstehende Schwäche, krankheitsbedingt oder durch Konstitution.
- Schwankungen des Gemüts von der Apathie bis zum Zornesausbruch.
- Der starke Einfluss der physischen und psychischen Umgebung (Klima) auf das Befinden.
- Nahezu obligatorische Blutungsneigung.
◂

Vergleichen wir hierzu Calcium carbonicum, das geradezu wie ein Kontrapunkt zu Phosphorus erscheinen muss, weil hier Schwäche allmählich entsteht. Die emotionale Labilität ist dem Calcium-Stoiker eher fremd, er entwickelt seine Angst eher aus der fantasierten Zukunft, während sich beim Phosphorus-Patienten doch unter dem Eindruck des gerade real Erlebten Angst und Furcht entwickeln, auch wenn die unerinnerliche Primärfurcht vor einem Gewitter für das weitere Erleben den nachhaltigen Eindruck hinterlassen hat.

Wenn wir also durch die riesige therapeutische Erfahrung Kents diese essenziellen Aussagen zur Phosphorus-Pathologie erhalten, so finden wir hierin auch die richtigen Kontrollfragen zur Absicherung einer Phosphorus-Repertorisation. Wenn keines der obigen Themen deutlich oder wenigstens überprüfbar bzw. abrufbar ist, dann sollte zumindest an der Phosphor-Diagnose gezweifelt werden.

7.5.1 Geistes- und Gemütssymptome

Nachdem wir also wissen, was essenziell ist, müssen wir uns den Hintergrund tiefgreifender erarbeiten. Die Eltern eines Phosphorus-Kindes sind zunächst beglückt über dessen rasche Auffassungsgabe, fasziniert von seinem Mitgefühl und seiner Schwingungsfähigkeit: „Was Du nicht willst, das man Dir tu', das füg' auch keinem andern zu!" muss man ihm nicht zweimal sagen.

Leider scheint sich seine körperliche Energie im Längenwachstum zu erschöpfen; es wächst zeitweise so schnell, dass die Haltung Schaden nimmt: Schmalbrüstigkeit und Deformierungen im Knochenbau (Rachitis).

Und dann noch diese ausgeprägte Erkältungsneigung mit hochfieberhaften Verläufen. Die Infektionen erreichen rasch die unteren Atemwege und können sich dort bis zur Pneumonie entwickeln. (Gelangt der Gelbe Phosphor mit frischer Luft in Kontakt, so entzündet er sich nahezu augenblicklich [als Beschreibung der Reaktionsfreude des Elementes].)

Sollte das Kind gerade an keiner dieser Krankheiten leiden, dann blutet es eben aus der Nase. Die Neigung zu blauen Flecken fällt oft schon bei den Kleinkindern auf, sobald sie sich bewegen können. Hätten die Eltern den homöopathischen Über- und Durchblick, es wäre ihnen aufgefallen, dass „Kleinmax" immer dann krank wird, wenn seine Verarbeitungskapazität für Sinneseindrücke überschritten ist: Das kann schon ein Kalle-Blomquist-Film sein. Es fehlen ihm, dem ohnehin Fantasiebegabten, gewissermaßen die Bremsen, d. h. die inhibitorische Aktivität der Neuronen im ZNS. Diese fehlt auch nachts beim Schlafwandeln oder beim Sprechen im Schlaf. Es besteht bei allen (noch) gesunden Phosphorus-Patienten eine hochgradige Überempfindlichkeit für alle Sinneseindrücke (Sehen, Hören, Riechen), zunächst für die Sinnlichkeit, dann auch für die geistige, gemütshafte und moralische Qualität dieser Erfahrungen.

Wenn der **Mercurius**-Patient durch fast alles Erfahrbare verschlechtert wird, dann geschieht dies, weil das Wenige, was er zulässt, schon zu viel wird. Phosphorus krankt daran, dass er weit mehr als ein durchschnittlich Begabter wahrnimmt. Aber wie soll man das „Viel-zu-viel" von dem „Bereits-zu-viel" unterscheiden? Bei der Wahrnehmung des Allergeringsten fehlt nur noch ein Quant zur außersinnlichen Wahrnehmung. Es sind also diejenigen Menschen, die uns Mitmenschen hoffen lassen, dass noch nicht alle Hoffnung auf eine sulfurisch-faustische Weltverbesserung verloren ist.

Diese Aussagen gelten zunächst nur für die konstitutionelle Variante phosphorischer Existenz. Allerdings gibt es auch situative Entwicklungen im Leben, wie z. B. den Tod nahe stehender Menschen, die Betroffene in eine Phosphorus-Pathologie zwingen können. Am Anfang einer solchen Entwicklung könnte die Frage stehen, warum es den Anderen getroffen hat und nicht einen selbst. Solche Wechselfälle treffen die Person wie ein Blitz aus heiterem Himmel (= atmosphärische Änderung) und können zu Schwierigkeiten der Differenzierung mit **Aconitum** führen. Phosphorus wird aber in seiner Emotionalität getroffen, Aconitum führt über die Empfindungsebene zur Blockade auf körperlicher Ebene.

Was für jenen Deuterotypus ein solch massiver Eingriff giftigen Phosphorgeistes in sein Leben ist, das ist für den Prototypus die scheinbar belanglose Veränderung seiner Umgebung. Arsen kann so lange nicht ruhen, bis die Dinge an ihrem Platz sind, Phosphorus wird krank, wenn sich etwas in der Umgebung ändert. Das erläutert auch die Aggravation vor einem Gewitter(-sturm) oder Wetter- bzw. Temperaturwechsel. Wie viel schlimmer fallen dann die Änderungen des Besitzes und insbesondere der Beziehungen ins Gewicht? Sie sind also die biografischen Anker in der Phosphorus-Pathologie, sofern sie emotional besetzt sind.

7.5.2 Organbeziehungen, charakteristische körperliche Symptome

An der Pathologie selbst fällt die scheinbare Unaufhaltsamkeit der Entwicklung bis in tiefste Bereiche des Organismus auf, wie Blutbildung und Zentralnervensystem. Irgendwie müssen beim Prototypus schon Faktoren im Blut fehlen, die solch dramatische Blutungen möglich machen, oder bei den Abwehrfaktoren, sodass die Infektion bis in die Tiefen der Lungen vordringen kann. Es ist von Fällen berichtet worden, in denen Phosphorus zwar einen angeborenen Faktormangel nicht beseitigt, aber die Blutungsneigung dennoch positiv verändert hat.

Phosphorus kennt auch jene unstillbaren Blutungen nach Zahnextraktion; es handelt sich um Blutungen, die nicht auf den Eingriff als solchen – **Arnica** wäre hier das passende Mittel – zurückzuführen sind, sondern um jene, die **trotz scheinbar glatter Eingriffe den Patienten durch die Blutungsintensität in Gefahr bringen.**

Beim Thema der Blutungen und der Linksseitigkeit der Beschwerden tritt es in direkte Konkurrenz zu **Lachesis**, wenn auch andere charakteristische Symptome völlig gegensätzlich sind.

Das **Herz** ist der Seismograf der Phosphor-Erkrankung, zuerst im Herzklopfen als Ausdruck von ängstlicher Erregung, später in der Koronarsklerose und Herzinsuffizienz mit typischer Aggravation durch ängstliche Erregung (= Stress).

Das Liegen auf der linken Seite ist eine lebenslängliche Aggravationsmodalität. Ebenso wichtig sind das Verlangen nach kalten Getränken und die Besserung dadurch. Eine Ausnahme stellen Magenerkrankungen dar. Auch hier wird Kaltes verlangt, das aber umgehend erbrochen wird (sobald es im Magen warm geworden ist). Warme Getränke werden sowieso nicht vertragen. Das stellt Phosphorus in Opposition zu Arsen, das nach warmen Speisen und Getränken verlangt.

Unterhalb des Zwerchfells gluckert es laut, sobald geschluckt wird. Das hat noch nichts mit Verdauungsstörung oder gar Durchfall zu tun, wenngleich es bei akuten und chronischen Durchfallerkrankungen mit seinen Nachbarn (Arsen oder Sulfur) im Periodensystem der Elemente konkurriert. Auch hier findet sich die Modalität „Besserung durch kalte Getränke". Da ein kaltes Getränk ein klassischer Vagusreiz ist und als Hilfsbremse bei paroxysmalen Tachykardien empfohlen wird, mutet eine solche Tatsache ebenfalls paradox an.

Aber auch unlogische Tatsachen bleiben Tatsachen – als Symptome nach § 153 *Organon*. Es gibt aber noch andere Merkwürdigkeiten des Durchfalls, die als gutartig, weil schmerzlos, verkannt werden. Da kommt schon reines Blut und es tut noch immer nicht weh. Gleiches gilt für die Phthisis, ob sie jetzt den Darm oder die Lunge befallen hat.

Die **Nieren** sind eher ein Randphänomen der Phosphorus-Pathologie, bei den „Bestätigungssymptomen des 19. und 20. Jahrhunderts" fallen sie ebenso unter den Tisch wie die Schilddrüse. Allenfalls nennt Stauffer noch Blutharnen, das wohl in Zusammenhang mit Ureterkoliken und Steinabgängen stehen dürfte. Gleichwohl kommen die **Harnwege** bei Phosphorus relativ ungeschoren davon.

Beim **Stütz- und Halteapparat** zeigt sich die mangelnde Erdung in einem abnormen Längenwachstum, das schubartig abläuft und Körperlängen weit oberhalb von 180 cm bei Männern und Frauen zulässt. Ohne sportliche Betätigung kommt es zu einer Vielzahl von Beschwerden und Krankheiten, wie z. B. Lumbago infolge Überanstrengung, die ähnlich wie bei Rhus toxicodendron besser wird durch **Hitzeanwendung und Bewegung**, aber auch durch **Reiben**. Die Besserung durch Reiben ist ebenfalls ein allgemeines Kennzeichen für eine durch Phosphorus heilbare Krankheit.

Wenn der Calcarea-Patient sich aufraffen muss, um seine irdische Schwere zu überwinden, dann zeigt die Anamnese des Phosphorus-Patienten immer wieder deutlich, dass die Schwerkraft von diesem stets bewegten Geist ignoriert wird.

7.6 Besondere Anwendungsgebiete

Bei akuten Erkrankungen zeigen sich heftige Reaktionen (z. B. typhoides Fieber), ohne dass dadurch das Fortschreiten der Erkrankung zum Stillstand käme. Oft treten Funktionsverluste auf, wobei wesentliche Schmerzprodromi meist fehlen (Kehlkopf, Darm). Alle diese akuten Entzündungen wirken und sind durchaus (lebens-)bedrohlich und lassen kein Organ aus, wengleich die Harnwege und Nieren unterrepräsentiert sind. Am hervorstechendsten sind Erscheinungen im Verdauungstrakt, wo Durchfall in seiner Vielfalt dominiert, sowie in den Atemwegen.

Unter den Bedingungen des 19. Jahrhunderts (Lippe) standen Tuberkulose und Pneumonie im Vordergrund, heute (Morrison) sind es mehr die Auswirkungen am Kehlkopf. Hinzu kommen degenerative Nervenerkrankungen wie Multiple Sklerose.

Aber bei einem richtigen Polychrest ist keine Erkrankung unmöglich. Morrison erwähnt Phosphorus als wesentlich bei der Behandlung von Heuschnupfen, obwohl es bislang noch keinen derartigen Nachtrag gibt.

7.7 Das Wesentliche der Arznei

Das Erarbeiten eines Arzneimittels wie Phosphorus ermangelt immer der Vollständigkeit. Der Autor will auch ein trügerisches Attribut für seine

Tab. 7.1 Vierwertige Symptome von Phosphorus.

Gemüt – Angst während eines Gewitters
Gemüt – Gleichgültigkeit (Apathie) gegen Verwandte
Gemüt – Gleichgültigkeit (Apathie) gegen die eigenen Kinder
Gemüt – Verlangen nach Gesellschaft

Die dreiwertigen Symptome von Phosphorus (zusammengestellt aus den Repertorien: Lippe, Grundzüge und charakteristische Symptome *und Morrison,* Handbuch der homöopathischen Leitsymptome*) können unter www.drmoeller.com nachgelesen werden.*

Arbeit nicht entfernt in Anspruch nehmen, aber mit einer Symptomensammlung dem Lernenden die Möglichkeit bieten, selbst die Themen dieses Polychrests möglichst vollständig zu erarbeiten (**Tab. 7.1**).

Die Analyse jedes einzelnen Repertoriumkapitels ergibt eine Prävalenz des Arzneimittels Phosphorus bei den Kapiteln Augen und Larynx, deutlich auch bei den Verdauungs- und Brustorganen, insbesondere in den Atemwegen. In diesen Kapiteln zeigt sich eine deutliche Abweichung von dem üblichen Verhältnis (**Tab. 7.2**).

Man achte auf die historisch gesetzten Schwerpunkte; akute Entzündungen werden heute durch allergische ersetzt, weil auch der Phosphorus-Patient zu Zeiten die antibiotische Notbremse erhält.

Hauterkrankungen sind eine Domäne des 20. Jahrhunderts, auch den Nahrungsvorlieben wurde von Lippe weniger Bedeutung beigemessen.

Allerdings bleibt der Grundtenor von Phosphorus gleich: Ein Mensch, der seinen zahlreichen Eindrücken so sensibel gegenübersteht, dass er erkrankt, indem er gleichsam vor lauter Erregung profus Blut schwitzt.

7.8 Differenzierung ähnlicher Mittel

Natürlich zeigt **Allium cepa** auch durch seine Aggravation durch Pfirsiche in jeder Art seltsame und differenzierende Symptome. Aber diese Empfindlichkeit ist nicht bei jedem belegt. Zur Differenzierung und zum Ausschluss sollte immer (wegen der großen Datenmenge) das „größere" Mittel herangezogen werden. Phosphorus zeigt 82 Blutungssymptome, die nicht von Cepa geteilt werden, Cepa hingegen hat kein einziges, das nicht von Phosphorus geteilt wird. Nasenbluten und Blutung aus dem After zeigen beide Arzneien, also gibt es 84 Blutungssymptome von Phosphorus. Man kann sich diese Fakten leicht mit einem Computerprogramm darstellen.

Tab. 7.2 Phosphorus-Einträge im Vergleich zu allen Repertoriumseinträgen.

	Dreiwertige Phos.-Einträge	Einwertige Phos.-Einträge (Vielfaches der dreiwertigen Einträge)	Alle Symptom-Rubriken des Repertoriums (Vielfaches der dreiwertigen Phos.-Rubriken)
Alle	865 (1)	7135 (8)	64000 (81)
Kopf	46 (1)	557 (12)	5195 (112)
Auge	38 (1)	277 (7)	2909 (77)
Kehlkopf	36 (1)	116 (3)	654 (18)
Thorax	63 (1)	325 (5)	3282 (52)
Sputum	16 (1)	196 (12)	363 (23)
Magen	49 (1)	416 (8)	2712 (55)
Rektum	18 (1)	170 (9)	1150 (64)
Niere	1	15	215

Tab. 7.3 Differenzialdiagnose zu anderen Arzneimitteln.

Das Arzneimittel	hat Gemeinsamkeiten mit Phosphorus z. B. bei	Differenzierung durch
Arsenicum album	Durchfälle, Schwäche, Erbrechen	Mentalsymptome
Allium cepa	Heuschnupfen, Infekt	Blutungssymptome
Carbo vegetabilis	Nasenbluten, Schwäche	Mentalsymptome
Causticum Hahnemanni	Laryngitis, Aphonie	Blutungssymptome
Lachesis mutus	Blutung, Thrombosen, Lähmungen	Mentalsymptome
Pulsatilla pratensis	Allergien	Blutungssymptome
Sulfur lotum	Durchfälle, Allergien, Pneumonie	Blutungssymptome
Tuberculinum	Bronchitis, Pneumonie	Mentalsymptome

7.9 Kasuistiken

7.9.1 Fall 1: Masernmeningitis

Sebastian hatte schon seit einer Woche Prodromi, insbesondere seine zuletzt alle 8 Wochen aufgetretene Otitis media hatte sich im Gefolge katarrhalischer Erscheinungen wieder gemeldet. Die Eltern hatten immer wieder den Eindruck, ein schwerhöriges Kind zu haben. Diverse Tests a. a. O. ergaben keine eindeutige Aussage. Am 20. 3. 1995 erschien dann ein kleinfleckiges, nicht konfluierendes Exanthem ausschließlich am Rumpf, bei mäßig febriler Temperatur von 38,5 °C. Physikalischer Befund: Waldeyer'scher Rachenring reizlos, Koplik fehlt, keine nuchalen Lymphknotenschwellungen, Lunge frei; Leukos 10 350. Gabe von Cimicifuga D 200. (Die Begründung für diese Verordnung bringt nichts für den weiteren Verlauf, es war, wie sich zeigte, zu symptomatisch verordnet.)

Am Abend des folgenden Tages kommt es dann zu einem heftigen Fieberanstieg auf 40 °C. Er liege im Bett, wünsche Abdunklung, am Ausschlag habe sich nichts geändert. Er trinke viel, wenn man ihm etwas hinstelle. Er hat Angst, allein zu sein und will die Mutter bei sich haben. Die Füße sind kalt bis zu den Knöcheln, er deckt sich bis zu den Ohren zu. Eine Stunde nach diesem Bericht erfolgte ein weiterer Fieberanstieg auf 40,6 °C; das Exanthem hat sich verstärkt, aber nicht ausgebreitet.

Am 22.3. wird Sebastian von seinem Vater zu Beginn der Sprechstunde hereingetragen. Mit

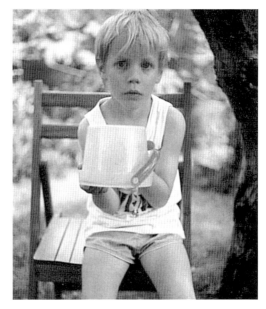

Abb. 7.2 Sebastian

Wadenwickeln haben die Eltern die Nacht überstanden. Die Temperatur beträgt weiterhin 40,6 °C. Sebastian ist apathisch, sieht Fliegen, die ihn beißen wollen. Beim Husten hat er erbrochen und ist sehr weinerlich. Auf Ansprache reagiert er nur kurz, um schließlich wieder in seinen somnolenten Fieberzustand zu verfallen. Der Hautausschlag ist nun flächig geworden. Dennoch ist Sebastian ständig unruhig gewesen, hat immer wieder nach Dingen verlangt, die er nach zwei Bissen wieder hinlegte. Nachts sei alles schlimmer. Objektiv: Der Hautausschlag blüht maserntypisch. Die Lunge ist weiterhin frei. Beim Trinken muss er die Füße anziehen (= Kernig'sches Zeichen).

Es wird eine Masernmeningitis diagnostiziert, den Eltern eindringlich zu einer stationären Aufnahme geraten, die aber von beiden deutlich abgelehnt wird. Sie werden darüber unterrichtet, dass Sebastian in dieser kritischen Phase mindestens einen anwesenden Elternteil brauche, auch nachts.

Da ich damals eine homöopathische Hospitantin hatte, haben wir die Fakten des Ist-Zustandes repertorisiert und anschließend diskutiert. Opium und Pulsatilla wurden ausgeschlossen. Wir entschieden uns für Phosphorus. Angesichts der vitalen Bedrohung gaben wir uns maximal drei Stunden. Es sollte in stündlichen Intervallen Phos. XM 4 Globuli gegeben werden, eine Potenzstufe, die sich – eine sichere Wahl vorausgesetzt – gerade auch in akuten Fällen bewährt hat (**Tab. 7.4**).

Um 14.30 Uhr zeigte er Nasenflügeln, ohne dass ein Lungeninfiltrat feststellbar war. Es kam zu hellrotem Nasenbluten. Da Sebastian auf 2 Einzeldosen keine wesentliche Reaktion zeigte, stiegen wir auf Phos. C 50 000 (LM) um. Die Potenzwahl und -folge wurde damals dem Beispiel von Geukens bzw. Vithoulkas folgend verordnet. Nach einer weiteren Stunde war das Nasenflügeln verschwunden. Ich empfahl den Eltern dennoch die stationäre Unterbringung, da auch sie nun das Vertrauen in die Homöopathie zu verlieren begannen. Beim Verlassen der Praxis allerdings verlangte Sebastian Wasser, kaltes Wasser. Wir gaben ihm temperiertes, das er nicht erbrach, und maßen erneut seine Temperatur: 39,8 °C. Dem Vater stiegen Tränen in die Augen. Also wurden noch weitere Einzeldosen Phosphorus LM mitgegeben. Es wurde vereinbart, die Dosis zu wiederholen, wenn Sebastian aufwacht oder falls das Fieber erneut ansteigen würde.

Am 23.3. kam die Mitteilung des Vaters: „Ich glaube, wir haben das Gröbste überstanden." Zu Hause hatte er Stuhlgang und anschließend gelbgrünes, schleimiges Erbrechen. Er wollte um 23.00 Uhr, als er aufgewacht war, ein Butterbrot, war anschließend bis 4.00 Uhr wach, seither schlief er wieder, die Temperatur betrug 38,2 °C. Der Ausschlag wanderte nun maserntypisch von oben nach unten und erreichte jetzt die Zehen.

Am 24.3. kam es abends zu einem erneuten Fieberanstieg und Husten, er war wieder weinerlich, deshalb wurde Phos. LM wiederholt. 25.3.: Extremes Träumen, er schlägt im Schlaf um sich, redet auch laut: „Lasst mich in Ruhe, geht weg!" Er liege viel, sei schwach, T = 36,9 °C. Am 27.3. war der internistische Befund völlig normal, nur an den Füßen waren noch abgeblasste Exanthemreste zu sehen. Am 4.4. stellte sich erneut eine Otitis media ein, abortiv verlaufend, die nach hellgrünem Stuhlabgang am 7.4. verschwand. Am 10.4. war auch der HNO-Befund wieder gut, vor allem konnte ein guter Gehörtest realisiert werden. Der abortive Verlauf der Otitis darf auch als „Fahrtwind der Heilung" verstanden werden, eine Komplikation der Masern im Sinne der Lehrbücher der Kinder- und Jugendmedizin war er eher nicht.

Danach konnte Sebastian erstmals in seinem Leben über vier Monate ohne Arzt auskommen, bis er am 21.8.1995 vom Stockbett fiel und von der Mutter Arnica D 200 bekam.

Kommentar

Diese Masernmeningitis entwickelte sich über Nacht, sie war wenige Stunden alt. Das Leben des Kindes war plötzlich bedroht. Auch für den erfahrenen Homöopathen liegt schon in der Fallannahme ein beträchtliches Risiko, das es zu verantworten gilt. Für den juristisch sensiblen Kollegen kann man nur sagen: „Finger weg!" Bei der Repertorisation zeigt sich, wie wichtig der Ausschluss falscher Repertorisationsblüten (hier: Opium) über die klinischen Symptome ist. Pulsatilla wird in vielen Fällen – so auch hier – in der Differenzialdiagnose zu Phosphorus konkurrieren. Das wesentliche Ausschluss-Symptom war das Durstverhalten und die Höhe des Fiebers. Es konnte also ein einziges Arzneimittel ermittelt werden, das sich mit dem Gesamtbild der akuten Symptome deckte. Das war die notwendige Voraussetzung zur Behandlung. Aber es wäre kurzsichtig gewesen, ohne zeitliche Limitierung hinsichtlich einer erkennbaren positiven Wirkung zu verfahren. Nur unter Ansatz beider Prämissen sollte in solch kritischen Situationen gehandelt werden. Besser wäre es, wenn auf den pädiatrischen Intensivstationen hinreichend homöopa-

Tab. 7.4 Repertorisation Masernmeningitis, Konsultation am 22.3.1995.

Symptom-Nr.	Rubrik	Zahl der Arzneimittel	Bewertung
1.	Intensive Fieberhitze mit Delir (fever; intense heat with delirium)	62	Fragliche Rubrik
2.	Apathie im Fieber (mind; apathy, indifference during fever)	16	Recht fragliche Rubrik
3.	Wahnideen von Tieren (mind; delusions of animals)	45	Recht fragliche Rubrik
4.	Stupor kehrt sofort nach der Antwort zurück (mind; stupor returns quickly after answers)	10	Fragliche Rubrik
5.	Launenhafter Appetit (stomach; appetite, capricious)	41	Ausgewogene Rubrik

Arznei/Symptom-Nr.	1	2	3	4	5	Bewertung
Op.	3	3	3	1	–	
Puls.	3	2	1	–	2	
Phos.	–	1	1	1	2	
Hyos.	2	–	2	3	–	
Ars.	3	–	2	–	1	
Bell.	3	–	2	–	1	Kein Mittel mit allen 5 Symptomen.
Chin.	2	1	–	–	3	3 Mittel mit jeweils 4 Symptomen, prozentuale Antizufallswahrscheinlichkeit:
Stram.	3	1	2	–	–	Op. = 57,5 – Phos. = 37,9 – Puls. = 53,2
Arn.	–	2	1	2	–	
Cham.	2	–	1	–	2	
Ail.	1	1	–	–	1	
Verat.	1	1	1	–	–	
Calc.	3	–	2	–	–	

Leitsymptom-Nr.	Rubrik	Zahl der Arzneimittel	Bewertung
1.	Fieber; Masern-Exanthem (fever; exanthematic measles)	32	Ausgewogene Rubrik
2.	Hautausschlag; Masern (skin eruptions measles)	39	Ausgewogene Rubrik

thische Kompetenz vorhanden wäre. Speziell bei solchen Erkrankungen wie den viralen Meningitiden müssten bessere Ergebnisse, besonders in der Nachbetrachtung möglich sein.

Würde hier gewartet, bis nach Kents Schema eine Wiederholung empfohlen wird, es wäre um Sebastians Schicksal nach wenigen Stunden geschehen, selbst dann, wenn er anschließend auf einer Intensivstation behandelt würde.

7.9.2 Fall 2: Rezidivstruma

Die Verwaltungsbeamtin im mittleren Dienst kommt auf Empfehlung zweier Patientinnen. Sie wird bereits in einer nahen Kreisstadt von einem Internisten und einem Homöopathen behandelt wegen einer Schilddrüsenüberfunktion, die vor 19 Jahren (1983) zu einer subtotalen Entfernung der Schilddrüse wegen einer hochaktiven Überfunktion geführt hat. Sie ist jetzt sehr beunruhigt, weil man ihr wegen einer seit 1994 zunehmenden Autonomie des linken Schilddrüsenrestes eine erneute Operation empfiehlt.

Die alternativ angebotene Radiojodtherapie hat sie sogar geradezu schockiert (Strahlen!). Sie ist daher sehr erregt und würde sicher jedes Hilfsangebot ohne eine solche Maßnahme zu schätzen wissen. Die Konsultation beim (ärztlichen) Homöopathen ergab: Struma links, Überfunktion, geschwätzige Person. Er verordnete Lachesis Q 1, das aber noch nicht eingenommen wurde, weil es zwischenzeitlich in den öffentlichen Bibliotheken auch homöopathische Arzneimittellehren gibt.

Carbimazol habe ihr schon bei der ersten Überfunktion gut geholfen. Der Internist habe es auch noch einmal angesetzt mit 5 mg täglich, sie habe es aber nur jeden zweiten Tag genommen. Sie wirkt sehr ängstlich und braucht auch wegen dieser „Untreue" – „die Ärzte geben mir immer zu viel Arznei" – ein gerütteltes Maß an Empathie: „Wir geben zwar die Dosierungsempfehlungen, aber die Wirklichkeit entscheidet, was funktioniert." Oder: „Sie entscheiden mit, was geschehen soll." Es geht ganz deutlich um Halt und Beziehung zum Arzt, dem sie Vertrauen entgegenbringen möchte (der Arzt als hilfreiche Hand).

Das ist nicht das Misstrauen, das den Arzt abklopft und disqualifiziert, wie bei Lachesis, sondern das Verlangen, vertrauen zu dürfen in einer Welt, die emotional aus den Fugen zu geraten droht. Später erzählt sie von den Schwierigkeiten mit ihrem Ehemann, aber auch von den Kindern, die beide gerade erwachsen geworden sind (Sohn 20 J., Tochter 18 J.). Es ist zeitweilig so, als wäre es völlig ausreichend, den richtigen Arzt gefunden zu haben, der nur die heilende Hand auflegen muss.

Immer wieder sind es die menschlichen Beziehungen, die für Erregung und Aufregung sorgen. Das Verlangen nach Anerkennung ist für ihre Wünsche an die Eltern kennzeichnend. Auf die Frage, ob sie sich vernachlässigt fühle, strömen ihr die Tränen ins Gesicht. Bis zu ihrem 30. Geburtstag habe sie jedes Wochenende in der bäuerlichen Gastronomie ihrer Eltern verbracht, bis es zum ersten Zusammenbruch gekommen war. Da war sie schon 9 Jahre verheiratet und hatte bereits ihr erstes Kind zur Welt gebracht. Die Mutter habe sie schon als Kind ausgenutzt, indem sie auf ihren jüngeren Bruder aufpassen musste. Bei all ihrem Tun sei sie von der Idee geleitet gewesen, **„gut sein zu müssen"**.

Von ihr noch berichtete Symptome sind: Gefühl, spontan die Füße (d. h. die Beine) zusammendrücken zu müssen, um den Abgang der Gebärmutter zu verhindern (eine Senkung wurde festgestellt), seit dem Aussetzen der Menses vor zwei Jahren war die Libido weg, seither besteht kein Verlangen nach Koitus mehr, egal mit wem.

Eigenanamnese

5/53	Geburt
1958	Grippe mit Fieberdelir: „habe dicke Männchen vor mir tanzen sehen"
1959	Kopfplatzwunde, Gehirnerschütterung, seither Kollaps beim Anblick von Blut

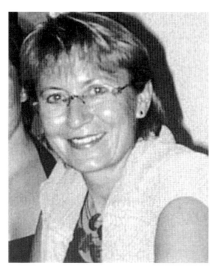

Abb. 7.3 Patientin mit Rezidivstruma (Foto: privat).

1964	Haushalt der Eltern übernommen
1974	Hochzeit mit einem Industriekaufmann, Hepatitis, aber nicht ansteckend
8/81	Geburt des Sohnes
8/83	subtotale Thyreoidektomie
12/84	Geburt der Tochter
1988	Verhaltenstherapie
1994	Rezidivstruma
2001	erneute OP-Empfehlung

Ich muss zugeben, dass ich nach diesem Vortrag von fast zwei Stunden spontan Elemente von Sepia, Phosphor oder auch Lachesis sehen konnte und mich eher desinformiert fühlte. Bei Phosphor störte mich der Tummelplatz der Krankheit an der Schilddrüse. Für Sepia stimmte mich das geistige Bild nicht zufrieden, bei Lachesis störte der eingenommene Impetus des „Gut-sein-Müssens", sodass für Bosheit kein Platz mehr war (Tab. 7.5).

In allen unklaren Fällen wird man gezielter fragen müssen; das ergibt den gelenkten Bericht (Tab. 7.6).

F: Gewitter? A: Schon als Kind Angst, auch heute noch im Auto, nicht aber in der Wohnung.

F: Im Auto kann doch nichts passieren? A: Weiß ich das genau?

F: Außersinnliche Wahrnehmung, gibt es so etwas? A: Ich war schon als Kind hellsichtig.

F: Was ist mit Gewürzen und Salz? A: Brauche ich nicht so sehr, Pfeffer ersetzt bei mir das Salz. Sehr gern Eis, kalten Sprudel, mag aber keinen Fisch.

F: Gibt es auch ein Problem mit der Nase? A: Die ist leicht verstopft.

F: Blutungen? A: Nein, nie!

F: Auch nicht am Zahnfleisch? A: Nein, aber ich bekomme leicht blaue Flecke.

F: Schlaf? A: Nach Schlaf geht es mir stets besser.

F: Träume? A: Von Hunden, die beißen wollen.

F: Temperaturverhalten? A: Ich brauche nachts ein offenes Fenster, auch wenn es draußen eiskalt ist. In so einem Fall nehme ich eine Wärmflasche mit ins Bett.

Tab. 7.5 Repertorisation Rezidivstruma, Konsultation am 30.1.2002.

Symptom-Nr.	Rubrik
1.	Abwärts zerrende Bauchschmerzen (zusammengesetzt): abdomen; pain, > downward dragging – female; pain, uterus > dragging downward
2.	Menopause – female; menopause
3.	Kropf, Struma – external throat; goitre
4.	Abneigung gegen Koitus bei Frauen – female; aversion to coition
Filtersymptom 1	Morbus Basedow – external throat; goitre, exophthalmic; Basedow disease
Filtersymptom 2	stellt sich vor, vernachlässigt zu sein – mind; delusions that he is neglected

Arznei/Symptom-Nr.	1	2	3	4	F1	F2	Bewertung
Sep.	3	3	2	3	–	1	7 Mittel mit jeweils 4 Symptomen, prozentuale Antizufallswahrscheinlichkeit:
Lach.	2	3	2	2	1	–	Ferr. = 74,3
Phos.	2	2	2	2	2	–	Graph. = 81,4
Ferr.	2	1	2	1	3	–	Lach. = 80,8
Mag-c.	2	1	1	1	1	–	Mag-c. = 69,9
Graph.	2	3	2	2	–	–	Phos. = 78,0
Psor.	1	3	1	2	–	–	Psor. = 78,3
Sulf.	3	3	–	1	–	–	Sep. = 83,7

Tab. 7.6 Analyse des gelenkten Berichts.

Symptom-Nr.	Rubrik
1.	Furcht vor Gewitter – mind; fear – of thunderstorm
2.	Hellsichtigkeit – mind; clairvoyance
3.	Verlangen nach scharf gewürzten Speisen – stomach; desires pungent food or spices
4.	Verlangen nach Eiscreme – stomach; desires ice cream
5.	Verlangen nach kohlesäurehaltigen Getränken – stomach; desires carbonated drinks
6.	Abneigung gegen Fisch – stomach; aversion fish
7.	Ekchymosen – skin; ecchymoses
8.	Nach Schlaf gebessert – general; after sleep amel.
9.	Verlangen nach frischer Luft – general; desire for fresh air
10.	Schlaf; träumt von beißenden Tieren – sleep; dreams of biting animals

Arznei/Symptom-Nr.	1	2	3	4	5	6	7	8	9	10
Phos.	3	2	3	3	2	2	3	3	1	2
Sulf.	1	–	3	–	1	1	2	–	3	1
Ph-ac.	–	–	–	–	3	–	3	3	1	–
Puls.	–	–	2	1	–	–	2	1	3	1
Med.	–	1	–	2	2	–	–	2	1	–
Calc.	–	1	–	2	–	–	1	1	1	1
Lach.	1	1	–	–	–	–	2	1	2	–
Hep.	1	–	2	–	–	–	2	–	1	–
Sep.	2	–	1	–	–	–	–	2	1	–
Graph.	–	–	–	–	–	3	–	–	2	–
Ferr.	–	–	–	–	–	–	2	1	–	–

Bewertung:
1 Arzneimittel mit 10 Symptomen, prozentuale Antizufallswahrscheinlichkeit:
Phos. = 96,5
1 Arzneimittel mit 7 Symptomen, prozentuale Antizufallswahrscheinlichkeit:
Sulph. = 70,5
4 Arzneimittel mit 5 + 6 Symptomen, prozentuale Antizufallswahrscheinlichkeit:
Calc. = 46,5; Lach. = 37,7; Med. = 49,1; Puls. = 58,1
Es gibt aber auch die sogenannte Keynote:
Schlaf träumt, dass er von Hunden gebissen wird (sleep; dreams of being bitten by dogs) – Bov. Calc. Lyss. Merc. Sulf. Verat. – die Phosphorus nicht aufführt.

Vertiefte Analyse: Unter Einbeziehung des gelenkten Berichts kommen kaum noch Zweifel an der Arzneimitteldiagnose Phosphorus auf, obwohl man gerne eine Bestätigung für das Traumthema Hund gehabt hätte. Von der ursprünglichen Differenzialdiagnose (Ferr., Graph., Lach., Mag-c., Phos., Psor., Sep., Sulf.) bleibt außer Sulfur kein ernsthafter Konkurrent mehr übrig. Sepia als rein rechnerischer Favorit verschwindet gar aus den Rängen. Selbst Lachesis landet abgeschlagen auf den letzten Plätzen. Für die Einschätzung der Bewertungen, basierend auf der Antizufallsmethode, hinterlässt Phosphorus ein Restrisiko für eine falsch positive Zuordnung von 3,5 %, Sulfur von 29,5 %, Pulsatilla von 41,9 % und Lachesis von 62,3 % [25].

Für eine hinreichende Abbildung der Ähnlichkeit nach der Totalität sollte es für Phosphorus und diese Patientin reichen. Der Homöopath sollte bei jedem Polychrest – in diesem Fall konkurrieren nur Polychreste – diese Form der Abbildung, die „Totalität" genannt wird, anstreben, um sich seiner Wahl sicher sein zu können.

Bei Anamnesen mit Phosphorus-Kandidaten muss man sich hüten, dem Patienten allzu deutlich die gewünschte Richtung der Frage zu zeigen: Er wird keine Mühe scheuen, die „gewünschte" Antwort zu geben, sodass man später vor der Frage steht, warum es mit der angeblich eindeutigen Verordnung nicht funktioniert hat.

Verlauf

Da Carbimazol noch nicht abgesetzt werden soll, bieten sich die Q-Potenzen an. Daher ab 6.2.2002: täglich 3- bis 4-mal 2 Tropfen Phos. Q1 auf der Zunge zergehen lassen. Und wir haben „Glück"! Es gibt folgende Rückmeldungen:

19.3.: „Ich habe mehr Raum in mir gefunden."

23.4.: „Der Knoten ist kleiner geworden, ich bemerke aber mehr Unruhe im Herzen."

29.4.: „Mir geht es super."

17.5.: Anhaltende Besserung, eine Zecke sei von der linken Kniekehle entfernt worden.

17.7.: „Mir geht es gut. Seit vier Wochen nehme ich auch kein Carbimazol mehr."

Deshalb erfolgt eine Blutentnahme mit dem Ziel der labormedizinischen Kontrolle:

Fortbestehende SD-Autonomie bei Euthyreose im oberen Normdrittel. Nebenbefundlich findet sich noch eine Hyperbilirubinämie von 1,8 (0,3–1,1) im Sinne eines Morbus Meulengracht. Ob das ein „Rest" der Hepatitis von 1974 war? Die Transaminasen waren normal (GPT 13, GOT 10, γGT 10). Mit dem Partner schien es auch wieder besser zu klappen. Bis zum 8.1.2003 berichtet sie über gutes, beschwerdefreies Befinden; im Zusammenhang mit einem Racheninfekt, blutigem Nasensekret und Aphonie unter zunehmend nachlässiger Q6-Einnahme erfolgte eine „Auffrischung" mit einer einmaligen Gabe von Phosphorus C 200. Seither weitgehendes Wohlergehen bei weiterhin autonomer Schilddrüse mit Einstellung von T3 und T4 im Grenzbereich zur Hyperthyreose.

Die Kreislaufverhältnisse sprechen eher für eine gute Proteinpufferung der Schilddrüsenhormone: RR 120/80 P= 76/min.

Im Herbst 2002 schickt sie ihren Sohn, der an einem CFS nach Pfeiffer'scher Krankheit leidet, im Januar 2003 auch ihre Tochter wegen idiopathischer Tibianekrose. Sie selbst hat genug Kraft, um Empfehlungen an andere auszusprechen, auch ein hübsches kleines Detail typischen Phosphorus-Verhaltens. Bis ins Jahr 2007 kam die Patientin ein- bis zweimal im Jahr zur Kontrolle. Von Operation redet niemand mehr, es besteht weiterhin eine Schilddrüsenautonomie mit Euthyreose.

Fragen und Diskussion

Sicher wird gefragt werden, warum es mir nicht sofort gelungen ist, die entscheidenden nachgefragten Phosphor-Symptome von der Patientin zu erhalten. Es ist geradezu typisch für diese Menschen, dass sie das Naheliegende zuerst anbieten. Dazu gehören eben in der zweiten Kasuistik die zur Schilddrüse gehörenden Symptome. Immerhin ist Phosphorus ja bei den SD-Symptomen Morbus Basedow und Struma zweiwertig angegeben.

Gibt es eine Erklärung, warum Phosphorus hier das richtige Mittel ist? Wie kommt Phosphor überhaupt dazu, eine Hyperthyreose, noch dazu vom Typ „Autonomes Adenom" zu beeinflussen?

Zur zweiten Frage sei Julius Mezger zitiert: „Bei geringeren Gaben wird bei Anstieg des Blutphosphors ein Absinken des Blutjodspiegels festgestellt, welcher mit einem Anstieg des Schilddrüsenjods einhergeht. Umgekehrt führt Thyreoidin-Zufuhr zu einer verstärkten Ausscheidung der Phosphorsäure. Der Gehalt der Schilddrüse an Phosphor und an Jod steht also in einem reziproken Verhältnis. Die in der Homöopathie bewährte Verwendung von Phosphor beim Basedow findet in dieser Beziehung zum Jod-Stoffwechsel ihre Stütze" [11: 1130]. Damit ist auch die erste Frage beantwortet.

Man sollte Mezgers Aussage unterstreichen, dass die Behandlung mit Schilddrüsenhormon zu einer verstärkten Ausscheidung der Phosphorsäure führt, weil sie so oft als Substitutionstherapie nach Strumektomie durchgeführt wird. Kann es sein, dass wir durch diese Substitution langfristige Deuterotypen für eine homöopathische Phosphorus-Behandlung zunehmend in die Praxen bekommen?

Manche Zusammenhänge werden erst klar, wenn man gezwungen wird, darüber nachzudenken. Wenn ich nichts bekomme, woran ich mich (fest-)halten kann, dann muss ich mich an das halten, worüber ich gestolpert bin.

Zum Abschluss nochmals Vithoulkas [22: 208]: „Auch für den Homöopathen ist ein solcher Patient ausgesprochen angenehm. Er nimmt bereitwillig an, was man ihm sagt, befolgt die Anweisungen dankbar und willig, betrachtet den Arzt von Anfang an als Freund, reicht ihm herzlich die Hand und sitzt beim Gespräch vertrauensvoll nach vorn geneigt. Er erzählt rückhaltlos alle Symptome und lässt unbegründete Befürchtungen, wie sie bei ihm oft und vielfältig auftreten, durch wenige beruhigende Worte leicht zerstreuen."

Der Leser möge diese Sätze mit dem Verhalten der realen Phosphorus-Patienten vergleichen. Was Vithoulkas aus didaktischen Gründen stark idealisiert, scheint nicht immer so durch. Ein Politiker ähnelt seiner Karrikatur meist nicht wirklich, aber die gute Karikatur charakterisiert den Politiker trefflicher, als dies eine Realabbildung wie ein Foto je zeigen kann. Dies ist einer der Gründe, warum sich „Homöocomics" zunehmend großer Beliebheit erfreuen [24].

Die Tatsache, dass beide Patienten ihre Kasuistik mit einem Foto unterstützen, ist ein sicherer Beleg gegen Lachesis und eine weitere Bestätigung für das verordnete Phosphorus. Phosphorus-Kandidaten helfen gern, aus dem Drang, das Gute tun zu wollen, wie wir von der Patientin ja bereits erfahren haben.

Tab. 7.7 Steckbrief Phosphorus.

Stoffkunde	Gelber Phosphor: die sehr giftige, gelbe, kristalline Form des Phosphors 1:1000 in Wasser nach einer Sondervorschrift des Deutschen Homöopathischen Arzneibuchs gelöst.
Synonyme	Phosphorus
Prüfungen	Hahnemann, CK5
Toxikologie	Fettige Leberdegeneration, Bluten aus allen Körperöffnungen, Tod.
Stofflich verwandte Mittel	Phosphate, Stickstoffverbindungen, Arsen, Bismut.
Wirkungsverwandte Mittel	Arn., Bry., Cact., Calc-h-p., Carb-v., Sep., Stann., Sulf., Vib.
Zusammenfassende Darstellung, Leitsätze	(1) Schwächlich, kränklich (2) Marasmus (3) Anämie (4) gewalttätig, jähzornig, psychisch wie konstitutionell (5) in Aufruhr, empfindlich gegen atmosphärische Veränderungen (6) Erregung, Blässe (7) Wallungen, Blutungen, hämorrhagische Fieber (8) Hämangiome
Causa	Emotionaler Stress (schlechte Nachricht, Tadel, enttäuschte Liebe, Ärger, Angst, Schreck), Überhitzung, Abkühlung, Wind, Hunger, Masern, Scharlach, Impfung.
>	Schlaf, kalte Umschläge, äußere Wärme, Bettwärme, Reiben, Liegen, kalte Speisen, Essen.
<	Warme Getränke, Warmwerden, Kleiderdruck, Liegen auf der linken Seite, Zugluft, Temperatur- und Wetterwechsel.

Tab. 7.7 (Fortsetzung)

Zeiten	Nachts, vor Mitternacht, morgens
Geist, Gemüt	Beschwerden durch Kummer, Schreck und sexuelle Exzesse. Furcht, allein zu sein; etwas werde passieren, vor dem Tod, vor drohender Krankheit, insbesondere vor Krebs, vor geistiger Anstrengung und Gewitter. Hellsichtigkeit. Gefühl der Dualität. Hypochondrische Angst. Verlangen nach Gesellschaft, durch Alleinsein verschlechtert. Vertrauensvoll. Wahnidee, dass seine Finger Daumen seien, dass aus allen Ecken etwas hervorkriecht. Angst vor Gewitter. Angst, allein in der Dämmerung oder im Dunkeln zu sein.
○ →	Alle Alkoholika, Gewürze, Salz, Fisch, kalte Getränke, Eis, Halbgefrorenes, Saftiges, Gesellschaft, Licht, Suggestion.
⌽ →	Süßigkeiten (außer Schokolade), Mehlspeisen, Zwiebeln, Gemüse, Austern.
Schmerzcharakteristik und Empfindungen	Überwiegend Brennen, andere Qualitäten sind nicht ausgeschlossen. Gefühl von Herabhängen, Verdrehtsein, Brechen.
Bevorzugte Seite	Rechts (54), links (62), abwechselnde Seiten.
Bevorzugte Gewebe und Organe	Atmung, RES, Nieren, Stoffwechsel, Leber, Herz, Nerven, Gemüt
Besondere körperliche Symptome	Blutungsneigung. Kann nicht auf der linken Seite liegen. Rasche Abmagerung und Schwäche. Übelkeit, sobald man die Hände in warmes Wasser taucht. Abszessneigung. Anschwellen der Drüsen. Aufbrechen alter Wunden.
Klinische Anwendung	Leberschäden jeder Art, Varikosis, Thrombose, Hämorrhoiden, Tendenz zu Durchfällen, Infektlabilität, Tonsillitis, Bronchitis, Pneumonie, Tbc.
Allgemeinsymptome	Abmagerung, Auszehrung, Abszess, ängstliche Unruhe, Anschwellen der Drüsen, Aufbrechen alter Wunden, Blutung, Hämorrhagie aus den Körperöffnungen, Blutgerinnungsstörung.
Herz, Kreislauf	Angina pectoris, Angstempfindung in der Herzregion durch Aufregung, Erweiterung des Herzens (Insuffizienz und Kardiomyopathie), fettige Degeneration des Herzens, Herzklopfen.
Atemwege	Abszess – Lungen, Beklemmung beim Husten, Engegefühl, Zusammenschnüren – wie durch ein Band beim Husten, Entzündung der Bronchien und der Lungen, insbesondere bei Kindern, Hepatisation der Lungen – durch Liegen auf der rechten Seite gebessert, durch Liegen auf der linken Seite verschlechtert, Katarrh: Jede Erkältung schlägt auf die Brust. Lungentuberkulose.
Abdomen, Rektum	Appetit vermehrt nachts, nach dem Essen, im Fieber, bei Kopfschmerzen; Durst nachts, heftig, brennend, auf große Mengen. Gastritis: Erbrechen nach Trinken kleinster Mengen, sobald es im Magen warm wird, schwarzes Blut, braun wie Kaffeesatz. Gurgeln nach dem Trinken in den Eingeweiden. Magengeschwüre, perforierend, Magenschmerzen, kalte Getränke bessern, warme Speisen verschlechtern. Angst wird nach dem Stuhlgang im Bauch empfunden. Auftreibung, Blähbauch, tympanitisch. Appendizitis, Hepatitis. Leberabszess. Leberatrophie, fettige Degeneration der Leber, Lebervergrößerung, Leberverhärtung, Leberzirrhose. Blähungen, Blutung, Hämorrhagie aus dem Anus. Durchfall morgens, bei alten Leuten, Kindern, Cholera, chronisch, bei Fieber, schmerzlos. Proktitis. Hämorrhoiden. Stuhlgang unwillkürlich, beim Husten oder Niesen. Stuhl blutig, wie Hundekot, lang, schmal; schleimig, schmierig, dünnflüssig, wässrig.
Harnorgane	Entleerung unfreiwillig, unwillkürlich, während des Hustens. Morbus Addison. Akute Nephritis. Albuminurie. Urin blutig, enthält Zylinder mit Fett, es bildet sich auf der Oberfläche ein durchscheinendes, schillerndes Häutchen.
Weibliche Genitalien	Entzündung der Ovarien, Fluor, Leukorrhö, wundmachend scharf. Krebserkrankungen des Uterus. Menses hellrot, reichlich, zu früh, zu häufig, vikariierend aus Nase, Magen, After, Harnröhre. Sexualtrieb verstärkt. Uterusmyome. Ovarzysten, bevorzugt links.

Tab. 7.7 (Fortsetzung)

Männliche Genitalien	Ausfluss von Prostatasekret beim Abgang harter Stühle, störende Erektionen nachts, heftig; Impotenz, Pollutionen, Sexualtrieb stark, heftig; sexuelle Manie.
Bewegungsapparat	Torticollis, gezogen nach links. Ungeschicklichkeit der Finger, als ob sie Stumpen wären. Ataxie. Hühneraugen. Fistulöse Öffnungen der Gelenke. Ameisenlaufen, Taubheit bei Lähmung. Lähmung der Arme bei einem Schlaganfall. Klebriger Schweiß der Hand. Gliederschmerzen, wenn man beginnt, sich zu bewegen.
Haut	Alte Narben brechen auf. Gelbsucht, Ikterus. Ekchymosen. Hautausschläge: Furunkel, Ekzem, Herpes, trocken und mehlig. Petechien. Psoriasis. Ichthyosis. Purpura haemorrhagica, Morbus Werlhof. Geschwüre blutend, fistelartig.
Frost, Fieber, Schweiß	Wetterwechsel verschlechtert, Wind verschlechtert. Frieren und Frösteln, abends, nachts, Schlaf bessert. Fieber nachmittags, abends, nachts, trockene brennende Hitze, mit Schwitzen, bei Durst auf kalte Getränke, mit unstillbarem Durst, hektischer Typ (tuberkulös), typhöser Typ, Continua mit abdomineller Ursache, bei Hämorrhagie, bei Thoraxerkrankungen, mit drohender Lähmung.

Literatur

[1] Allen HC: Leitsymptome wichtiger Arzneimittel der homöopathischen Materia Medica. Göttingen: Burgdorf; 1995: 318–321.
[2] Allen TF: Encyclopedia of Pure Materia Medica. New Delhi: Jain; 1995.
[3] Allen TF: Hand Book of Materia Medica and Homeopathic Therapy. New Delhi: Jain; 1983: 853–874.
[4] Beuchelt H: Konstitutions- und Reaktionstypen in der Medizin mit Berücksichtigung ihrer therapeutischen Auswertbarkeit. Ulm: Haug; 1956: 130–135.
[5] Boericke W: Homöopathische Mittel und ihre Wirkungen. (s. Literaturverzeichnis im Anhang).
[6] Boger CM: Bönninghausen's Characteristics (and Repertory). New Delhi: Jain; 1991: 128–130.
[7] Clarke JH: Enzyklopädie für den homöopathischen Praktiker. Bd. 7. (s. Literaturverzeichnis im Anhang).
[8] Hahnemann S: Die chronischen Krankheiten, Bd. V. (s. Literaturverzeichnis im Anhang).
[9] Hering C: Leitsymptome unserer Materia Medica (s. Literaturverzeichnis im Anhang).
[10] Kent JT: Homöopathische Arzneimittelbilder, Bd. 3. Neu übersetzt von Wilbrand R. Heidelberg: Haug, 2001: 299–322.
[11] Lippe A v: Grundzüge und charakteristische Symptome der Materia medica. Göttingen: Burgdorf; 1983.
[12] Mezger J: Gesichtete Homöopathische Arzneimittellehre. (s. Literaturverzeichnis im Anhang).
[13] Morrison R: Handbuch der homöopathischen Leitsymptome und Bestätigungssymptome. (s. Literaturverzeichnis im Anhang).
[14] Nash EB: Leitsymptome in der Homöopathischen Therapie. Neu übersetzt von Wilbrand R. Stuttgart: Haug; 2004: 190–199.
[15] Phatak SR: Materia Medica of Homoeopathic Medicines. New Delhi: Indian Books; 1977: 460–465.
[16] Römpp: Chemie Lexikon in 6 Bdn. Stuttgart: Thieme; 1995.
[17] Seideneder A: Mitteldetails der homöopathischen Arzneimittel. (s. Literaturverzeichnis im Anhang).
[18] Scholten J: Homöopathie und die Elemente. Utrecht: Jan Scholten; 1997: 291–295.
[19] Stauffer K: Klinische Homöopathische Arzneimittellehre. Regensburg: Sonntag; 1978: 511–521.
[20] Vermeulen F: Concordance Materia Medica. Haarlem: Merlijn Publishers; 1994: 753–761.
[21] Vermeulen F: Synoptic Materia Medica I. Haarlem: Merlijn Publishers; 1993: 306–308.
[22] Vithoulkas G: Essenzen homöopathischer Arzneimittel. Höhr-Grenzhausen: Sylvia Faust; 1998: 207–211.
[23] Voisin H: Matière Médicale Homeopathique Clinique, 2 Bde. Annecy: G. Ducrot; 1946: 1024–1039.
[24] Vonarburg B: Homöotanik, 4 Bde. Heidelberg: Haug; 1997–2001.
[25] Möller H: Berechnung von Antizufallswahrscheinlichkeiten in der Repertorisation. www.drmoeller.com. 2002.

Weitere Literatur unter www.drmoeller.com.

8 Causticum

Gerhard Bleul

> **Lernziele**
> - Grundzüge des Arzneimittelbildes von Causticum kennen: Lähmung, lähmungsartige Schwäche durch langes Leiden oder Kummer, ausgebrannt sein, Aufopferung,
> - charakteristische und wahlanzeigende Symptome für Causticum benennen und im Krankheitsfall wiedererkennen können,
> - Hauptanwendungsgebiete für Causticum in der klinischen Praxis kennen: z. B. Atemwegsinfekte mit Husten und Heiserkeit, Blasenlähmungen, Harninkontinenz, Lähmungen (Gesicht, Beine), rheumatische Beschwerden, Warzen, Analfissur,
> - Causticum gegen ähnliche Arzneimittel (z. B. Arsenicum album, Carcinosinum, Conium, Drosera, Gelsemium, Natrium muriaticum, Phosphorus, Acidum phosphoricum, Rhus toxicodendron, Staphisagria) abgrenzen können.

8.1 Ausgangsstoff und Herstellung

Causticum ist ein Destillat einer Mischung von gelöschtem Kalk und Kaliumsulfatlösung. Es kommt in der Natur nicht vor, sondern ist eine Entwicklung Hahnemanns.

Da Causticum Hahnemanni außerhalb der Homöopathie nicht bekannt ist, gibt es weder technische Anwendungen noch toxikologische Erkenntnisse. Hahnemann selbst nennt als Wirkung des eingenommenen Destillats „schrumpfender" Geschmack und Brennen im Hals.
Hahnemann beschreibt die Herstellung (CK, Bd. 3, S. 84) folgendermaßen:

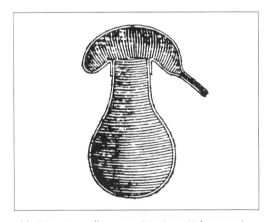

Abb. 8.1　Herstellung von Causticum Hahnemanni.

▶ Man nimmt ein Stück frisch gebrannten Kalk ... taucht es in ein Gefäss voll destillirten Wassers, eine Minute lang, legt es dann in einen trockenen Napf, wo es bald (unter Entwicklung von Hitze und Geruch) ... in Pulver zerfällt. Von diesem Pulver nimmt man zwei Unzen, mischt damit ... eine Auflösung von zwei Unzen bis zum Glühen erhitzten und geschmolzenen, dann wieder erkühlt, gepülvertem doppelsauren schwefelsauren Kali in zwei Unzen siedend heißem Wasser, trägt dies dickliche Magma in einen kleinen gläsernen Kolben, klebt mit nasser Blase den Helm auf, und an die Röhre des letztern die halb in Wasser liegende Vorlage, und destillirt unter allmäliger Annäherung eines Kohlenfeuers von unten, das ist, bei gehörig starker Hitze, alle Flüssigkeit bis zur Trockenheit ab. Dieses ... Destillat ... enthält in konzentrierter Gestalt ... das Causticum, riecht wie Aetz-Kali-Lauge und schmeckt hinten auf der Zunge schrumpfend und ungemein brennend im Halse, gefriert nur bei tiefern Kälte-Graden als das Wasser und befördert sehr die Fäulnis hinein gelegter thierischer Substanzen ... ◀

Kurz kann die Herstellung so zusammengefasst werden:

Erhitzen von $CaCO_3$ (Kalkstein, Marmor) auf über 900 °C → CaO (gebrannter Kalk, Calciumoxid);

Zugabe von Wasser → $Ca(OH)_2$ (Löschkalk, Calciumhydroxid);

Erhitzen mit H_2O und $KHSO_4$ (Kaliumhydrogensulfat) → unlöslicher Niederschlag und Destillat (= Causticum).

Laut Grimm [3] enthält das originale Causticum Hahnemanni Kalilauge (KOH), welche infolge des Siedeverzugs durch Hochspritzen an den Helm in das destillierte Wasser gelangt; die marktüblichen Präparate (DHU, Staufen, ISO) aber enthalten Ammoniumsalze (NH_4), wohl durch Beimischung von Ammoniak zum Kalk, wie es von späteren Autoren angegeben wurde. Grimm gibt folgende chemische Reaktionen an:

$2\,KHSO_4 \rightarrow\, + H_2O$
$K_2S_2O_7 \rightarrow K_2SO_4 + SO_3$
$CaO + H_2O \rightarrow Ca(OH)_2$
$Ca(OH)_2 + K_2SO_4 \rightarrow CaSO_4 + 2\,KOH$

8.2 Substanzbetrachtung

Etymologisch wird der Begriff vom griechischen „kautero" (= Brenneisen) hergeleitet, welches im Lateinischen zum Adjektiv „causticus" (= beizend) geworden ist.

Im Herstellungsprozess wird Kalk, der die Überreste von Muscheltieren der Vorzeit darstellt, gebrannt und gelöscht und mit einer Kaliumsulfatverbindung vermischt. Dieses Gemisch, eine Lauge, wird destilliert, danach wird ihr das Wasser entzogen, womit die Lauge selbst ausgewaschen wird, also „ausgelaugt" ist. Die wesentlichen Elemente des Arzneimittelbildes sind Austrocknung, Schwäche und Lähmung.

Synonyme Bezeichnungen für Causticum sind Ätzkalk und Tinctura acris sine kali.

8.3 Symptomatik

8.3.1 Homöopathische Arzneimittelprüfung

Hahnemann hat die Prüfung von Causticum im 3. Teil der CK (2. Aufl. 1837) veröffentlicht, nachdem er das Mittel einer Nachprüfung mit 9 Probanden unterzogen hatte. Wesentliche Prüfsymptome sind in der **Tab. 8.1** zusammengefasst.

8.3.2 Geistes- und Gemütssymptome

Die sorgenvolle, depressive Grundstimmung bei gleichzeitig entschlossenem Eintreten für das Wohl anderer und für das Ideal der Gerechtigkeit wird von verschiedenen Autoren beschrieben.

Tab. 8.1 Ausgewählte Prüfsymptome Hahnemanns.

Gemüt	(4) Uebertrieben mitleidig; bei Erzählungen Anderer und ihnen angethaner Grausamkeiten ist sie ausser sich vor Weinen und Schluchzen und kann sich nicht zufrieden geben.
	(20) Aeusserste ängstliche Furchtsamkeit; sie hatte so grosse Angst vor einem nahen Hunde, der ihr Nichts that, dass sie am ganzen Leibe zitterte; jedes Geräusch auf der Strasse setzte sie in Bangigkeit, und wenn sie Knaben klettern sah, gerieth sie in grosse Unruhe, dass sie Schaden nehmen möchten.
	(35) Aergerlich, reizbar, keine Freude an Musik.
	(44) Aufgelegt zum Zanken und Lärmen, ohne ärgerlich zu sein.
Kopf	(94) Gefühl, als wäre das Hirn los, und würde erschüttert durch Gehen im Freien.
	(113) Herauspressender Kopfschmerz in den Schläfen, Tag und Nacht, mit Uebelkeit zum Erbrechen.
	(141) Ein unschmerzhaftes Wühlen im ganzen Kopfe.
	(168) Die Haut am Kopfe sparrt und spannt.

Tab. 8.1 (Fortsetzung)

Augen	(182) Drücken in den Augen, als wenn Sand darin wäre. (206) Brennen in den Augen, ohne Röthe. (212) Entzündete Augenlider von Zeit zu Zeit, mit Ansetzen verhärteter Augenbutter zwischen den Wimpern. (224) Sichtbares Zucken der Augenlider und der linken Augenbraue. (228) Das Oeffnen der Augen ist erschwert, mit Gefühl, als wären die Lider geschwollen, am meisten früh. (240) Verdunkelung der Augen, als wenn ein Flor davor gezogen wäre, im Stehen.
Ohren	(270) Ein reissender Stich-Schmerz im Ohre, mit Sausen, wie Sturmwind. (282) Beim Aufstossen fährt Luft ins Ohr. (286) Wiederhall in den Ohren von ihren Worten und Tritten.
Nase	(309) Ausschlags-Blüthen auf der Nasenspitze. (312) Er schnaubt früh Blutiges aus der Nase, mehrere Morgen nach einander.
Gesicht	(360) Gefühl von Spannung und Schmerz in den Kinnbacken, dass sie den Mund nur schwierig aufthun konnte und nicht gut essen, weil ein Zahn zugleich so hoch stand.
Zähne	(400) Schmerzhafte Lockerheit der Schneidzähne.
Mund	(420) Wundheits-Schmerz und Brennen am Gaumen.
Innerer Hals	(442) Trockenheit des Halses, mit trocknem Hüsteln. (457) Sie muss immer schlingen; es ist ihr, als wäre der Hals nicht gehörig weit, und beim Schlucken fühlt sie Trockenheit darin.
Magen	(489) Er hat Appetit, aber im Essen ward ihm die Speise gleich zum Ekel. (318) Empfindung, wie von verdorbenem Magen, bei Auftreibung des Unterleibes. (324) Aufstossen nach dem Genossenen, 3 Stunden nach dem Essen. (333) Brennend heisses Aufstossen, Nachmittags und Abends, ohne übeln Geschmack. (376) Stiche in der Herzgrube, die das Herz zusammenzuziehen scheinen.
Abdomen	(622) Stiche im Unterleibe, lange hintereinander fort, so dass er nicht sitzen bleiben konnte.
Rektum	(662) Vergeblicher Stuhldrang, öfters, mit vielen Schmerzen, Aengstlichkeit und Röthe im Gesichte. (667) Der Stuhl geht besser im Stehen ab. (688) Nach dem Stuhlgange, Beängstigung, Hitze im Gesichte und Neigung zum Schwitzen.
Blase	(729) Oefterer Harndrang, ohne Abgang; dann, beim Sitzen, unwillkührlicher Abfluss.
Genitalien	(805) Bei Eintritt der Regel, Leibschneiden, ohne Durchfall, mit Reissen im Rücken und Kreuze, vorzüglich bei Bewegung.
Husten	(843) Starke Heiserkeit, besonders früh und Abends, mit Kratzen im Halse. (857) Husten von Kitzeln im Hals und Rauhheit, ohne Auswurf oder mit erst spät erfolgendem. (868) Husten weckt sie aus dem Schlafe, Abends und früh; am Tage wenig oder kein Husten.
Brust	(878) Beim Husten schmerzt die Brust, wie wund. (899) Beklemmung auf beiden Seiten der Brust, als würde sie zusammen gedrückt. (930) Stechen von der Tiefe der Brust zum Rücken heraus.
Rücken	(961) Heftiger Verhebungsschmerz im Kreuze, bei Bewegung. (1002) Anhaltendes Spannen in der rechten Hals- und Brust-Seite, so dass es den Körper auf die rechte Seite zieht.
Extremitäten	(1023) Dumpfes Reissen in Armen und Händen. (1068) Lähmung der Vorderarme; er konnte sie kaum aufheben, vor Schwere und Steifheits-Gefühl. (1108) Wie elektrische Zucke fahren aus dem Unterleibe mehrmals in die Finger und ziehen diese krumm. (1162) Lästige Unruhe in beiden Beinen, früh, im Bette, Stunden lang. (1188) Wie gelähmt in den Oberschenkeln, mit Mangel an Athem. (1232) Reissen in der Wade und im Fussrücken. (1307) Gichtische Schmerzen in allen Gliedern.

Tab. 8.1 (Fortsetzung)

Haut	(1355) Schon fast geheilte Haut-Verletzungen schlagen wieder zu Unheil und fassen Eiter.
Schlaf	(1400) Grosse Schläfrigkeit, dass er (auch in Gesellschaft) kaum widerstehen kann und sich legen muss. (1411) Nachts kann er keine ruhige Lage finden; jeder Theil thut weh, wie gedrückt. (1450) Lautes Lachen im Schlafe. (1459) Träume voll Streitigkeit, bei unruhigem Schlafe. (1467) Oft Aufschrecken aus dem Schlafe.
Frost	(1486) Schauder vom Gesichte an, hinten über den Rücken herab, bis in die Knie.
Allgemeines	(1368) Innere Zitter-Empfindung. (1377) Ohnmachtartiges Sinken der Kräfte.

- Hahnemann: „Hypochondrische Niedergeschlagenheit; Melancholie; kummervolle Gedanken die Nacht, und am Tage Weinen; Bangigkeit; Misstrauen für die Zukunft; Hoffnungslosigkeit; Schreckhaftigkeit; Zornigkeit; Aergerlichkeit: … Das Kind ist weinerlich über jede Kleinigkeit."
- Nash: Traurigkeit, Sorgen, beständiger Kummer.
- Clarke: Furchtsam, ängstlich, nervös.
- Kent: Mitfühlend, Mitleid, Fanatismus.
- Vithoulkas: Fanatischer Gerechtigkeitssinn.
- Morrison: Zorn über Ungerechtigkeit.
- Voisin: Kritische Einstellung, Widerspruchsgeist.

8.3.3 Charakteristische körperliche Symptome

Boger nannte die folgenden Schwerpunkte des Arzneimittelbildes (**Tab. 8.2**).

Die körperliche Symptomatik ist geprägt von Beschwerden der Atemwege (Heiserkeit, trockener Husten, Schluckbeschwerden), der Blase (Inkontinenz) und des peripheren Nervensystems (allmählich sich entwickelnde Lähmungen im Gesicht, v. a. der Lider und des Kiefers).

Die bedeutendste Causa für die Entstehung einer Causticum-Symptomatik ist die Aufopferung für andere Menschen unter anhaltendem Kummer. Aber auch ein plötzlicher psychischer Schock kann zu einer muskulären Lähmung führen. Als weitere ätiologische Faktoren werden von Allen Schlafmangel, Nachtwachen, Furcht, Schreck, Freude, unterdrückte Hautausschläge und Bleivergiftung (Lähmung) genannt, von Clarke darüber hinaus auch Verbrennungen und Verbrühungen. Modalitäten und weitere Charakteristika sowie wichtige Symptome von Kopf bis Fuß zeigt der „Steckbrief" am Ende des Kapitels (**Tab. 8.5**, S. 110 ff.).

Tab. 8.2 Stichworte zu Causticum (nach Boger).

Körperregion	Verschlechterung	Besserung

Nerven: motorisch
          sensorisch
Muskeln: Blase
          Kehlkopf
          Beine
Atemwege
Haut
Gesicht
Rechte Seite
	Luft: kalt, trocken, rau
	Wind, Zugluft
	Temperaturextreme
	Wetterwechsel
	Beugen, Bücken
	Unterdrückung
	Anstrengung
	Kaffee
	3–4 Uhr morgens, abends
		Kalte Getränke
		(sogar bei Fieberfrost)
		Waschen
		Wärme, Bettwärme
		Sanfte Bewegung

8.4 Besondere Anwendungsgebiete

Bedeutende Indikationen für Causticum sind:

Nervensystem: Lähmungen durch Kälte und Zugluft, aber auch nach Anstrengung, Schreibkrampf, Sprachlähmung, schwere Lider, unsicheres Gehen, Stolpern, epileptische Anfälle, vor allem bei Neumond.
Atemwege: Heiserkeit, Krupp-Husten, ständiger Hustenreiz, vor allem beim Hinlegen oder nachts, wobei kalte Getränke helfen („löschen").
Blase: Blasensphinkterschwäche, Urinabgang beim Husten, Lachen, Springen, bei Erschütterung.
Bewegungsapparat: Beschwerden des Nackens und Rückens, Kontraktion der Beugemuskeln, Muskelschwäche und -atrophie, rheumatische Beschwerden, d.h. steife, schmerzhafte Gelenke mit reißenden oder ziehenden Schmerzen bei Arthritis, Arthrose, Polymyalgie.
Haut: Warzen in der Nähe der Fingernägel, auf Augenlidern und der Nasenspitze, schlecht heilende Brandwunden, wieder aufbrechende, blutende alte Narben, Akne, Analfissur.

8.5 Das Wesentliche der Arznei

Der Causticum-Typ ist erschöpft und ausgebrannt, weil er Kummer hat und sich mehr um andere kümmert als um sich selbst. Dabei ist er schutzbedürftig wie kaum ein anderer. Der ausgeprägte Gerechtigkeitssinn führt zur Ablehnung jeder Autorität, einer Rebellion gegen unhaltbare Zustände und zu einem heiligen Zorn. Süßes Leben und Süßigkeiten werden abgelehnt, es besteht eher das Verlangen nach geräuchertem Fleisch.

Auf körperlicher Ebene finden sich Lähmungen, Krämpfe, Konvulsionen, harte Warzen und Beschwerden durch alte Narben. Husten und brennende Halsschmerzen müssen durch kaltes Wasser gelöscht werden. Der Blasenschließmuskel ist schwach, Urin geht beim Husten, Lachen, Niesen oder Springen unfreiwillig ab.

Trocken-kaltes Wetter, Nachtwachen und übermäßige Anstrengungen verschlimmern. Eine Besserung stellt sich bei bedecktem Wetter ein, selbst die Depressionen sind bei Wolken verschwunden.

8.6 Differenzierung ähnlicher Mittel

Phosphorus

ist dem Causticum in vielen Bezügen sehr ähnlich und leicht zu verwechseln. Allen warnte aus eigener Erfahrung davor, die beiden Mittel aufeinander folgen zu lassen, weil sie unverträglich seien. Clarke schreibt dazu: „Phos. berührt Caust. in vielen Punkten und steht ihm zu nahe, um damit kompatibel sein zu können. Dies gilt jedoch nur, wenn eines der beiden Mittel zu Besserung geführt hat; wenn eines wirkungslos geblieben ist und das andere angezeigt ist, ist das andere wahrscheinlich das richtige Mittel." Der Phosphorus-Husten verschlimmert sich durch kalte Getränke, während diese beim Causticum-Patienten bessern.

Arsenicum album

Ähnlich sind die brennenden Schmerzen, die Ängstlichkeit und Besorgnis sowie die Aufregung über Kleinigkeiten. Typisch für Ars., im Gegensatz zu Caust., ist aber die akribische Genauigkeit, Pedanterie, Unruhe und die Angst vorm Sterben.

Calcium carbonicum

Die körperliche Statur ist übergewichtig und rund. Die Reaktion auf Widrigkeiten besteht eher im Rückzug, nicht im Aufbegehren.

Carcinosinum

Auch dieser Typus opfert sich für andere auf, aber nicht aus einem tiefen Gerechtigkeitsempfinden, sondern aus der Geringschätzung eigener Bedürfnisse: Er ist es sich nicht wert, ihre Befriedigung einzufordern.

Conium

Es bestehen Ähnlichkeiten zu Causticum bezüglich der Muskellähmungen. Die Erschöpfung des Conium-Patienten ist typischerweise die Folge eines Partnerverlusts, während sich der Causticum-Patient in der Pflege aufgeopfert hat.

Drosera

Bezüglich des trockenen Hustens mit Heiserkeit ist eine Verwechslung leicht möglich. Der Drosera-Husten tritt eher nachts auf, der Causticum-Husten hingegen morgens und abends. Die Causticum-typische Blasenschwäche fehlt bei Drosera.

Natrium muriaticum

Im Vergleich zu Causticum ist die Traurigkeit und Resignation größer, aber auch die souveräne Selbstständigkeit (klammert sich nicht an andere).

Silicea

Anders als im Causticum-Bild fehlen hier der Widerspruchsgeist und die Streitsucht. Erwartungsangst und Lampenfieber sind deutlich ausgeprägt, auch wenn Silicea versucht, dies nicht zu zeigen.

Magnesium phosphoricum

Ähnlichkeiten zeigen sich hinsichtlich der Muskelkrämpfe, insbesondere der Beugekontraktur und des Schreibkrampfes. Die Gemütssymptome von Mag-p. sind geringer ausgeprägt, der für Causticum typische Gerechtigkeitssinn und das Engagement fehlen.

Staphisagria

Ähnlich ist die Empfindlichkeit auf ungerechte Behandlung und die daraus resultierende Empörung. Staphisagria leidet aber eher unter der tiefen Verletzung seiner persönlichen Integrität, während bei Causticum die Sorge um andere im Vordergrund steht.

Acidum phosphoricum

Ähnlich ist die Erschöpfung durch Anstrengung, bei diesem Mittel allerdings vor allem nach dem Lernen und Studieren oder nach Schreck und Kummer. In der Folge entwickeln sich geistige Trägheit und Begriffsstutzigkeit.

Gelsemium

Hier steht die Erschöpfung durch Infekte oder körperliche Anstrengung im Vordergrund, mit der Folge von Zittern, Schwäche, Lähmung. Das Ausgelaugtsein bei Causticum geht tiefer und ist auf eine sehr viel länger dauernde Überforderung zurückzuführen.

Rhus toxicodendron

Die Wirkung auf rheumatische Beschwerden durch feuchte Kälte ist ähnlich, aber für Causticum gilt nicht die ausgeprägte Verbesserung durch Bewegung.

8.7 Kasuistiken

8.7.1 Fall 1: Die engagierte Krankenschwester

Doris P., 38 Jahre, geht selten zum Arzt. Im März 1993 hat sie allerdings triftige Gründe. Sie ist total erschöpft, depressiv und erbost. Seit November 1992 hat sie eine neue Stelle als Leitende Schwester einer Pflegestation inne, statt der 15 vorgesehenen aber nur 5 ausgebildete Kräfte zur Verfügung. Sie selbst muss dauernd Überstunden und Nachtdienst machen, aber auch Mängel sachlicher Art durch Improvisation ausgleichen. Ihr Ehemann ist zu dieser Zeit arbeitslos, sie haben zwei Söhne von 12 und 14 Jahren. Die Überstunden und vor allem der Nachtdienst haben sie erschöpft. Mehr Sorgen als um sich selbst macht sie sich allerdings um die ihr anvertrauten Patienten; sie sollten doch eine optimale Pflege bekommen. Dass es an allen Ecken und Enden fehlt, ringt ihr ein spöttisches und verkrampftes Lachen ab. – Die Haut der Wangen ist seit Kurzem gerötet und trocken-schuppig.

Tab. 8.3 Repertorisation Fall 1 (mit MacRepertory 5.6, 2000).

Arzneimittel	Caust.	Ars.	Ign.	Nux-v.	Phos.	Calc.
Summe der Grade	16	11	11	16	14	11
Summe der Symptome	6	6	6	5	4	4
Allgemeines; SCHLAF; Schlafmangel, durch (45) – 2-fach gewertet	4	2	2	6	6	2
Gemüt; SORGEN, Beunruhigung; voller; andere Personen, um (9)	2	1	2	1	–	–
Gemüt; BESCHWERDEN durch; Sorgen, Beunruhigung (21) – 2-fach gewertet	4	2	2	6	4	4
Gemüt; SPOTTEN; allgemein; Sarkasmus (27)	1	2	1	1	–	–
Gemüt; LACHEN; allgemein; krampfhaft (52)	2	1	3	–	2	2
Gesicht; HAUTAUSSCHLÄGE; allgemein; Wangen (77)	2	1	3	–	1	–
Gesicht; HAUTAUSSCHLÄGE; schorfig, schuppig (91)	3	2	2	3	2	1

Die Patientin ist deutlich überlastet, aber nimmt die übermäßigen Aufgaben als Herausforderung an. Sie kommt nicht in die Sprechstunde, um sich krank schreiben zu lassen, weil sie ihre Patienten nicht allein lassen will. Es geht ihr vordergründig um den Hautausschlag, aber eigentlich um eine Hilfe für die Erschöpfung, um weiter arbeiten zu können.

Die Repertorisation (Tab. 8.3) berücksichtigt die Causa (Schlafmangel), die Hauptbeschwerden (Erschöpfung durch Sorge für andere) und die jüngsten Symptome (schuppige Wangenhaut). Die Gewichtung verstärkt die wesentlichen Symptome durch Mehrfachwertung und verringert das einzige körperliche Symptom durch Zusammenfassung zu einer Rubrik.

Abgrenzung zu weiteren hochrangigen Mitteln in der Repertorisation

Nux vomica: Der Einsatz des Nux-v.-Patienten bezieht sich eher auf eine Sache oder ein Geschäft, wobei er am liebsten allein arbeitet, weil er sich auf niemanden verlassen möchte. Die Sorge um andere Menschen gerät in den Hintergrund.

Calcium carbonicum: Der Eigensinn ist vergleichbar, die Ängste des Calc.-Patienten sind viel ausgeprägter und vielfältiger. Spott ist ihm fremd, er fürchtet ihn, wenn er sich auf ihn bezieht.

Phosphorus: Die körperlichen Symptome sind denen von Causticum sehr ähnlich. Die Unterschiede bestehen vor allem im psychischen Bereich. Der Phos.-Patient ist liebenswürdig, mit sonnigem Gemüt; er ist zwar schnell ermattet, aber meist auch schnell wieder erholt (wenn er nicht nach langer Krankheit, Schwangerschaft oder durch Blutverlust erschöpft ist). Die kompromisslose Strenge von Causticum kennt er nicht.

Arsenicum album: Viele körperliche Symptome sind ähnlich. Aber der Ars.-Patient ist viel genauer und pingeliger, mehr auch auf das Äußere bedacht. Der Einsatz für andere endet für ihn bald, aus Angst, etwas Falsches zu tun.

Ignatia: „Folge von Kummer" ist das Leitsymptom. Für Causticum gilt eher „Folge von Kümmern". Die launischen Schwankungen der Gemütsverfassung sind beim Ignatia-Patienten viel ausgeprägter.

Verlauf

Verordnung: Causticum D 12, 1- bis 3-mal täglich nach Bedarf; das Mittel wurde insgesamt 7-mal eingenommen.

Nach 10 Tagen kommt die Patientin wieder in die Sprechstunde: Das Hautbild hatte sich nach 2 Tagen deutlich gebessert, nach weiteren 2 Tagen entwickelte sie einen kurzen fieberhaften Infekt (wie viele andere zu dieser Zeit), der aber jetzt schon langsam im Abklingen begriffen ist. Sie hat weiterhin Schweißausbrüche sowie Kopf- und Ohrenschmerzen. Verlaufsanalyse: Das zuletzt aufgetretene Symptom verschwindet zuerst, andere Beschwerden bleiben bestehen. Daher erfolgt jetzt der Wechsel zur höheren Potenz, einer Einmalgabe von Causticum D 200.

Nach 2 ½ Wochen: 10 Tage lang ging es ihr viel besser; eine kleine Warze am rechten Zeigefinger, die sie gar nicht erwähnt hatte, war verschwunden. Seit einer Woche brennt die Gesichtshaut wieder und ist gerötet. Verlaufsanalyse: Nach der Rückkehr früherer Symptome ist die Wiederholung der Gabe angezeigt, erneut 1-mal Causticum D 200.

In den nächsten 10 Monaten geht ihr die Arbeit leichter von der Hand. Zeitweise hat sie Sodbrennen, meldet sich deswegen aber nicht. Im Juli 1994 und erneut im Januar 1995 hat sie Autounfälle, der zweite wurde von ihr durch Unaufmerksamkeit nach Überarbeitung verursacht. Erst im Oktober 1995 meldet sie sich wieder, erneut wegen einer Erschöpfungsphase. Sie fühlt sich kraftlos, was sie lange nicht mehr kannte. Zeitweise hatte sie 14 Stunden lang nonstop gearbeitet. Sie klagt über Gelenkschmerzen an wechselnden Orten, vor allem an den Fingern und der rechten Hüfte, darin verspürt sie Hitze, Kälte bessert. Wie bereits vor 10 Jahren hat sie Fieberschübe, begleitet von Halsweh, oft Durchfälle und Juckreiz am After. Der Schlaf war schlecht, sie wird von den geringsten Geräuschen geweckt.

Nach 2 ½ Jahren erhält sie, weil auch die Symptome des akuten Infekts für das gewählte Konstitutionsmittel sprechen, wieder eine Einmalgabe Causticum D 200, welches schon nach wenigen Stunden deutlich wirkt und anhaltende Erleichterung bringt. Weitere 7 Monate später hat sie einen fieberhaften Infekt mit Halsweh beim Husten und Heiserkeit sowie Magenbrennen. Diesmal ist sie sogar für eine Arbeitsunfähigkeitsbescheinigung über 5 Tage dankbar und bekommt erneut 1-mal Causticum D 200.

Über 2 Jahre später, im Juli 1998, kommt sie kurz in der Sprechstunde vorbei, weil sie wieder mal von der vielen Arbeit erschöpft ist „und die Kügelchen doch so gut helfen". Sie wünscht sich nur 1-mal Causticum D 200, was ihr nach wenigen Tagen wieder Beschwerdefreiheit bringt.

Aus diesem Fallverlauf ist klar ersichtlich, dass das homöopathische Mittel zwar die Beschwerden heilen, aber nicht den Charakter ändern kann. Die Patientin bleibt weiterhin in hohem Maß engagiert, kann aber trotzdem weiter arbeiten und ihren Lebensaufgaben nachgehen.

8.7.2 Fall 2: Nächtliche Hustenanfälle

Heidi T., 37 Jahre, meldet sich im Mai 1997, weil sie seit zwei Wochen Husten hat, vor allem nachts ab 23 Uhr. Sie schläft oft nur zwei Stunden bis zum nächsten Anfall, schlimmer beim Hinlegen, Sitzen bessert, Trinken ebenso, der wenige Auswurf ist hell. Sie hatte das Gefühl, als ob auf dem Kehlkopf etwas sitzt, warme, feuchte Luft verschlimmert.

Die Repertorisation der körperlichen Symptome (Tab. 8.4) ergibt recht eindeutig Causticum. Die Patientin erhält es in der D 12, 2- bis 3-mal täglich einzunehmen, und zwar immer dann, wenn der Husten zurückkehrt; insgesamt achtmal nimmt sie die Globuli. Dies führt zur umfassenden Abheilung innerhalb weniger Tage.

Differenzierung anderer Mittel der Repertorisation

Coccus cacti: Auch hier sind die in der frühen Nacht einsetzenden Hustenanfälle typisch, eher aber begleitet durch Würgen und Erbrechen von Schleim.

Drosera: Das typische Mittel für den Husten, sobald man liegt. Anders als bei Causticum hilft hier Trinken nicht.

Bryonia: Der Husten ist schmerzhaft und brennt wie bei Causticum, ist aber nicht auf die Nacht beschränkt, das Erwachen durch den Husten ist nicht typisch.

Kalium carbonicum: Wärme tut in jedem Fall gut, verschlimmern tut sie nicht. Der Typus von Kalium carbonium ist deutlich von Causticum zu unterscheiden: verlangt nach Halt und Struktur auch im Alltag, ist nicht rebellisch, neigt zu Ödemen.

Tab. 8.4 Repertorisation Fall 2 (mit MacRepertory 5.6, 2000).

Arzneimittel	Caust.	Coc-c.	Dros.	Bry.	Kali-c.
Summe der Grade	11	6	6	6	6
Summe der Symptome	7	4	4	4	4
Husten; NACHTS; nur (4)	2	–	–	–	–
Husten; LIEGEN; agg.; Liegen, nur im (2)	2	–	–	–	–
Husten; LIEGEN; agg.; Hinlegen, anfangs beim (31)	1	–	2	1	1
Husten; NACHTS; agg.; erwacht vom Husten (36)	2	1	1	1	3
Husten; TRINKEN; amel. (15)	2	2	–	1	1
Husten; LUFT; warme; agg. (4)	–	–	–	–	–
Husten; WARM; Erwärmung, bei (17)	1	1	1	2	–
Larynx u. Trachea; FREMDKÖRPERGEFÜHL; Kehlkopf (31)	1	2	2	2	1

Verlauf

Nach sechs Monaten meldet sie sich wieder, weil sie seit dem Sommer diffusen Haarausfall hatte. Abends spürt sie ein „Prickeln" auf dem Kopf. Die geringe Akne auf Rücken und Brust verschlimmert sich vor den Menses. Vor fünf Wochen nahm sie einmal Sepia D 30, jedoch ohne spürbaren Effekt. „Der Haarausfall macht mich irre." Durch den Umbau am Haus, das die Familie zusammen mit der Schwiegermutter besitzt, ist sie sehr belastet, es gibt oft Ärger. Der Schlaf sei gut, aber „ich brauche abends eine Stunde für mich allein, alle wollen was von mir". Sie muss auch das Finanzielle allein regeln; selbst den 60. Geburtstag ihres Vaters musste sie allein organisieren.

Eine Gabe Causticum C 30 hilft ihr, es geht „langsam, aber sicher aufwärts". Nach etwa zwei Monaten ist sie beschwerdefrei. Auch diese Patientin ist von Beruf Krankenschwester.

8.7.3 Fall 3: Gelenk- und Muskelschmerzen

Margret S., 59 Jahre, meldet sich im November 1995 wegen einer seit vielen Wochen bestehenden Auftreibung der Fingergelenke mit stechenden Schmerzen. Morgens sind die Fußgelenke steif, oft hat sie dann auch Kreuzschmerzen, welche sich nach dem Einlaufen bessern. Sie hat ein Hohlkreuz mit verminderter LWS-Beweglichkeit. Sie wohnte zeitweise bei ihrem Freund, der als Handwerker viel arbeitet, obwohl er berentet und magenkrank ist und den sie umsorgen muss; „Er braucht mich." Zeitweise lebt sie auch bei ihrer pflegebedürftigen Mutter, die in 300 km Entfernung wohnt.

Die Repertorisation (nach RG) ergibt folgende Rubriken (die Wertigkeiten von Causticum in Klammern):
- Extr./ Schmerzen/ Fingergelenke (+++)
- Extr./ Schmerzen/ stechend/ Finger (++)/ Fingergelenke (0)
- Extr./ Schwellung/ Finger/ Gelenke (+)
- Extr./ Steifheit/ Fuß (+)/ morgens (0)
- Rücken/ Schmerz/ Lumbalregion (++)/ morgens (0)/ beim Aufstehen vom Bett (0)
- Allg./ Bewegung, fortgesetzte B. bessert (+)
- Gemüt/ Sorgen, voller (+)
- Gemüt/ Kummer, Beschwerden durch (+++)

Am 7.11.1995 erhält sie einmalig Causticum D 200. Am 19.12.1995 zeigt sich folgender Befund: alles hat sich gebessert, bis auf die Schmerzen in den Gelenken des rechten Zeigefingers, die Fußgelenke sind schmerzfrei. Kleine Knötchen am rechten Oberschenkel. Kein Medikament. – Am 29.1.1996 klagt sie über Einschlafstörungen (bis 1 Uhr), seit einigen Tagen erwacht sie um 6 Uhr morgens mit rechtsseitigen Oberschenkelschmerzen.

Rubriken:
- Schlaf/ Schlaflosigkeit/ vor Mitternacht/ bis 1 Uhr (+)
- Schlaf/ Erwachen/ früh (++)
- Extr./ Schmerz/ Oberschenkel (0)/ rechts (0)/ morgens (+)

Am 29.1.1996 wird Causticum D 200 wiederholt, 1-mal 2 Globuli. – Am 3.4.1996: seit zwei Wochen bestehen wieder Oberschenkelschmerzen rechts, dort befinden sich kleine Knötchen unter der Haut; vorher war sie beschwerdefrei. Daraufhin wird Causticum D 200 erneut wiederholt. Am 13.8.1996 berichtet sie: „Das Mittel tut mir sehr gut, ich hatte längere Zeit keine Beschwerden, jetzt aber fangen die Gelenke wieder an." Causticum D 200 wird wiederholt. Am 25.11.1996 kommt die Patientin wieder in die Praxis: „Die Beschwerden beginnen wieder leicht." Es wird entschieden, abzuwarten. Am 7.2.1997 erzählt sie, dass sie sich vom Partner getrennt hat, sie geht wieder zurück in ihre Heimat. Sie ist in trauriger Gemütsverfassung. Causticum D 200 wird wiederholt. Danach kam es zu keinem weiteren Kontakt.

Innerhalb von 15 Monaten erhielt die Patientin 5-mal Causticum D 200. Die Wirkung der ersten und zweiten Gabe erstreckten sich jeweils über zwei Monate, die der dritten Gabe über vier Monate, die vierte Gabe wirkte ein halbes Jahr lang. Sie hatte längere beschwerdefreie Phasen, auf Schmerzmittel konnte sie währenddessen ganz verzichten, auch wenn die fortgeschrittene Arthrose sich erwartungsgemäß nicht zurückbildete. Neue Lebensumstände verschlechterten die Situation, die Behandlung endete durch Umzug.

Tab. 8.5 Steckbrief Causticum.

Stoffkunde	Destillat einer Mischung von gelöschtem Kalk und Kaliumsulfatlösung. Erhitzen von $CaCO_3$ (Kalkstein, Marmor) auf über 900 °C → CaO (gebrannter Kalk); Zugabe von Wasser → $Ca(OH)_2$ (Löschkalk); Erhitzen mit H_2O und $KHSO_4$ (Kaliumhydrogensulfat) → unlöslicher Niederschlag und Destillat (= Causticum).
Synonyme	Ätzkalk, Tinctura acris sine kali
Etymologie	kautero (gr.) = Brenneisen, causticus (lat.) = beizend; (vgl. Kauterisation = Elektrokoagulation, Kaustik = Brennfläche).
Prüfungen	Hahnemann (CK 3)
Toxikologie	„Schrumpfender" Geschmack und Brennen im Hals (Hahnemann).
Stofflich verwandte Mittel	Am-c., Am-caust., Calc-caust., Kali-c.
Wirkungsverwandte Mittel	Ars., Am-p., Carc. Husten und Heiserkeit: Carb-v., Dros., Kali-bi., Kali-s., Spong., Phos. Lähmungen: Gels., Con. Rheumatische Beschwerden: Guaj., Rhus-t. Blasenbeschwerden: Petros., Puls., Sars., Sep. Schmerzen: Coloc.
Zusammenfassende Darstellung, Leitsätze	Lähmung. Lähmungsartige Schwäche durch langes Leiden oder Kummer. Ausgebrannt sein, Aufopferung.
Themen	Mitleid, Pflege anderer. Beschwerden durch Ungerechtigkeit.
Causa	Anhaltender Kummer, Aufopferung, psychischer Schock (Lähmung). Schlafmangel, Nachtwachen, Furcht, Schreck, Freude, unterdrückte Hautausschläge. Bleivergiftung (Lähmung). Verbrennungen und Verbrühungen.
<	Kälte, trockene Heizungsluft, Hitze.
>	Warm-feuchtes Wetter, Regenwetter.

Tab. 8.5 (Fortsetzung)

Zeiten	< Abends, nachts, Dämmerung, Winter, Neumond > Morgens, beim Erwachen
Geist, Gemüt	Kritische Einstellung, Widerspruchsgeist. Fanatismus, fanatischer Gerechtigkeitssinn. Mitfühlend, Mitleid. Zorn über Ungerechtigkeit. Melancholie, Traurigkeit, Sorgen, beständiger Kummer. Furchtsam, ängstlich, nervös, reizbar. Das Kind ist weinerlich über jede Kleinigkeit.
○ →	Geräuchertes Fleisch, kalte Getränke.
⌀ →	Süßigkeiten, Delikatessen.
Schmerzcharakteristik und Empfindungen	Rohes Brennen, Wundgefühl.
Bevorzugte Seite	Rechts, rechts oben und links unten, von rechts nach links.
Bevorzugte Gewebe u. Organe	Nerven (motorisch/sensorisch), Muskeln (Blase, Kehlkopf, Beine), Atemwege, Haut, Gesicht.
Besondere körperliche Symptome	Lähmungen, allmählich auftretend, des Gesichts (Lider, Kiefer), der Stimm- und Schluckorgane, Blase, Extremitäten.
Klinische Anwendung	Atemwegsinfekte mit Husten und Heiserkeit, Blasenlähmungen, Harninkontinenz, Lähmungen (Gesicht, Beine), Muskelschwäche und -atrophie, rheumatische Beschwerden (Arthritis, Arthrose, Polymyalgie), Warzen, Akne, blutende Narben, Analfissur – Multiple Sklerose, Morbus Parkinson, Epilepsie, Katarakt, Morbus Ménière.
Schwindel	Schwankschwindel vorwärts und seitwärts, bei angestrengtem Sehen auf einen Punkt (in der Höhe).
Kopf	Als sei ein Hohlraum zwischen Schädelknochen und Gehirn.
Augen, Sehen	Das Öffnen der Augen ist erschwert, mit Gefühl, als wären die Lider geschwollen. Lähmung der Augenmuskeln nach Kälte. Trübsichtigkeit, wie von einem dicken Nebel vor den Augen.
Ohren, Hören	Widerhall der eigenen Worte und Tritte.
Nase, Riechen	Jucken an der Nasenspitze und den Nasenflügeln, Warzen auf der Nase. Stockschnupfen ohne Absonderung, Tick, durch die Nase hochzuziehen (schniefen).
Gesicht	Ausdruck kränklich und fahl. Bläulicher Unterlippensaum. Gefühl von Spannung und Schmerz in den Kieferbacken; Kiefersperre.
Mund	Stottern durch Ärger und bei Erregung, weiß nicht was er sagen will. Beißt sich beim Essen auf die Wange. Zunge mit rotem Mittelstreifen.
Zähne	Heftige Zahnschmerzen bis in Nase und Auge.
Innerer Hals	Dauerndes Räuspern durch Kratzen im Hals, als bliebe der Schleim stecken. Neigung zu schlucken, durch dicken Schleim. Heiserkeit morgens und abends.
Äußerer Hals	Rechtsseitige Struma.
Appetit	Verlangen nach Geräuchertem, Abneigung gegen Süßigkeiten.
Magen	Nach dem Essen anhaltendes leeres Aufstoßen; Sodbrennen.
Abdomen, Rektum	Hörbares Knurren und Quarren im Bauch, wie von Fröschen. Obstipation, der Stuhl geht besser im Stehen ab. Häufiger erfolgloser Stuhldrang. Stechen in der Lebergegend.
Stuhl	Fettig glänzend, blutig.
Harnorgane	Inkontinenz beim Husten, Niesen, Gehen, Lachen, Schnäuzen. Harnverhaltung nach der Entbindung. Jucken der Harnröhre, erfolgloser Harndrang, unfreiwilliger Harnabgang.

Tab. 8.5 (Fortsetzung)

Männliche Genitalien	Impotenz, Mangel an Erektionen, häufige Pollutionen, blutiger Samenerguss.
Weibliche Genitalien, Mammae	Abneigung gegen Koitus, Koitus ohne Befriedigung.
Atemwege	Kann nicht tief genug husten, um Erleichterung zu erlangen. Heiser, hohler Husten, tiefe Stimme. Engegefühl und Luftmangel im Hals und der Brust.
Herz, Kreislauf	Herzklopfen mit Ängstlichkeit und Mattigkeit, große Herzbeklemmung mit Schwermut.
Rücken	Steifheit, besonders beim Aufstehen vom Sitzen.
Extremitäten	Lernt spät gehen. Gang schwankend, stolpernd, wacklig, taumelnd. Unruhe der Beine im Schlaf. Rheumatismus, reißend, krampfartig, ziehend, kontrakte Beugemuskeln, steife Gelenke.
Schlaf	Schläfrigkeit nach dem Mittagessen. Die Beine sind nachts ständig in Bewegung.
Träume	Lustig, verworren, sexuell, ärgerlich, schreckhaft, von Streit, von verstorbenen Bekannten; Sarg, Beerdigung, Verwesung.
Frost, Fieber, Schweiß	Große Frostigkeit, Schaudern und Frostschütteln; immer entweder frostig oder im Schweiß; Hitze alle Abende, von 18 bis 20 Uhr.
Haut	Verbrennungen, Verbrühungen, graue ätzende Absonderung von Geschwüren. Harte, trockene, hornige, gezackte, blutende Warzen. Warzen in Nagelnähe.

Literatur

[1] Allen HC: Leitsymptome wichtiger Arzneimittel der homöopathischen Materia Medica (s. Literaturverzeichnis im Anhang).
[2] Boger CM: A Synoptic Key to Materia Medica (s. Literaturverzeichnis im Anhang).
[3] Clarke JH: Dictionary; Übersetzung: Der neue Clarke (s. Literaturverzeichnis im Anhang).
[4] Gawlik W: Arzneimittelbild und Persönlichkeitsportrait (s. Literaturverzeichnis im Anhang).
[5] Grimm A: Causticum: Ätzstoff oder Phantasieprodukt. ZKH 1989; 33: 47–57.
[6] Hahnemann S: Die chronischen Krankheiten, Band 3: Causticum (s. Literaturverzeichnis im Anhang).
[7] Jus MS: Praktische Materia medica. Zug: Homöosana; 2003.
[8] Seideneder A: Mitteldetails der homöopathischen Arzneimittel (s. Literaturverzeichnis im Anhang).

9 Silicea

Heinz Möller

> **Lernziele**
> - Sich eingehend mit dem Arzneimittelbild von Silicea beschäftigen,
> - wissen, welcher Gemütszustand charakteristisch für Silicea ist,
> - die Hauptthemen im Arzneimittelbild von Silicea nennen können,
> - charakteristische und wahlanzeigende Symptome von Silicea kennen,
> - Silicea gegen ähnliche Arzneimittel (z. B. Arsenicum album, Acidum fluoricum, Hepar sulfuris, Pulsatilla) abgrenzen können.

9.1 Ausgangsstoff

Silicea (SiO_2) ist die häufigste anorganische Verbindung unseres Lebensraumes, der Erdoberfläche. Es ist unlöslich in Wasser und allen Säuren außer der Flusssäure (HF, Acidum fluoricum), von der es unter Bildung von SiF_4 angegriffen wird. Es wird allerdings von wässrigen Alkalien gelöst.

Die häufigste Erscheinungsform des SiO_2 ist der Quarz, dessen Abarten als Schmuck- und Edelsteine Verwendung finden. Ihre Namen Bergkristall, Amethyst, Morion, Chrysopras sind besonders in der Welt der Mode allgemein bekannt. In all diesen Erscheinungsformen ist SiO_2 in einem Kristallgitter organisiert. Das bedeutet, dass neben der Substanz eine beachtliche potenzielle Energie im Kristallgitter gespeichert ist.

Neben diesen organisierten Erscheinungsformen gibt es amorphe bzw. feinkristalline Varietäten wie verschiedene Opale, Achat, Karneol, Jaspis, Onyx und andere. In der Homöopathie wird

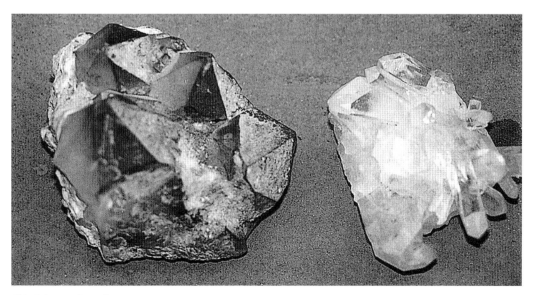

Abb. 9.1 Bergkristalle

allgemein der reine Feuerstein (Boericke) als Ausgangsmaterial für die Potenzierung verwendet. Die niedrigen Potenzen müssen durch Verreibung hergestellt werden. Für die flüssige Potenzierung wird Kieselsäure verwendet, meist in der Form der Orthokieselsäure Si(OH)$_4$. Aus diesem Grund finden wir auf niedrig potenzierten Ampullen der DHU häufig die Bezeichnung Acidum silicicum.

Die Anzahl der registrierten Silicea-Symptome liegt bei etwa 5500 im Repertorium von Kent, es gehört somit zu den Polychresten in der Homöopathie.

Hauptgruppen		
III	IV	V
B	C	N
Al	**Si**	P
Ga	Ge	As
In	Sn	Sb
Tl	Pb	Bi

Abb. 9.2   Ausschnitt aus dem Periodensystem.

9.2   Substanzbetrachtung

Silizium hat die gleichen Wertigkeiten wie Kohlenstoff, der das zentrale Element für jedes Leben darstellt. In den lebendigen Organismen spielt es jedoch eine weitaus geringere Rolle, als es aus der Chemie zu erwarten wäre.

▸ Elementares Silizium hat auf den tierischen Organismus keine Wirkung. Als Spurenelement wird es jedoch offenbar für die Ausbildung von Knochen und Bindegewebe benötigt, bei der Kalzifikation junger Knochen in Wechselwirkung mit Calcium. Silizium-Mangel führt bei höheren Tieren zu Wachstumsstörungen. In lebenden Organismen kommt Si in Form von Silikaten, SiO$_2$ und Kieselsäureestern vor. (Römpp [25]) ◂

Es ist daher für einen richtigen Universitätsmediziner kaum zu glauben, welch weit reichende Pathologie in der Homöopathie für Quarz bekannt ist.

9.3   Typus

9.3.1   Psychosomatik und -dynamik der Erwachsenen

Der Silicea-Patient ist „*peinlich genau in Kleinigkeiten*" (*Mind – conscientious about trifles*, KR S. 16). Aber er reagiert darüber hinaus durch Kleinigkeiten in folgender Weise:
- ängstlich (*anxiety about trifles*, KR S. 8)
- reizbar (*irritability from trifles*, SR S. 672, Nachtrag von Jahr)
- mürrisch (*remorse about trifles*, KR S. 71, zweiwertig als einziges Mittel)
- er fährt zusammen (*startling from trifles*, KR S. 83)
- sie erscheinen ihm bedeutend (*trifles seem important*, KR S. 15)
- und er weint über diese (*weeping at trifles*, KR S. 94)

▸ Quarz strebt nach Organisation. Das Ziel dieser Organisation ist in der Reinheit des Kristalls symbolisiert. Verunreinigungen werden isoliert und unter Einsatz aller verfügbaren Möglichkeiten ausgeschieden. ◂

Dieses Ziel soll durch Perfektion erreicht werden. Schmutz und Verunreinigung finden in dieser Idee keinen Platz und müssen eliminiert bzw. ausgeschieden werden. Somit ist die Entwicklung zum Besonderen, zum Speziellen, zum Spezialisten, zur Nische in Beziehung zum oberen Pol einer Hierarchie vorgezeichnet. Es handelt sich also grundsätzlich um Menschen, die zu Höherem streben, ihr **Lebensziel ist „Vollkommenheit in Klarheit".**

Um dieses Ziel zu erreichen, bedürfte es einer optimalen Umwelt. Die Silicea-Krankheit entsteht aus der Interaktion mit unserer „unreinen" Umwelt. Das kann so weit gehen, dass die linke Körperseite als nicht zugehörig, als Fremdkörper empfunden wird (*delusion she did not own her left side*, KR S. 32). Die Silicea-Philosophie verlangt, dass jeder Fremdkörper, nicht nur ein realer Fremdkörper, mit allen Mitteln ausgeschieden werden muss, zum Beispiel durch Eiterung oder Fistelbildung.

Im Zielobjekt, dem Kristall, ist kein Platz für Verunreinigungen. Auch das Bindegewebe und das lymphatische System mit ihren Fließgleichgewichten verhindern eher die Bildung einer klaren Struktur, wie sie ein Kristall verlangen würde. Das Bindegewebe ist also schwach ausgebildet.

Hier spielt sich auch Krankheit primär ab, bevor sie andere Ebenen erreicht.

Wer so auf Reinheit aus ist, kann mit vielerlei Nahrung gar nichts anfangen und verdaut sie daher vorerst einmal gar nicht.

Auf der geistigen Ebene gelingt diese Abgrenzung weniger, sodass eine Krankheit viel häufiger auf dieser Ebene entsteht. Der Kristall ist zwar klar, dafür wirkt er aber auch kalt und rational. Es versteht sich daher von selbst, dass die für die Klarheit bzw. den Geist gebundene Energie dem Gesamtsystem entzogen ist, der Körper ist also kalt und er befindet sich kalt, d.h. der Patient friert und wäre ohne wärmende Hüllen dem thermischen Geschehen dieser Erde schutzlos ausgeliefert. Einhüllen entzieht ihn seiner Empfindlichkeit und bessert sein Befinden.

Man bedenke, dass sich Bergkristalle üblicherweise unter der Erde befinden, also im Verborgenen, im Dunkeln oder in einer Höhle, einer Nische, in der man der Witterung nicht schutzlos preisgegeben ist. Das Heraustreten aus dieser schützenden Umgebung ist grundsätzlich problematisch, (vgl. *timidity about appearing in the public,* KR S. 89), da hiermit real wie im übertragenen Sinne eine Prüfung beginnt. Prüfung (*ailments from anticipation* [3/79]) bedeutet Kälte und Schutzlosigkeit, bis der Silicea-Patient merkt, dass er es schaffen kann; dann erzeugt er einen glanzvollen Auftritt. In der Regel haben diese Menschen große Prüfungsangst, bestehen die Prüfung aber meist nach Anfangsschwierigkeiten mit Glanz und Gloria. Im Hintergrund der Angst steht ein großer Mangel an Selbstvertrauen, das Wissen um die eigene physische Schwäche. Da ist zwar die eigene Härte und Klarheit, allerdings nur im eigenen kleinen Territorium, aber auch das Wissen um die daraus resultierende Sprödigkeit und Zerbrechlichkeit.

Der Kristall kann leicht von spitzen Gegenständen zerlegt werden, daher die Angst vor Nadeln und spitzen Gegenständen, auch Spritzen (*fear of needles and pins,* KR S. 46), aber auch vor brutaler Gewalt. Die Bemühung um die eigene Reinheit zeigt ein zurückhaltendes (*reserved,* KR S. 72) und bisweilen auch zurückweisendes Wesen (*repulsive mood,* KR S. 71). Ergänzungen hierzu sind die Abneigung gegen Angesprochenwerden und Berührung (*averse to being spoken to,* KR S. 82, und *averse to being touched,* KR S. 89). Silicea verlangt nur nach Gleichgesinnten, die gewissermaßen hilfreich auf den Kristallisationsprozess einwirken können. Einer ungeordneten Menge (*fear of people,* SR S. 516, Nachtrag Boger) oder Fremden steht der Silicea-Patient dagegen misstrauisch (*suspicious,* KR S. 85) gegenüber.

Es handelt sich also um kleinliche Menschen, die in vielerlei Hinsicht die Dinge auf die Goldwaage legen. Kleine Ursache und große Wirkung oder der berühmte Schmetterling in Südamerika, der mit einmaligem Flügelschlag einen Sturm in Europa verursacht. Oft ist die Pathologie bei Silicea-Patienten rational nicht mehr nachzuvollziehen, obwohl es für einen erkenntnistheoretisch vorgebildeten Wissenschaftler durchaus möglich erscheint, wie zum Beispiel die böse Impffolge bzw. der unterdrückte Fußschweiß chronisches Siechtum bewirken können.

> Die unterdrückte Ausscheidung ist im physischen Bereich ein sehr häufiger Krankheitsauslöser. Die primäre Abwehr bei Silicea ist berechenbar eine Form der Eiterung.

Wird auch die Eiterung erfolgreich unterdrückt, z.B. durch Antibiotika, ergeben sich nicht nur Chronifizierung und Malignisierung, sondern auch die Veränderung der Störung in den geistig-mentalen Bereich z.B. als Epilepsie durch Impfung (*Generalities, convulsions from vaccination,* KR S. 1356). Silicea ist eines jener wichtigen Arzneimittel zur Lösung von Blockaden durch Unterdrückung. Wird Fremdes gewaltsam integriert (Trans- und Implantate), gerät die Binnenstruktur in diesen Fällen in Unordnung.

Außerdem passt zu einem strahlenden Etwas keinesfalls das Gegenteil. Deswegen wird der Stuhl nur kontrolliert abgesetzt, es kann nur begrenzt defäkiert werden, auch wenn mehr Stuhl abzusetzen wäre. Typischerweise schlüpft ein Teil des Stuhles auch wieder zurück. Die schlechte Assimilation und die Trägheit des Bindegewebes führen zu einem Binnenstau an grundsätzlich ausscheidungspflichtigen Substanzen.

Überschreitet dieser Stau ein kritisches Ausmaß, beginnt die Eiterung als Hilfsausscheidung. **136 Eiterungssymptome** sind im Kent'schen Repertorium hierzu genannt. Außer dem Herzen, das als einzige Silicea-Pathologie nur Herzklopfen kennt, kann jedes Organ betroffen sein. Dabei kann es durchaus zur Organzerstörung kommen (Mamma). Es wundert nun auch nicht mehr, dass Silicea etwa hochwertig in der klinischen Rubrik des Morbus Crohn vorkommt.

In einer „schmutzigen" Welt wird Silicea ein Opfer seines Reinheitsideals (*fear of evil*, SR S. 497, Nachtrag Boger). Es gibt jedoch nicht leicht auf, da die Angst, zu versagen (*fear of failure*, SR S. 499, Nachtrag Kent) oder die Angst, zu fallen (*fear of falling*, SR S. 499, Nachtrag Boger) es nicht so leicht aufgeben lässt. Es steht ja beim erwachsenen Silicea-Patienten die gewaltige Gitterenergie des Kristalls zur Verfügung, als eine Art eiserner Reserve vor dem Tod. In der prinzipiellen Argumentation ist Silicea keineswegs so nachgiebig, es wird das Geschirr spülen oder aufräumen, aber es wird sich dabei niemals erniedrigen lassen, auch nicht als schwaches Kind.

Dass dem Schweiß so überragende Bedeutung für die Gesundheit des Silicea-Patienten zukommt, erklärt sich aus dem schwachen Stoffwechsel; er ist gewissermaßen auf diesen Ausscheidungsweg elementar angewiesen, weil die Summe aller anderen Ausscheidungen mangelhaft ist. Nun wird auch eher verständlich, warum es so fatale Folgen hat, wenn die Schweißfunktion unterdrückt wird. Im Kent werden als **böse Folgen unterdrückten Fußschweißes** genannt:

- Brustenge (*chest; tension tightness constriction*, KR S. 827)
- Herzklopfen (*chest; heart palpitation*, KR S. 877)
- Kälte der Füße (*extremities; coldness foot*, KR S. 964)
- Grauer Star (*eye; cataract*, KR S. 236)
- Visusminderung (*eye; dim vision*, KR S. 277)
- Epilepsie (*general; convulsions*, KR S. 1355)
- Trockenheit der Nasenschleimhaut (*nose; dryness inside*, KR S. 335)
- Verstopfung der Nase (*nose; obstruction*, KR S. 341)
- Zahnschmerzen (*teeth; pain*, KR S. 439)

Andere Unterdrückungsfolgen betreffen Schnupfen (3), Menses (5), Gonorrhö (3) und, weniger häufig als bei Sulfur, Hautausschläge (3).

> Silicea gehört also zu jenen Heilmitteln, bei denen eine „erfolgreiche" Unterdrückung eine nachhaltige, chronische und problematische Pathologie zeitigt.

So wie der Kristallisationsprozess nur langsam vorankommt, so kommt auch die Heilung nicht von heute auf morgen. Die Silicea-Pathologie entwickelt sich und verschwindet langsam.

9.3.2 Psychosomatik und -dynamik der Kinder und Heranwachsenden

Im Mittelpunkt steht ein kleiner Streber, der zu schwach ist, um sich in diesem Dasein grandios etablieren zu können, geschweige denn nach Höherem zu greifen. Schon als Säugling ist er oft zu früh auf diese Welt gekommen; erkennbar durch seine durch die blasse Haut hindurchscheinenden Gefäße. Es scheint, als fehle das Unterhautfettgewebe.

Auch das Geburtsgewicht lag im unteren Normbereich, und dieses Untergewichtsein setzt sich im Gedeihen fort: Während der Calcarea-Säugling sich Reserven in Form von „Babyspeck" anfuttert, kommt der Silicea-Säugling nicht so richtig im Gewicht voran und magert sogar ab. Das gibt ihm eine zierliche, ja fast zerbrechliche Erscheinung. Er tut sich mit der Muttermilch viel schwerer (KR S. 481), die er nicht mag und auch durchfällig (KR S. 614) wieder in die Windel entlässt.

Er grenzt sich auch durch die Lokalisation seiner Schweiße vom Calcarea-Säugling ab, indem er bevorzugt am Hinterkopf und im Nacken schwitzt. Gelegentlich haben die Säuglinge Entzündungen und Strikturen im Bereich der Tränendrüsen und -gänge, bisweilen nur gelbe Absonderungen aus dem Auge (Tränenkanalstenose, Konjunktivitis).

Schon vom ersten Tag an zeigt sich die große Empfindlichkeit gegen die Kälte dieser Welt. Abkühlung des Körpers, wie es beim Baden, das der Säugling weder gern hat noch verträgt, zwangsläufig geschieht, wird zu einem Problem für das Immunsystem, das an den Atemwegen die ersten Schlachten austragen muss.

Dabei nehmen die Krankheitserscheinungen stets einen hartnäckigen Verlauf: Kleine Reste, wie eine verstopfte Nase, bleiben übrig. Holt die Mutter den Doktor und dieser gar Antibiotika zur Hilfe, um den Keimen ein für alle Mal den Garaus zu machen, dann entwickelt sich aus solch einer konzertierten Aktion ein chronisch rezidivierendes Leiden.

Die Kinder sind gern warm angezogen und empfindlich gegen laute Geräusche: (KR S. 79) Staubsauger, Presslufthämmer, Sirenen, auch möchten sie wie **Nat-m.** oder **Ant-c.** nicht angesprochen werden (KR S. 82). Das heißt aber nicht, dass sie allein gelassen werden wollen. Gerade der Verlust an Aufmerksamkeit, das Gefühl von Verlassenheit kann die erste Wunde hinterlassen, die, wie alles bei Silicea, höchst langsam heilt.

Langsam schreitet auch die körperliche Entwicklung voran – die **Zahnung** (KR S. 431), das **Gehen** (KR S. 1223 + 1228), auch das **Sprechen** (KR S. 86). Ständig muss fast die ganze Energie zum Überleben eingesetzt werden. Die gut gemeinten Impfungen zur Entlastung des Immunsystems erweisen sich häufig als Bumerang; denn Silicea ist neben Thuja das Mittel schlechthin für die bösen **Folgen von Impfungen** (KR S. 1410). Die Eiterung an der Impfstelle ist dabei noch die harmloseste Variante eines ganzen Kaleidoskops von möglichen Reaktionen: Husten (KR S. 809), Schwellung der Oberarme (Impfstelle) (KR S. 1197), Konvulsionen bis hin zur Epilepsie (KR S. 1356), Durchfall (KR S. 615), Asthma bronchiale (KR S. 765), Hautausschlag (Murphy [21] S. 1430) oder Übelkeit (KR S. 510). In diesen nachteiligen Folgewirkungen werden Silicea-Individuen nur noch von solchen übertroffen, die **Thuja** benötigen. Gerade das in der besten Absicht als Gedeihhilfe parenteral Verabreichte wird nicht nur nicht angenommen, sondern genauso feindlich betrachtet wie die Erreger, vor denen die Impfung Schutz gewähren soll.

Die Silicea-Säuglinge und -Kleinkinder sind widerspenstige Kinder, die selbst dann schreien, wenn man freundlich mit ihnen spricht (*obstinate* children, yet cry when friendly spoken to, KR S. 69). Wenn bereits in diesem Alter stinkender Fußschweiß (KR S. 1183) oder Panaritien und eingewachsene Zehennägel (KR S. 1019) zur Anamnese gehören, dann ist die Arzneimittel-Diagnose fast gesichert.

Mit dem ersten Wachstumsschub können sich die körperlichen Manifestationen intensivieren und ausbreiten. War schon nach jedem Infekt die Nase verstopft, kommt jetzt die wiederkehrende Bronchitis (KR S. 835) mit eitrigem Auswurf hinzu (KR S. 818), der reichlich und gelb sein wird. Auch aus den Ohren treten eitrige Absonderungen aus (KR S. 287), das Gehör wird durch die hinzugetretenen Tubenkatarrhe immer schlechter (KR S. 322). Angst und Zusammenfahren durch Geräusche (KR S. 7), sogar Schlaflosigkeit sind zunehmend Begleiter eines eher angepassten Heranwachsenden, der lieber ruhig sitzen bleibt und den Anweisungen der Lehrer (Hausaufgaben) folgt. Allerdings können die immunologischen Reaktionen durch wiederholte Krankheitsausfälle den Schulerfolg gefährden.

Körperlich bleibt die Entwicklung durch Ungeschicklichkeit (KR S. 953) oder eine Skoliose im Hintertreffen (KR S. 887), wobei hier groteske Deformierungen vorkommen können. Oft findet sich die recht spezifische Art der Silicea-Verstopfung: **Stuhl tritt hervor und schlüpft wieder zurück** (KR S. 607). Auch die spezifische Form von Verlegenheit, auf einem Podium zu erscheinen (KR S. 89), führt zu Schwierigkeiten bei mündlichen Prüfungen.

In der Schulzeit werden die Abwehrmechanismen entsprechend dem Weg des geringsten Widerstandes entscheidend geprägt. Dazu gehören:
- Nachgiebigkeit, übergehorsames Verhalten und geringe Individualität
- Weinen und Schreien über jede Kleinigkeit
- Suche nach der Aufmerksamkeit anderer, zuerst der Eltern
- Neigung, sich zu entschuldigen; antisoziales Heischen um Aufmerksamkeit
- Perfektionismus

Je nach Erkrankungsfortschritt zeigen sich dann in der Pubertät **Akne** (KR S. 366), **Heuschnupfen** (KR S. 326) mit **Asthma, schmerzhafte Sinusitiden** (Kopfweh) mit chronischem Schnupfen (KR S. 166), **Plantarwarzen** und Skoliose. Der Fußschweiß, so er nicht „erfolgreich" unterdrückt wurde, nimmt wund machenden Charakter an, sodass Risse zwischen den Zehen (KR S. 1183) entstehen, die von Pilzen gerne besiedelt werden. Der Schweiß kann so aggressiv sein, dass in den Socken Löcher entstehen.

Vor allem aber besteht die **Verstopfung, emotional und im Darm**. Die Frostigkeit besteht seit der Säuglingszeit fort. Die Hinwendung zum anderen Geschlecht erfolgt spät (wie könnte es anders sein?). Die Abwehrstrategie, sich schüchtern im Hintergrund zu halten und nicht laut aufzutreten, kann sich nun auch als Bumerang erweisen.

9.4 Symptomatik

9.4.1 Geistes- und Gemütssymptome

Markante Symptome sind die Unruhe als Folge körperlicher Tätigkeit sowie große Schwäche der Nerven und Abmagerungszustände (Lyc., Nat-m., Phos.).

Der Patient ist Schlafwandler; er steht im Schlaf auf, geht hin und her und legt sich wieder nieder (Kali-br.) und träumt im Allgemeinen von Leichen und Verstorbenen (Anac., Aur., Calc., **Calc-sil.**, Elaps, Iris, Mag-m., Mag-s., Thuj.).

Er ist eher nachgiebig, verzagt und ängstlich (Puls.).

Sie beschäftigt sich mit Stecknadeln, sie zählt und sucht sie; immer bei Zunahme des Mondes schlimmer (ein oft zitiertes Symptom, das aber wohl einem schizophrenen Residualzustand entspringt; charakteristischer ist die oft zitierte Spritzenphobie, die sich aber nicht immer verifizieren lässt).

Die Zeichen geistiger Überanstrengung mit ihren Folgen zeigen sich in folgenden Symptomen:
- Geistige Arbeit ist schwierig; Lesen und Schreiben sind ermüdend, er kann das Denken nicht ertragen (Kali-p.).
- Unruhig, zappelig, fährt beim geringsten Geräusch hoch (Borx., Kali-c., Phos.).
- Erschöpfung mit Erethismus bei harter Arbeit und im Wochenbett, Überwindung durch Willenskraft möglich.
- Nervöse Schwäche (Ambr., Kali-p., Lyc., Ph-ac.).
- Die Kinder sind halsstarrig und eigensinnig; sie weinen, auch wenn sie zu freundlich angesprochen werden (Jod.).
- Überempfindlichkeit gegen Lärm, Angst vor Staubsaugern bei Säuglingen und Kleinkindern (Bell., Nux-v.).
- Verzweifelt und voll Lebensüberdruss.

Eines der wichtigsten Merkmale ist das **Verlangen, magnetisiert zu werden**; dies verlangt oft eine starke Patientenorientiertheit des Therapeuten, d. h. es wird ein Gefühl von emotionaler Wärme gewünscht, das sich auch positiv auf die Therapie auswirkt mit Besserung durch „Magnetisieren" (Bar-c., Bell., Calc., Cupr., Graph., Nux-v., Phos., Sep., Sulf., Viol-o.).

9.4.2 Organbeziehungen, charakteristische körperliche Symptome

Das eigentliche Zielorgan von Silicea ist das Bindegewebe bzw. das dort angesiedelte Retikulo-Endotheliale System (RES). Wir sehen daher häufig Störungen im Immunsystem, Gefäßveränderungen und Bindegewebsschwäche. Auch der gesamte statische Apparat ist früh pathologieanfällig. Die Ausscheidungen gelingen nicht völlig, es bleibt oft ein Rest, der mühevoll als Eiterung zu entleeren ist. Meist sind diese Vorgänge reversibel. Da das RES in nahezu allen Organen wesentlicher Bestandteil ist, ist die Silicea-Pathologie von Kopf zu Fuß „flächendeckend". Es ist nicht so charakteristisch für Silicea, wo ein Prozess sich abspielt, sondern wie er sich darstellt, sei es als Ekzem, Eiterung oder Entzündung.

Nur unter dem Eindruck von großer Gewalt geschehen an diesen Menschen schwerwiegende Veränderungen, die sich veranschaulichen lassen, indem wir einen Bergkristall dem Einfluss ionisierender Strahlung aussetzen. Durch eine ausreichende Dosis gelingt es, den klaren weißen Kristall zu schwärzen (verunreinigen). Selbst diese Verfärbung verschwindet wieder mit der Zeit, wenn sie nicht zu nachhaltig war. Jahrelange Krankheitsentwicklungen verhalten sich allerdings analog zum Dauerkontakt des Kristalls mit radioaktiven Substanzen.

Ein Kennzeichen des Arzneimittels ist der deutliche Mangel an Lebenswärme, ein beständiges Frösteln, das sogar bei körperlicher Tätigkeit besteht – ferner Beschwerden nach Impfung, Neigung zu Abszessen, sogar Konvulsionen und Epilepsie. Die Patienten sind überempfindlich, schlecht genährt, jedoch nicht durch einen Mangel an Nahrung, sondern wegen **mangelhafter Assimilation**. Die Neigung, chronische Eiterungen (nicht nur) der Gelenke zu entwickeln, ist ebenfalls ein starkes Indiz für Silicea (Merc., Sulf.).

Verhärtung und Eiterung des Lymph- und Drüsensystems in irgendeinem Teil des Körpers, Entzündung oder Schwellung der Knochen und Karies in irgendeinem Teil (Asaf., Aur., Calc., Fl-ac.). Alle Symptome, außer den Magenschmerzen, werden durch Wärme gebessert; während letztere durch kaltes Essen gebessert werden (im Gegensatz zu Lyc., das innerliche Wärme und äußerliche Kälte vorzieht).

Schwammige, leicht blutende Geschwüre mit torpiden, schwieligen Rändern.

Fistelartige Geschwüre, die eine dünne, jauchige, übel riechende, gelbe Flüssigkeit absondern (Fl-ac.).

Karies der Knochen (und der Zähne), mit fistelartigen Öffnungen und **Absonderung** von dünnem Eiter und Knochensplittern (aber auch anderen Fremdkörpern).

Silicea ist in besonderer Weise geeignet zur Therapie von Panaritien (Apis, Hep., Lach.).

Kopf und ZNS

Epilepsie, nachts wiederkehrend, beginnend mit einer Aura im Sonnengeflecht. Kopfschmerzen vom Nacken bis zum Scheitel steigend (Gels., Glon., Sang.). Vergrößerung des Kopfes mit **offenen Fontanellen** (Calc.). Täglicher Kopfschmerz, im Genick beginnend (Bell., Calc., Con., Lyc., Mag-c., Sulf.). Chronische Kopfschmerzen mit Übelkeit; als stammten sie aus dem Rückgrat und lokalisierten sich in einem Auge, besonders im rechten (im linken: Spig.); schlimmer durch Luftzug oder das Entblößen des Kopfes und gebessert durch reichlichen Harnabgang.

Starke Schweißbildung am Kopf bei Kindern, der Kopf ist nachts schweißnass. Das Mittel ist von besonderem Wert beim Ohrenlaufen und bei Fisteln des Tränenkanals (Nat-m., Puls., Sulf.). Gerstenkörner und Pusteln um die Augen (Puls.).

Schwellung in der Gegend der rechten Tränendrüse und des Tränensacks. Augenbeschwerden mit großer Empfindlichkeit gegen Kälte und mit dem Verlangen, warm eingehüllt zu sein, besonders am Kopf.

Kopfschmerzen, die durch Lärm, geistige Arbeit und plötzliche Erschütterung verschlimmert werden und die sich durch festes Einbinden (Bandagieren oder Tragen eines Stirnbandes) des Kopfes (Arg-n., Puls.) oder durch warmes Einhüllen des Kopfes bessern. Eitrige Ohrerkrankungen, von Karies des Mastoids begleitet (Aur.). Verstopfung der Ohren, die manchmal mit einem lauten Knall wieder frei werden. Schlechtes Hören der menschlichen Stimme (Phos., Sulf.). Schwindel: Fallen nach vorne beim Bücken, Reiten oder Aufblicken; vom Nacken zum Kopf aufsteigend, mit Übelkeit. **Gefühl, als liege ein Haar auf dem Vorderteil der Zunge.** Blutandrang und Durst bereits nach dem Trinken von wenig Wein.

Wasser schmeckt schlecht, der Patient erbricht es nach dem Trinken.

Geschwüre an den Lippen (Ars., Caust., Graph., Kali-bi., Merc., Nat-m., Nit-ac., Stram.). Skrofulöse Kinder greifen beim Zahnen ständig nach dem Zahnfleisch. Abszesse an den Zahnwurzeln. Zahnfisteln.

Atmung und Herz

Rasseln in der Brust (Ant-t., Hep., Nat-s.). Husten mit Auswurf, der dick, gelb, klumpig, eitrig, überreichlich und grünlich ist. Chronische Bronchitis, der Husten ist locker, trotzdem anstrengend und erstickend (Kali-c., Phos.). Lungenentzündung im Eiterstadium (Hep., Merc., Nit-ac., Phos.). Emphysem (Dros., Hep., Ip., Lach., Lob., Merc., Nat-m., Phel., Phos.). Trockener, nächtlicher Husten, der den Patienten aus dem Schlaf weckt (Graph., Puls., Sulf.). *Trockener Husten, schlimmer durch kalte Getränke.*

Steinstaublunge bei Steinhauern (Silikose), mit totalem Kräfteverlust.

Herzklopfen.

Verdauung

Heißhunger. Der Patient ist hungrig, bringt aber das Essen nicht hinunter. Abneigung gegen warme Nahrung, Verlangen nur nach kalten Dingen (Puls.).

Nach einer Mahlzeit stellt sich ein Gefühl der Schwere wie von einem Stein im Magen ein oder wie von Blei (Bry., Nux-v., Puls.). Ekel vor Fleisch (Graph.). Aufgetriebener Bauch, hart und gespannt, übermäßige Auftreibung des Bauches, Meteorismus (Carb-v., Lyc.). Kolik bei Wurmleiden und Verstopfung (Calc., Merc., Nux-v., Plb., Stann., Sep.). **Verstopfung** (Alum., Bry., Graph., Nat-m., Nux-v. u.v.a.). Die Stühle sind sehr übel riechend. Stuhl spärlich, oder aus harten Klumpen bestehend, hellfarbig; schwierige Entleerung, wie durch Untätigkeit des Mastdarms (Alum., Bry., Op.); wenn er teilweise entleert ist, tritt der Stuhl wieder zurück. Afterfistel, mit Brustsymptomen wechselnd (Berb., Calc-p.). Afterfissur (Aesc., Nat-m., Petr., Sulf.), große Schmerzen nach dem Stuhlgang (Ign., Nit-ac., Thuj.).

Urogenital

Chronische Gonorrhö mit dicker, übel riechender Absonderung (Hyos., Nat-s., Puls.). Jucken und Schwellung des Skrotums (Graph., Phos., Sulf.).

Heftige Erektionen (Canth., Phos., Sulf.). Nächtliche Samenergüsse (Nux-v., Ph-ac.).

Wasserbruch (Apis, Puls., Sulf.). Elephantiasis des Skrotums.

Die Menstruation ist zu schwach (Alum., Bry., Ferr., Graph., Nat-m., Puls., Sep.). Immer starke Verstopfung kurz vor oder während der Menstruation; auch kalte Füße (*vgl. Nat-m.*). Paroxysmen von Eiseskälte am ganzen Körper zu Beginn der Menstruation. Anstatt der Menstruation kommt es zur wässrigen Leukorrhö. Bei jedem Stillen fließt reines Blut aus der Gebärmutter. Fistelartige Geschwüre der Brüste; das Gewebe der Mammae scheint in Eiter überzugehen, eine Partie nach der anderen scheint Geschwüre zu bilden und sich in einem gemeinsamen Geschwür aufzulösen, oft mit heftigem Schmerz, oder es kann mehrere Öffnungen geben, für jeden Lappen eine. Brustwarzen bilden leicht Geschwüre (Sulf.). Brustwarze ist wie ein Trichter eingezogen (Sars.). Die Milch der Mutter wird vom Kind abgelehnt oder bald nach dem Stillen wieder erbrochen.

Bewegungsapparat

Der Patient erkältet sich leicht, besonders wenn er seine Füße oder den Kopf entblößt. Abendliche Lahmheit in allen Gliedern. Während der Nacht kommt es zu Stichen in allen Gelenken.

Schmerzlose Schwellung der Drüsen mit lästigem Jucken (Merc., Rhus-t.). *Psoasabszess* (Arn., Cupr., Ph-ac., Staph., Symph., Syph.). *Entzündung und Eiterung der Leistendrüsen.* Idiopathische Hüftgelenkserkrankung (Calc., Merc., Sulf.). *Fistelbildung* (Fl-ac., Hep., Merc.). Nicht tuberkulös bedingte Verkrümmung des Rückgrates (Calc., Calc-p.).

Haut

Neigung zur Eiterung selbst der kleinsten Wunde. Eingewachsene Zehennägel (Graph.). Krumme Nägel an Fingern und Zehen (Ant-c., Graph., Thuj.).

Panaritium (Apis, Hep., Nit-ac.). Karbunkel (Apis, Ars., Lach., Rhus-t.). Fördert den Abgang von Fremdkörpern (*in niedriger Potenz*) aus den Geweben, wie Gräten, Nadeln usw.

Temperatur und Schweiß

Sehr ausgeprägte Kälteempfindlichkeit, braucht Decken und Hüllen. Zugluft ist unverträglich und oft Auslöser von Krankheit. Frost ohne Durst, bei jeder Bewegung (Arn., Nux-v.). Fröstelt sehr, sogar in einem warmen Zimmer.

Fieber abends, schlimmer nachts. Erschöpfende Nachtschweiße (Ars., Calc., Chin., Merc., Nit-ac., Psor., Sulf.).

Wenig Schweiß, schlecht riechend auf dem Kopf, stinkende Fußschweiße (Bar-c.). Große Hitze während der ganzen Nacht, mit ruckartiger Atmung. Frost ohne Durst, bei jeder Bewegung (Arn., Nux-v.).

Starke Schweißbildung an den Füßen, wundmachender Schweiß zwischen den Zehen, mit üblem Geruch; auch Entwicklung von Beschwerden nach Unterdrückung dieses Schweißes. Schweiß der Hände, Zehen, Füße und Achselhöhlen, übel riechend.

Modalitäten und Mittelbeziehungen

Verschlimmerung
Durch Kälte, während der Menses, bei Neumond, durch Entblößen, besonders des Kopfes; beim Hinlegen, nach Impfung; durch Luftzug, durch Bewegung, in frischer Luft, nachts.

Besserung
Durch Wärme, besonders durch Einhüllen des Kopfes, in einem warmen Zimmer; durch Magnetisieren und Elektrizität.

Verordnungsanzeigende Symptome für Silicea

Physisch
- Malabsorption und Malassimilation bis zur Sprue (Gluten, Milcheiweiß), Verstopfung mit dem Gefühl von Reststuhl im After
- Neigung zu eiternden Prozessen (Fistel oder Furunkel)
- Unterdrückung von Fußschweiß und Entzündungen
- Schleichende chronische Krankheitsverläufe
- Fingernägel alteriert, allgemeine Bindegewebsschwäche

Psychisch
- Feinheit, dargestellt durch Genauigkeit (Perfektion des Handelns)
- Unterdrückte Emotionen durch Isolierung von negativen Affekten
- Sucht den Eigenwert durch Mustergültigkeit (z. B. als Schüler)
- Klarheit des Geistes in einem schwächlichen Körper
- Nachgiebig in der Form, hart in der Sache

> **Silicea** gilt als chronische **Pulsatilla**. Seine Wirkung ist gründlich und lang anhaltend.

9.5 Differenzierung ähnlicher Mittel

Andere Silikate

Aus diesen Vorbemerkungen lassen sich für die Homöopathie folgende Grundeigenschaften ableiten: häufiges Vorkommen in unterschiedlichen Gestalten, verbunden mit dem Streben zu höherer Organisation, ausgesprochenes Beharrungsvermögen in normaler, selbst in saurer Umgebung, außer gegen **Acidum fluoricum** (Flusssäure), die ebenfalls als homöopathisches Polychrest bekannt ist.

Die Auflösungstendenz in verschiedenen Basen stellt sich als Silikatreihe in Verbindung mit den Alkali- und Erdkalimetallen dar. Eine besondere Verbindung stellen die Aluminiumsilikate dar, mit der alten pharmazeutischen Bezeichnung als **Kaolin** oder aber auch als Bolus alba, d. h. weiße Tonerde. Selten angewendete Homöopathika sind die bei Scholten [27] dargestellten **Calcium silicicum** [27, S. 331], **Ferrum silicicum** [27, S. 416], **Kalium silicicum** [27, S. 317], **Magnesium silicicum** [27, S. 257], **Natrium silicicum** [27, S. 233] oder **Aqua silicata**; Prüfungssymptome von Letzterem wurden ausnahmslos unter dem Polychrest subsumiert. Rampold [24] hat diese mit viel Aufwand in „*Mindmat*" wieder korrekt zugeordnet. Diese Verbindungen haben durchgängig eine schwache oder gar keine Arzneimittelprüfung vorzuweisen, sind also allenfalls einer Analyse nach Scholten [27] zugänglich, repertorisierbar sind sie wohl nicht. Die von Kent inaugurierte Methode, synthetische Arzneimittelbilder aus Metall oder Carbonat des Metalls und dem Anion des Salzes (hier dem Silikat) intellektuell zu erstellen, ist zwar fragwürdig [26], aber in der Zweit- oder Drittverordnung oft die einzige Begründung für eine derartige Verschreibung.

Pulsatilla

Silicea wird in der Literatur immer wieder auch als chronisches Pulsatilla bezeichnet. Zwar mag das milde und schüchterne Auftreten im Alltag mit Silicea zu verwechseln sein. Die Interaktion zeigt jedoch keine Starre und wer Pulsatilla braucht, wird sich nicht um Kleinigkeiten streiten. Auch ist die Stimmung jener Individuen viel wechselhafter, Weinen wechselt mit Lachen. Pulsatilla zeichnet die Stimmungen der Umgebung wie eine Wetterstation nach, Silicea ist hinsichtlich seiner Gemütsverfassung über große Zeiträume hinweg konstanter.

Mercurius solubilis

Die Notwendigkeit, diese beiden Mittel zu differenzieren, ergibt sich meist bei chronisch eitrigen Prozessen, ganz gleich an welchem Körperteil. Der viel ausgeprägtere Nachtschweiß, der sogar die Wäsche verfärbt, das Zittern der Zunge und der starke Speichelfluss, besonders während der Nacht, sind rasch verifizierbare Schlüsselsymptome von Mercurius. Mercurius-Patienten sind eher gute Futterverwerter und neigen zur Adipositas. Man sollte aber auch nicht verkennen, dass der Träger von mehr als 8–10 Amalgamflächen an den Zähnen Symptome des Mikromerkurialismus in eine wie auch immer geartete Konstitution einbringen kann. Dies wird aber richtig kompliziert, wenn sich diese Füllungen im Gebiss eines Silicea-Patienten befinden. Die thermische Modalität der Mercurius-Patienten ist nicht so extrem auf der frostigen Seite, wie dies von Silicea sprichwörtlich bekannt ist. Hier wechselt oft Frieren mit Hitze und Schweißen. Quecksilber ist ein Antidot von Silicea. Daran sollte man sich erinnern, wenn die Behandlung des Silicea-Patienten mit mehr als 10 Amalgamflächen partout nicht vorankommt.

Hepar sulfuris

Hepar sulfuris kommt thermisch der Kälte- und Zugluftempfindlichkeit von Silicea sehr nahe. Allerdings erleben wir bei Hepar-sulfuris-Patienten das Verlangen nach bestimmten Nahrungsmitteln wie Essig, Mariniertes, Saures, Senf und deftige Speisen wie Eisbein mit Sauerkraut. Schon der Gedanke an solch ungesunde Nahrung verbietet sich für Silicea-Patienten. Im mentalen Bereich erscheint bei Hepar sulfuris der unwillkürliche, plötzliche Tötungsimpuls, ähnlich wie bei **Nux vomica** oder **Mercurius solubilis**, wenn es gelingt, den Patienten so weit zu öffnen: „Der ist ja wirklich übel mit Ihnen umgegangen!"

Acidum fluoricum

Hier hat der Patient, wie bei **Calcium sulfuricum**, sowohl Lust auf ein kaltes Bad wie auch die Besserung dadurch. Dazu kommt die Verschlechterung durch zu viel Wärme, selbst warme Speisen und Getränke verschlechtern. Auch geben sich die Patienten viel offener, was aber nur den Anschein von Offenheit erwecken soll.

9.6 Kasuistiken

9.6.1 Fall 1: Die Kinderanästhesistin

Es erscheint eine Frau von 30 Jahren (geb. 1960, 163 cm, 48 kg), alleinstehend, Anästhesistin, spezialisiert auf die Narkose von Kleinkindern. Sie spricht mit wohlgesetzten Worten, aber mit weinerlichem Unterton: sie sei ein „Kummerkasten", 1988 habe sie sich von ihrem Freund getrennt. Seither gehe es nicht gut. Sie neige zu Verstopfung mit Blähungen, vertrage kein Fett, auch nicht die „Pille".

Eigenanamnese

1980 Proteus-Sepsis nach Tonsillitis, 1986 Salmonellose, nach antibiotischer Therapie Gallensteine und chronische Erhöhung der Leberwerte. Immer wieder Tonsillitis. 1989 komplizierte Extraktion der Weisheitszähne mit Nervenverletzung.

13. 8. 1990: Sie fühlt sich erschöpft, dabei empfinde sie Schwere in Armen und Beinen, seit dem Wochenende bestehen Fieber, Zittern, Schweißausbrüche, Mundgeruch und Benommenheit; seit Mitte Juni sei die linke Mandel vereitert, auf Ofloxacin habe sie erbrochen, ein Urlaub in Zypern habe nicht geholfen, obwohl es ihr in der Hitze dort besser ging. Zusätzlich stinkende Durchfälle, weißlich bis gelblich, mit Krämpfen im Bauch, alle Lymphknoten seien geschwollen. Nebenbefund: sehr dünne und weiche Fingernägel.

Labor: BSG 8/17 mm n.W., Leukozyten 3700 T/ml, GOT 17 U/l, GPT 63 U/l.

Therapie: Silicea D 60

20.8.1990: Sie habe gut reagiert.

30.10.1990: GPT liege jetzt bei höchstens 30 U/l. Trotzdem Silicea D 1000 i. m.

Sie war nach dieser Injektion bis zum Januar 1993 frei von jeder Krankheit.

Danach entstand eine Sehnenscheidenentzündung, für die Allgemeinmediziner nicht zuständig sind (?), die erfolglos durch mehrere Fachorthopäden bis zum 16.5.1995 behandelt wurde (erneute Konsultation). Zwischenzeitlich machte sie Bekanntschaft mit Diclofenac, Cortison, Novaminsulfon. Letzteres helfe wenigstens gegen die Schmerzen, außerdem wurden Amitriptylin und Bromazepam verordnet.

Psychisch fällt die fast wahnhafte Idee auf, zu scheitern (KR S. 25 act-sp., Arg-n., Aur., merc., nux-v., sil., vanad.), ausgelöst durch den Tadel des ausbildenden HNO-Professors; sie hat daraufhin das Fach gewechselt.

Verordnung: **Silicea** D 12, 2- bis 3-mal 1 Tablette, gleichzeitig werden alle allopathischen Medikamente abgesetzt, weil sie keine erkennbare Wirkung hatten.

2.6.1995 (nach 17 Tagen): Sie sei zufrieden, komme mit den Restschmerzen gut zurecht. Es dauerte aber noch bis Anfang Oktober, bis ein stabiler Gesundheitszustand erreicht werden konnte.

Differenzialdiagnose

Silicea wird oft als chronische Pulsatilla bezeichnet [16, 17, 19]. Pulsatilla folgt also auf Silicea, aber eben auch Acidum fluoricum, Hepar sulfuris, Lycopodium, Sepia.

Wegen der Inkompatibilität ist die Unterscheidung des Mittels von Mercurius solubilis und Calcium sulfuricum wichtig. Eine gute Abgrenzung bietet die für Mercurius typische Trias von Nachtschweiß, nächtlichem Speichelfluss und Tremor (Stimme, Zunge, Hände). Das bessernde kalte Waschen bei Calcium sulfuricum oder Acidum fluoricum ist für Silicea-Patienten eine Horrorvorstellung.

Neben diesen klassischen Abgrenzungen ist die Differenzierung gegen andere Silikate sehr wichtig, besonders wenn sich nur ein Teilerfolg einstellt.

Katamnese

Silicea hat auch in der zweiten Behandlungsrunde selbst in „Schüßler-Potenz funktioniert". Innerhalb relativ kurzer Zeit stabilisierte sich auch die zweite, „orthopädische" Erkrankung. Diese Patienten sind bekanntermaßen so ortstreu wie die Drusen des Kristalls. Erstaunlich ist die regenerative Kraft des Organismus unter dem Einfluss des richtigen homöopathischen Mittels. Hinsichtlich der Potenzwahl mag die Tiefpotenz D 12 bei der zweiten Behandlung erstaunen, aber es ist das Kennzeichen konstitutionsbedingter Erkrankungen, dass selbst niedrige Potenzen eine ähnliche kurative Kraft besitzen wie die Hochpotenzen. Außerdem sollte der Organismus Gelegenheit erhalten, Fremdkörper, auch eitrig, auszuscheiden. Nach der Entwicklung der zweiten Erkrankung muss man sich die Frage gefallen lassen, ob ohne eingehende Kenntnis der Homöopathie ein dauerhafter Behandlungserfolg bei dieser Kollegin überhaupt möglich ist. Jedenfalls deutete ich ihr an, dass sie sich mit dieser Potenz bei Rückfällen selbst helfen könne, sich aber melden solle, wenn die gewünschte Wirkung nicht einträte. Wer mehrere Silicea-Krankengeschichten kennt, weiß um die Bedeutung der Krankheitsauslösung durch die Geringschätzung anderer, hier des ausbildenden Professors.

Bewertung: Die Offensichtlichkeit der Arzneiwirkung ähnlicher Arzneien zeigt sich bei dieser Patientin eindrucksvoll. Hepatitis nach Impfung und Sehnenscheidenentzündung beim gleichen Patienten scheinen doch völlig verschiedene Erkrankungsformen darzustellen und damit auch verschiedene Behandler erforderlich zu machen. Man erkennt gut, wie diese fixe Idee die mögliche Heilung limitieren kann. Wer sehr auf den Erfolg aus ist, sollte das Heilungshindernis der zwanghaften Rationalisierung bei Silicea-Patienten nicht vergessen. Sogenannte Recall-Systeme könnten hier helfen und die Beziehung festigen. Sed cavete! **Silicea mag geadelt, aber nicht getadelt werden.**

9.6.2 Fall 2: Der kleine Nick

Als ich Nick am 29.11.2002 kennen lernte, war er gerade 3 Jahre alt geworden (**Abb. 9.3**). Die Mutter hatte genug von seiner Krankheitsentwicklung, die eine ständig steigende Anzahl konventioneller Medikamente (Berodual®, Budesonid, Bricanyl®, Viburcol®, diverse Antibiotika) erforderte. Angefangen habe es im 3. Lebensmonat mit einer spastischen Bronchitis, wie der minutiös ausgeführte Impfpass mit einer 6-fach-Impfung (DPT, HIB, Polio, Hepatitis B) ausweist. Die Bronchitis ist so heftig verlaufen, dass die Mutter Sorge hatte, ihr Kind würde ersticken [5]. Danach sei es regelmäßig alle 4–6 Wochen zu einer massiven Exazerbation der Bronchitis gekommen, eigentlich sei er nicht mehr ohne Infekt gewesen. Jeden Winter [4] habe Nick eine weitere Verschlimmerung erfahren. Immer bekomme er zuerst einen Laufschnupfen, dem etwas später ein trockener, krampfartiger Husten [3] folge, der absolut unproduktiv verlaufe und mit seinen 10-minütigen Anfällen Nick auf das Äußerste quäle. Trinken helfe zwar, aber er mag keine warmen Getränke, obwohl er sonst alles warm verlange. Dadurch sei die Entwicklung verzögert verlaufen: Er habe ausdauernd Daumen gelutscht und erst mit 18 Monaten zu laufen begonnen [2]. Mit dem Sprechen habe er sich gar 30 Monate Zeit gelassen [1].

Die Untersuchung zeigt einen kleinen, schmächtigen Körper, die Schultern wirken, als seien die Schlüsselbeine nicht vorhanden und die Bauchdecke ist vorgewölbt wie ein Froschbauch. Die Auskultation der Lunge lässt den Gesang spastischer Atemgeräusche ins Ohr dringen. Der Junge verhält sich passiv, erscheint introvertiert und zurückhaltend, wenngleich aufmerksam und muss von der Mutter auf den Arm genommen werden, damit die Lunge überhaupt abgehört werden kann. Die Mutter erklärt, er habe schon viele unangenehme Erfahrungen mit Ärzten hinter sich. Er habe Angst vor Spritzen.

Wenn man hier der Differenzialdiagnose der Repertorisation nachgeht, so erscheinen alle drei Mittel gleichwertig (**Tab. 9.1**). Die Prüfung dieser Auswahl ergibt, dass Sulfur durch das passive Verhalten des Kindes ausscheidet, während Cal-

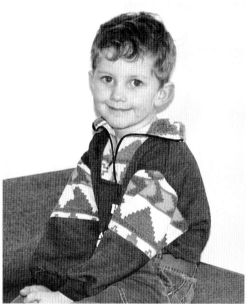

Abb. 9.3 Nick

Tab. 9.1 Repertorisation Fall 2.

Arzneimittel	Calc	Sil	Sulf
1. Mind; slow learning to talk KR p86	1	1	1
2. Extremities; late learning to walk KR p1223	3	2	1
3. Spasmodic cough KR p804	3	1	2
4. Generalities; season in winter, KR p1422	2	2	2
5. Generalities; ailments from vaccination KR p1410	2	4	4
Leitsymptom: Cough from vaccination KR p809	–	1	–
Bewertung	83,6 %	84,5 % (88,8 %)	84,1 %

carea zwar psychisch passiv erscheinen mag, aber als guter „Futterverwerter" eine ganz andere Physiognomie darbieten würde. Unter dem Aspekt des Impfschadens ist die Differenzierung trotz des vermeintlichen Leitsymptoms ([L] *cough after vaccination*) nicht möglich, da klinische Rubriken nicht zur Falsifikation einer Verordnung taugen. Sieht man, was für Silicea spricht, dann fällt die Arzneiwahl leicht. Wenn die Repertorisation zur Arzneifindung nicht genügt, dann hilft der Arzneivergleich und die Analyse des Verhaltens und Auftretens beim Kranken weiter: Angst vor Spritzen, Wärmebedarf, Schmächtigkeit, Froschbauch, Schüchternheit – dies alles spricht für Silicea.

Nick erhielt also ab dem 6.12.2002 mehrere Einzeldosen Silicea D 200, die ihm als Betthupferl verabreicht wurden. Die Nase begann nach 3 Tagen zu laufen, die weitere Symptomatik wurde rückabgewickelt wie ein rückwärts laufender Film. Unter der sich abschwächenden Reaktion erfolgten ab 12.12. keine weiteren Gaben. Nick ging es ab Weihnachten bis zum 26.1.2003 richtig gut. Diese positive Reaktion ließ sich bis 2008 wiederholt schon am Anfang eines Rückfalls reproduzieren. Nick ist zwischenzeitlich ein guter Schüler geworden und spielt gern und ausdauernd Fußball. Wenn er mit einer Erkältung vom Sportplatz komme, dann richten ihn ein paar Silicea-Kügelchen wieder auf, sodass nichts Schlimmes mehr vorgekommen sei. Die Mutter ist mit der Entwicklung ihres einstigen Sorgenkindes höchst zufrieden, nur schmächtig sei er immer noch.

Das Thema Impfungen ist ein altes Streitthema zwischen Schulmedizin und Homöopathie. Die Schulmedizin argumentiert statistisch für den Schutz der Masse, da wird das individuelle Schicksal des kleinen Nick ganz unbedeutend, bestenfalls wäre es ein bedauerlicher Betriebsunfall, wenn Nick nach der Impfung einen bleibenden Schaden erlitten hätte. Glücklicherweise konnte er Hilfe in der Homöopathie finden.

Tab. 9.2 Steckbrief Silicea.

Stoffkunde	Silicea (SiO_2 bzw. $Si[OH]_4$)
Synonyme	Sand, Quarz, Bergkristall.
Prüfungen	Hahnemann (CK5)
Toxikologie	Geringe Symptomatik
Stofflich verwandte Mittel	Silikate, Kohlenstoffe, Germanium, Stannum, Plumbum.
Wirkungsverwandte Mittel	Acon, Alum, Ant-c, Ant-t, Ars, Bell, Bar-c, Bar-i, Berb, Bufo, CALC, Calc-ar, Calc-f, Calc-i, Calc-p, Caust, Cham, Chin, Cina, Cupr, Fl-ac, Gels, Graph, HEP, Ign, Kali-ar, Kali-c, Kali-p, Lac-c, Led, Lyc, Mag-m, Nat-m, Nat-s, Nit-ac, PHOS, Ph-ac, Psor, Puls, Ruta, Sep, Staph, Stront-c, Stict, SULF, Thuj, Tub.
Zusammenfassende Darstellung, Leitsätze	Lebensziel ist Perfektion ohne Kompromisse, daher sind Kleinigkeiten so bedeutend, großer Eigensinn. Furcht vor Verletzung, insbesondere durch Nadeln, als ob schon feststeht, dass dies zur (übel riechenden) Eiterung führt. Schüchternheit in der Öffentlichkeit. Expertennische. Verstopfung mit Zurückschlüpfen des Stuhlgangs, Ausscheidung über die Kontinuität der Haut (Fistel & Furunkel). Konziliant in der Form, hart im Inhalt (Gegenteil zu Calc.). Mangel an Selbstvertrauen aus Selbsterkenntnis; Malassimilation, Abmagerung, Mangel an Lebenswärme, Infektneigung, trophische Störungen (Haare und Nägel).
Causa	(Kleine) Verletzungen, Impfung, Nahrung, Milch; Ärger, Widerspruch; Würmer, Verunreinigung.
>	Wärme, insbesondere warmes Einhüllen, festes Bandagieren, Zurückgezogenheit; Stuhlgang, Flatus, jede Absonderung; Essen.
<	Kälte, Winter, Wind, Abkühlung (der Füße), Unterdrückung von Fußschweiß oder anderer Absonderung; Entblößen; Fleisch, Milch, kalte Speisen und Getränke; Druck, Erschütterung; Liegen; Koitus; Konversation.

Tab. 9.2 (Fortsetzung)

Zeiten	Winter, nachts oder morgens.
Geist, Gemüt	Beschwerden durch Erwartung, Behutsamkeit, Fehlen von Selbstvertrauen, Pflichtbewusstsein bei Kleinigkeiten, Trösten verschlechtert, Unterhaltung verschlechtert, vergesslich, Beschwerden durch Schreck; Hysterie; milde, mürrische Stimmung, nervöse Erschöpfung, überempfindlich gegen (leiseste) Geräusche, gegen Stahlspitzen, die auf sie gerichtet werden; Zaghaftigkeit, Schüchternheit (beim Erscheinen in der Öffentlichkeit), Weinen, Trösten verschlechtert. Schlaf: viele Träume, er erinnert sich an lange vergessene Dinge; Schlaflosigkeit durch Blutwallungen.
○ →	Süßigkeiten, Brot, Eier, Eis, warme Speisen, Sand (Unverdauliches); Wärme, warme Kleidung.
⌀ →	Gekochte Speisen, Fleisch, (Mutter-)Milch; Ansprache, Berührung, Entblößung, Baden.
Schmerzcharakteristik und Empfindung	Krampfen, schneiden, stechen, auch andere sind möglich. Gefühl von Beschädigung oder Vergiftung.
Seitenbezug	Rechts (35), links (24).
Bevorzugte Gewebe und Organe	RES, Bindegewebe, Knochen, Nieren, Stoffwechsel.
Besondere körperliche Symptome	Brüchige Fingernägel, Fistelbildungen, Gefühl eines Haares auf der Zunge oder eines Bandes oder Rings, das Bett ist zu hart, Gefühl von Zusammenschnüren der Körperöffnungen.
Klinische Anwendung	Abszesse, Fisteln, Gerstenkorn, Nierenstein, stinkende Absonderungen, Hämorrhoiden, Tumoren, Krebs.
Körperliche Allgemeinsymptome	Rachitis, Knochen- und Zahnkaries, (Drüsen-)Abszesse, krebsartige Leiden, Kälte im Allgemeinen verschlechtert, Infektlabilität, schon Abkühlung eines Körperteils verschlechtert, durch Abkühlung oder Nässe der Füße und des Kopfes, friert dauernd, Berührung kalter Gegenstände verschlechtert, Beschwerden durch Erhitzung, Konvulsionen (epileptisch) nachts (durch unterdrückten Fußschweiß oder nach Impfung), Abmagerung (bei Kindern), Pädatrophie, Verhärtungen, Exostosen, Ostitis, Periostitis, Osteomalazie, Fibrom, Keloid, Verlangen, sich hinzulegen, Liegen im Bett verschlechtert, Überanstrengung der Muskeln und Sehnen durch Heben, Taubheit in einzelnen Körperteilen, Lähmung von Organen, Morbus Raynaud, Syphilis, Schwäche (bei Kindern) durch Diarrhö, langsame Wundheilung.
Herz, Kreislauf	Keine nachhaltig bestätigte Symptomatik verfügbar.
Atemwege	Asthma bronchiale, plötzlich sistierende Atmung, nachts, im Fieber, Atmung wie durch Staub erschwert, Höhenkrankheit, Bronchitis, (verschleppte) Pneumonie, Lungenabszess, Lungentuberkulose, Empyem, Achselhöhlenschweiß. Spannung, Engegefühl, Zusammenschnüren der Brust nach unterdrücktem Fußschweiß. Husten morgens beim Erwachen, beim Kaltwerden, durch Reizung und Kitzeln in der Luftröhre, Entblößen der Füße oder des Kopfes verschlechtert, warme Flüssigkeiten bessern. Sputum nur tagsüber, morgens, klumpig, schleimig, eitrig, dick, gelb.
Abdomen, Rektum	Appetit vermehrt im Froststadium, Abneigung gegen Fleisch und gegen Muttermilch. Verlangen nach unverdaulichen Dingen, Übelkeit anhaltend (nach Impfung), Magenschmerzen krampfartig, zusammenschnürend, drückend; Pulsieren im Magen, Durst nachts. Bauch: Leberabszess, Leberbeschwerden verschlechtern sich bei Erschütterung, Froschbauch (bei Kindern), Flatulenz durch eingeklemmte Blähungen, Bauchdecke hart, Appendizitis. Untätigkeit des Rektums: Verstopfung: schwer abgehender (natürlicher) Stuhl, schlüpft zurück, ineffektiver erfolgloser Stuhldrang und Presszwang, Verstopfung vor und bei Menses; Durchfall bei Kindern, abgemagerten Menschen, Bettwärme bessert, warmes Einhüllen bessert, Analfistel, Hämorrhoiden eiternd, geschwürig. Stuhl trocken, hart, knotig, knötchenartig, klumpig; großkalibrig, hell gefärbt, übelriechend, faulig, spärlich.
Harnorgane	Morbus Addison, Harndrang nachts, Blasenentleerung unfreiwillig, unwillkürlich nachts, brennende Schmerzen in der Harnröhre, Urin übel riechend.

Tab. 9.2 (Fortsetzung)

Männliche Genitalien	Empyozele, Hydrozele (schon bei Jungen), Verhärtung des Hodensacks, Tuberkulose, Ameisenlaufen, Absonderung von Prostatasekret (bei schwerem Stuhlgang), Vereiterung der Prostata.
Weibliche Genitalien	Leukorrhö nach der Miktion, reichlich, gussweise; Amenorrhö; Menses wundmachend, scharf, zu spät, unterdrückt; Metrorrhagie; Nachwehen beim Stillen des Kindes, Vaginalzysten, Geschwüre, Uteruskarzinom. Jede Art von Brusterkrankung: Mastitis, Mastopathie, Abszess, Tumor oder Krebs, alte Narben schwellen an und brechen eiternd auf, fistulöse Öffnungen in den Mammae. Verhärtung der Axillardrüsen, der Mammae, besonders linksseitig. Das Kind verweigert die Muttermilch; Schmerzen wie zerschlagen oder stechend in den Mammae, während das Kind saugt.
Bewegungsapparat	Spina bifida, Verkrümmung der Wirbelsäule, Furunkel und Karbunkel der Zervikalregion, Steißbeinverletzung, Rückenschmerzen durch Erschütterung verschlechtert, beim Stillen. Rückenschmerzen in der Zervikalregion erstrecken sich zum Auge, erstrecken sich zum Kopf, über den ganzen Kopf, zum Hinterkopf, zum Scheitel. Rückenschmerzen in der Sakralregion, beim Koitus, beim Aufstehen vom Sitzen. Rückenschmerzen am Steißbein nach einem Sturz, bei Druck, nach einer langen Wagenfahrt, beim Aufstehen vom Sitzen, beim Sitzen, bei Berührung. Rückenschmerzen an der Wirbelsäule, durch Erschütterung des Bettes. Extremitäten: Abszesse am Oberschenkel, am Knie (auch Gonorrhoe). Gefühl, als ob das Knie eingebunden oder bandagiert wäre. Hornhaut an der Fußsohle. Knochenkaries des Femur, der Tibia, der Fibula, von Fuß und Zehen. (Eisige) Kälte der Knie, der Unterschenkel und Füße, selbst im warmen Zimmer, während der Menses. Entzündete Hühneraugen, wie wund. Nageldystrophie: Finger- und Zehennägel verkrüppelt. Paronychie (beginnt in den Nägeln) und Panaritium; Periostbeschwerden mit stechendem Schmerz, Sehnenbefall und Fistelbildung. Hüftgelenkerkrankung. Bursitis. Entzündung an Knochen, Gelenken. Einwachsende Zehennägel mit Geschwürbildung. Fußschweiß anhaltend, übelriechend, reichlich. Steifheit der Gelenke: Finger, Beine, Hüfte, Knie, Knöchel. Entblößen oder Aufdecken verschlechtert. Nasswerden der Füße verschlechtert. Gliederschmerzen: Wärme bessert, Fingernägel. Drückende Schmerzen am Knie zusammenschnürend, Gliederschmerzen wie wund, zerschlagen (nach dem Koitus). Gliederschmerzen, reißend: Arme, Oberarm, Fingergelenke, Daumengelenke.
Haut	Haut ist ungesund, trocken, unfähig zu schwitzen. Wundheit durch Schweiß. Hautausschläge jeder Art mit Eiterungstendenz bis zum Karbunkel. Verhärtungen, Knötchen. Geschwüre: juckend und brennend (an den erhöhten, verhärteten Rändern), krebsartig, mit serösen bis eitrigen Absonderungen, ätzend, übel riechend, faulig, spärlich; Wärme bessert.
Frost, Fieber, Schweiß	Fieber abends, hektischer Typ, nachts (im Schlaf), mit Frösteln im Bett, Frösteln vor und bei Menses, bei eisiger Kälte des Körpers, Frösteln einseitig, beim Ausziehen, Entkleiden, Entblößen, Aufdecken. Schweiß morgens und nachts, Geruch stinkend, übel riechend und sauer; Schweiß profus, schlimme Folgen durch unterdrückten (Fuß-)Schweiß.

Literatur

[1] Allen HC: Leitsymptome wichtiger Arzneimittel der homöopathischen Materia Medica (s. Literaturverzeichnis im Anhang), S. 380–383.
[2] Allen TF: The Encyclopedia of Pure Materia Medica. Vol. 9. New Delhi: Jain; 1995: 1–40.
[3] Allen TF: Hand Book of Materia Medica and Homeopathic Therapy. New Delhi: Jain; 1983: 1014–1024.
[4] Barthel H (Hrsg.): Synthetisches Repertorium. 5. Aufl. Stuttgart: Haug; 2005.
[5] Beuchelt H: Konstitutions- und Reaktionstypen in der Medizin mit Berücksichtigung ihrer therapeutischen Auswertbarkeit. Ulm: Haug; 1956: 136–140.
[6] Boger CM: Boenninghausen's Characteristics (and Repertory). New Delhi: Jain; 1991: 160–162.
[7] Boericke W: Homöopathische Mittel und ihre Wirkungen. Leer: Grundlagen und Praxis; 1972: 511–513.
[8] Borland D: Kindertypen. Ulm: Haug; 1961: 14.

[9] Clarke JH: Enzyklopädie für den homöopathischen Praktiker. 10 Bände. Bielefeld: Stefanovic; 1990–1996:5241–5289.
[10] Degrotee F: Physical Examination and Observations in Homoeopathy. Gent: Homeoden Bookservice; 1992: 562–567.
[11] Hahnemann S: Die chronischen Krankheiten (s. Literaturverzeichnis im Anhang). Band 5, S. 240–294.
[12] Harms M: Grippemittel der Homöopathie. Leer: Grundlagen und Praxis; 1992: 151–155.
[13] Hering C: Leitsymptome unserer Materia Medica IX. Aachen: Renée von Schlick; 1996: 379–448.
[14] Hering C: The Guiding Symptoms of our Materia Medica. Vol. 9. New Delhi: Jain; 1995: 362–426.
[15] Kent JT: Homöopathische Arzneimittelbilder. Band 3. Neu übersetzt von Wilbrand R. Heidelberg: Haug; 2001: 513–530.
[16] Lippe A: Grundzüge und charakteristische Symptome der Materia Medica. Göttingen: Burgdorf; 1983. 707–714:
[17] Lippe A: Key Notes and Red Line Symptoms of the Materia Medica. New Delhi: Jain; 1921: 668–674.
[18] Masi-Elizalde A, Preis S: Überarbeitung der Lehre, Materia Medica und Technik der Homöopathie. Höhr-Grenzhausen: Faust; 1993: 287–289 (Kasuistik).
[19] Mezger J: Gesichtete homöopathische Arzneimittellehre. 2 Bände. Ulm: Haug; 1964–1966: 1320– 1321.
[20] Morrison R: Desktop Guide to Keynotes and Confirmatory Symptoms. Albany; 1993: 347–352.
[21] Murphy R: Homeopathic Medical Repertory. Pagosa Springs: Hahnemann Academy of North America; 1993.
[22] Nash EB: Leitsymptome in der homöopathischen Therapie. Neu übersetzt von Wilbrand R. Stuttgart: Haug; 2004: 68–72.
[23] Phatak SR: Materia Medica of Homoeopathic Medicines. New Delhi: Jain; 1977. 541–546.
[24] Rampold V: MINDMAT – Vollständige Materia Medica der ichnahen Symptome. Band IX. Ruppichteroth: Stefanovic; 1998: 270–352.
[25] Römpp Chemie Lexikon in 6 Bänden. Band V. Stuttgart: Thieme; 1995: 4161–4165.
[26] Saine A: The Method – Lectures on Pure Classical Homeopathy. Den Haag; 2000: 161–165 (A Case of Friedreich Ataxia).
[27] Scholten J: Homöopathie und die Elemente. Utrecht: Stichting Alonnissos; 1997: 286–290.
[28] Seideneder A: Mitteldetails der homöopathischen Arzneimittel. 3 Bände. Ruppichteroth: Similimum; 1997–1998: 4139–4187.
[29] Stauffer K: Klinische Homöopathische Arzneimittellehre. Regensburg: Sonntag; 1978: 600–606.
[30] Vermeulen F: Concordant Materia Medica. Haarlem: Merlijin; 1994: 879–885.
[31] Vermeulen F: Synoptic Materia Medica I. Haarlem: Merlijin ; 1993: 358–361.
[32] Vithoulkas G: Essenzen homöopathischer Arzneimittel. Höhr-Grenzhausen: Faust; 1998: 242–246.
[33] Voisin H: Matière Médicale. Annecy; 1946: 1240–1250:
[34] Zaren A: Core Elements of the Materia Medica of the Mind. Vol. 1. Göttingen: Burgdorf; 1993: 227–251.

10 Das Erlernen der Arzneimittelbilder

Gerhard Bleul

> **Lernziele**
> - Techniken zum systematischen Erlernen der Arzneimittelbilder kennen lernen und für sich nutzbar machen.

10.1 Motivationsanalyse

Lernen braucht ein Motiv. Lernen kann man nur, wenn man weiß wofür, und wenn der Lernvorgang oder das Ziel mit einem positiven Gefühl verknüpft ist. Wem das Lernen schwer fällt, dem nützt vielleicht eine Motivationsanalyse nach dem Schema der **Tab. 10.1**.

Eine Primärmotivation besteht dann, wenn das Lernen selbst Spaß macht, wenn das Kennenlernen der Arzneimittel interessant ist, wenn sich Einblicke eröffnen, wenn die Zunahme der Kenntnisse Freude bereitet. Sekundärmotivation ist die Aussicht auf ein Ziel: die Patienten besser behandeln zu können, schneller zum Erfolg zu kommen und müheloser den Praxisalltag zu bewältigen.

> Die Freude am Lernen kann Motivation genug sein. Die Aussicht auf das zu erreichende Ziel motiviert sekundär.

Tab. 10.1 Motivationsanalyse.

Was hindert mich am Lernen der Arzneimittel?	Was habe ich davon, wenn ich Arzneimittel lerne?

10.2 Lerntechniken

Vier verschiedene Arten des Gedächtnisses wurden beschrieben:
- visuelles Gedächtnis
- emotionales Gedächtnis
- motorisches Gedächtnis
- akustisches Gedächtnis

Jeder Mensch hat mindestens eine bevorzugte Art, zu lernen und Wissen zu speichern. Sie gilt es optimal zu nutzen, ohne dass die anderen Zugangswege zum Gedächtnis vernachlässigt werden.

In jedem Fall ist es hilfreich, abstrakte Informationen ins Anschauliche zu übersetzen, bildliche Assoziationen herzustellen, Verknüpfungen zu schon Bekanntem zu finden, ohne dabei jedoch in Spekulationen und Fantasie abzugleiten.

Leichter und effektiver als das rezeptive Lernen ist das **aktive Lernen am Fall** (**Tab. 10.2**). Positiv verlaufene Praxisfälle sollten nachbereitet werden, indem die Mittelwahl noch einmal nachvollzogen und das Arzneimittelbild mit dem Krankheitsbild verglichen wird. Dabei genügt es nicht, kurzschlüssig einen vermeintlichen Erfolg an wenigen scheinbaren Schlüsselsymptomen festzumachen. Wenn die Erfahrung im Einzelfall nicht mit der Literatur im Einklang steht, wurde meist die Praxis nicht ausreichend reflektiert. Eine unerwünschte Folge davon kann der zunehmende Einsatz sogenannter Lieblingsmittel sein – und dies mit abnehmendem Effekt und zunehmender Frustration.

> Jeder sollte die ihm gemäße Lerntechnik finden, dabei aber die verschiedenen Wege zur Wissensspeicherung nutzen und ausbauen.
> Lernen funktioniert dann am besten, wenn das Neue mit Bekanntem verknüpft wird.
> Die Praxis ist die beste Schule. Das Lernen am Fall ist besonders effektiv. ◄

Tab. 10.2 Rezeptives und aktives Lernen.

Rezeptiv	Aktiv
Gedanklich	Erlebt
Lesen, Hören, Nachvollziehen	Situation erfassen
Theoretisch	Praktisch
Studium	Durch Erfolg (am Fall, durch Arzneimittelprüfung oder Selbstversuch)

10.3 Wege zum Wieder-Erinnern

Die Erinnerung an einen Menschen gelingt am besten, wenn man ein bestimmtes Erlebnis mit ihm verknüpft. Arzneimittel werden oft in der Form von Persönlichkeiten geschildert, an beeindruckende Begegnungen mit ihnen kann man sich immer erinnern.

▸ Arzneiliche Substanzen sind so zu unterscheiden, als stellten sie einen bestimmten Persönlichkeitstypus dar. (Edward C. Whitmont, *Die Alchemie des Heilens*) ◄

Wenn ein homöopathisches Arzneimittel entsprechend wahrgenommen und erlebt wird – durch Praxiserfahrung, einen Vortrag, intensives Studium, eigene Anschauung oder einen Selbstversuch –, gelingt die Verinnerlichung und die Erinnerung am besten.

Tab. 10.3 Die wichtigsten Merkmale einer Arznei.

Name	Einschließlich der Synonyme, eventuell etymologische Herleitung
Zugehörigkeit zu Reich und Gruppe	Mineralisch, pflanzlich, tierisch, menschliche Nosode Stoffklasse, botanische Familie usw.
Äußeres Bild	Anschauung
Inneres Bild	Kernsätze, „Genius"
Modalitäten	Zeit, Temperatur, Lage/Bewegung, situative und psychische Umstände
Als-ob-Symptome	Analoges Empfinden
Wirkrichtung	„Organotropie"

10.4 Was ist wichtig an der Arznei?

An einem Arzneimittel ist alles wichtig, was es von anderen unterscheidet. Nur in dieser „persönlichen" Charakteristik kann es differenziert und individuell eingesetzt werden. Entscheidend sind hier in erster Linie die besonderen (oder sonderlichen) Arzneisymptome (Org §153) – wichtige Symptome der zweiten Linie sind alle Merkmale, die zum Erkennen und Wiedererkennen beitragen, wie der Name (und seine Herleitung), die Stoffklasse, das äußere Bild (die Gestalt), das innere Bild (der „Genius") und natürlich die eigenen Erfahrungen. **Tab. 10.3** listet die wesentlichen Merkmale einer Arznei auf.

10.5 Karteikarten als Lernmittel

Nützlich ist eine Lernkartei, in die z. B. die unten gezeigten Arzneimittel-Karten einsortiert werden können: Die Inhalte der Karten werden systematisch gelernt; was bekannt ist, wird nach hinten verschoben; die nicht ausreichend bekannten Themenkarten bleiben vorn und werden beim nächsten Mal wieder durchgenommen.

Noch ausgeklügelter ist das Schema, wie es in **Abb. 10.1** wiedergegeben ist: danach gibt es vier Abteilungen im Karteikasten: Abteilung 1 wird täglich (bzw. wöchentlich) angesehen, Abteilung 2 zweimal wöchentlich (bzw. zweimal monatlich), Abteilung 3 einmal wöchentlich (bzw. einmal monatlich), Abteilung 4 einmal monatlich (bzw. vierteljährlich). Jede Kartei, deren Inhalt

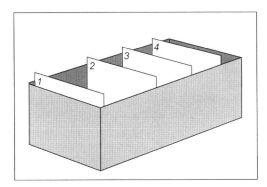

Abb. 10.1 Umgang mit der Lernkartei.

finden. Wer das Studium systematisch aufbauen will, kann sich an die Basisliste halten, die im Folgenden abgedruckt ist.

> Vorschlag: Von jedem Arzneimittel eine Lernkarte erstellen. Prinzip: Je besser der Stoff beherrscht wird, desto seltener wird er wiederholt.

man kennt, rückt eine Abteilung weiter nach hinten.

Eine Gliederung für eine Arzneimittel-Lernkarte zeigt **Abb. 10.2**.

Mit welchen Arzneimitteln sollte man das Studium beginnen? Mit denen, die Ihnen begegnen, die in diesen Büchern besprochen werden, die Sie im Vortrag hören, die in Ihrer Praxis Anwendung

10.6 Basisliste von 140 Arzneimitteln für die Weiterbildung

Ausgehend von den Empfehlungen verschiedener homöopathischer Ärztegesellschaften im In- und Ausland wurde eine Rangfolge von 500 Arzneimitteln zusammengestellt. Die ersten 140 Mittel werden zum Studium während der dreijährigen Weiterbildung empfohlen. Sie sind in **Tab. 10.4** aufgelistet.

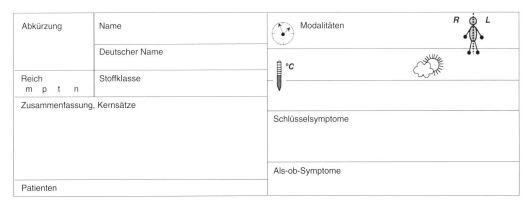

Abb. 10.2 Arzneimittel-Lernkarte (7,4 × 31 cm).

Tab. 10.4 Die wichtigsten homöopathischen Arzneimittel für das Basisstudium.

Abrot.	Brom.	Cocc.	Ign.	Nat-c.	Sars.
Acon.	Bry.	Coc-c.	Ip.	Nat-m.	Sec.
Aesc.	Bufo	Coff.	Jod.	Nat-s.	Sel.
Agar.	Cact.	Colch.	Kali-bi.	Nit-ac.	Sep.
All-c.	Calc.	Coloc.	Kali-br.	Nux-m.	Sil.
Alum.	Calc-f.	Con.	Kali-c.	Nux-v.	Spig.
Ambr.	Calc-p.	Crot-h.	Kali-j.	Op.	Spong.
Am-c.	Calc-s.	Cupr.	Kali-p.	Petr.	Stann.
Anac.	Calen.	Cycl.	Kali-s.	Ph-ac.	Staph.
Ant-c.	Camph.	Dros.	Kalm.	Phos.	Stram.
Ant-t.	Cann-i.	Dulc.	Kreos.	Phyt.	Sul-ac.
Apis	Cann-s.	Euphr.	Lac-c.	Pic-ac.	Sulf.
Aran.	Canth.	Eup-per.	Lach.	Plat.	Symph.
Arg-n.	Caps.	Ferr.	Led.	Plb.	Syph.
Arn.	Carb-an.	Ferr-p.	Lil-t.	Podo.	Tab.
Ars.	Carb-v.	Fl-ac.	Lyc.	Psor.	Tarent.
Aur.	Carc.	Gels.	Mag-c.	Puls.	Thuj.
Bapt.	Caust.	Glon.	Mag-m.	Pyrog.	Tub-bov.
Bar-c.	Cham.	Graph.	Mag p.	Ran-b.	Verat.
Bell.	Chel.	Hell.	Med.	Rhus-t.	Zinc.
Bell-p.	Chin.	Hep.	Merc.	Ruta	
Benz-ac.	Cic.	Hydr.	Merc-c.	Sabad.	
Berb.	Cimic.	Hyos.	Mez.	Sabin.	
Bor.	Cina	Hyper.	Naja	Sang.	

10.7 Empfehlungen eines großen homöopathischen Arztes

Constantin Hering hat ausführlich zum „Studium der homöopathischen Arzneimittellehre" Stellung genommen. Er vergleicht es mit dem Zurechtfinden in einer großen Stadt. Wer vom Land in eine Großstadt kommt, meint zunächst, er werde sich bei so vielen Häusern und Straßen nie orientieren können. Es wird ihm aber schneller als erwartet gelingen. Wer viele Städte kennt, wird sich in jeder neuen Stadt noch schneller zurechtfinden.

Daher ist es nützlich, die ersten Arzneimittelbilder, die man erlernt, ganz ausführlich in allen Einzelheiten zu betrachten, sie gründlich und umfassend zu erarbeiten. Dabei sollen „alle Wirkungen eines Mittels als zusammengehörend", „alle einzelnen Zeichen eines Mittels als Theile eines Ganzen" betrachtet werden. Von der Beschränkung auf einzelne Fälle oder auf wenige Leitsymptome wird abgeraten. Das wäre zwar „der kürzeste Weg zur Praxis, aber auch der beste zur bleibenden Mittelmäßigkeit".

Das Prinzip ist immer dasselbe: Ein Arzneimittel wird studiert, indem alle bekannten Symptome – eventuell auch das ausführliche Vergiftungsbild, von denen Lewin viele beschrieben hat – von vorn bis hinten gelesen und unter bestimmten Aspekten betrachtet werden. Dazu genügen die kürzeren Arzneimittellehren nicht, es müssen schon umfassende Darstellungen sein, wie die *Reine Arzneimittellehre* von Hahnemann oder die großen Werke von Hering *(Guiding Symptoms)*, Clarke, Seideneder und anderen.

Hering empfiehlt, beim ersten Durchlesen nur auf die betroffenen Organe und Körperregionen zu achten, bei der zweiten Bearbeitung auf die Art der Symptome, die Charakteristika der Schmerzen usw., beim dritten Durchgang auf die Modalitäten, „die Bedingungen der Zeichen", und schließlich auf das gleichzeitige oder konsekutive Auftreten bestimmter Symptome.

Im weiteren Verlauf des Arzneimittelstudiums werden die wirkverwandten Mittel betrachtet. Zunächst werden jeweils zwei Mittel verglichen, indem die Gemeinsamkeiten in die Mitte einer Tabelle, die Unterschiede auf die beiden Seiten

Tab. 10.5 Beispiele für ähnliche Arzneimittel, deren vergleichendes Studium empfohlen wird.

Acon. – Bell.	Bry. – Coloc.	Lyc. – Chel.
Apis – Bell.	Calc. – Puls.	Nat-m. – Sep.
Arn. – Bell-p. – Calen.	Caust. – Phos.	Nux-v. – Ign.
Ars. – Carb-v.	Cham. – Mag-c.	Nux-v. – Sep.
Ars. – Sil.	Chin. – Ars. – Phos.	Phos. – Ph-ac.
Ars. – Verat.	Eup-per. – Gels.	Rhus-t. – Ruta
Bry. – Rhus-t.	Hep. – Kali-bi.	Spig. – Sil.

eingetragen werden. Anregungen dazu gibt Tab. 10.5. Später kann dieser Vergleich auf ganze Gruppen ähnlicher Mittel ausgedehnt werden.

Fortgeschrittene können die Methode nach E. Candegabe anwenden, der die Leitsymptome von Arzneimitteln repertorisiert und das jeweilige Mittel mit den anderen hochrangigen Mitteln aus der Repertorisation systematisch vergleicht.

Der Versuch, die komplexen Arzneimittelbilder auswendig lernen zu wollen, führt nicht zum Ziel, der richtige Weg ist das tief gehende Erkennen des Wesens unserer Arzneimittel.

▶
Ratschläge von Hering aufgrund von Erfahrungen und den „Regeln der Mnemonik": Beginne mit dem Studium einiger ausführlicher Arzneimittelbilder, keine vorschnelle Beschränkung auf wenige Aspekte, komplettes Durchforsten aller Angaben in mehreren Arbeitsgängen mit folgenden Schwerpunkten:
1. Organe und Körperregionen,
2. Art der Symptome,
3. Modalitäten,
4. Abfolge bzw. Gleichzeitigkeit.
Im Anschluss erfolgt der Vergleich der Mittel mit ähnlichen Wirkungen.
◀

Literatur

Beyer G: Erfolgreich lernen – Superlearning. München: Humboldt; 1985.

Bleul G: Arzneimittel in der Homöopathie-Weiterbildung. AHZ 1999; 244: 193–197.

Boeddrich U: Mind-Maps® für die homöopathische Praxis. Stuttgart: Hippokrates; 2006.

Candegabe E: Vergleichende Arzneimittellehre. Göttingen: Burgdorf; 1990.

Clarke JH: Dictionary of Practical Materia Medica (s. Literaturverzeichnis im Anhang).

Gothe A, Drinnenberg J: Homöopathische Leit-Bilder. Lernen mit Cartoons. Stuttgart: Haug; 2005.

Hahnemann S: Organon der Heilkunst (s. Literaturverzeichnis im Anhang).

Hering C: The Guiding Symptoms of our Materia Medica (s. Literaturverzeichnis im Anhang).

Hering C: Über das Studium der homöopathischen Arzneimittellehre; in: Gypser KH (Hrsg.): Herings Medizinische Schriften, Band II. Göttingen: Burgdorf; 1988.

Keller Gv: Anleitung für den Gebrauch des Repertoriums, in: Kents Repertorium, Beiheft, 14. Aufl. Heidelberg: Haug; 1998.

Lewin L: Gifte und Vergiftungen. Berlin; 1929. 6. Aufl. Heidelberg: Haug; 1992.

Seideneder A: Mitteldetails der homöopathischen Arzneimittel (s. Literaturverzeichnis im Anhang).

Whitmont EC: Die Alchemie des Heilens. Göttingen: Burgdorf; 2000.

Anhang

Die Autoren

Gerhard Bleul, Arzt für Allgemeinmedizin, Homöopathie, In der Spilset 5, 65618 Selters

Dr. med. Ulrich D. Fischer, Arzt für Allgemeinmedizin, Homöopathie, Grünwälderstraße 10–14, 79098 Freiburg

Dr. med. Heinz Möller, Arzt für Allgemeinmedizin, Homöopathie, Feuerseeplatz 6, 70176 Stuttgart

Dr. med. Heribert Möllinger, Arzt, Homöopathie, Gesundheitszentrum Sokrates, Seeweg 35, 8594 Güttingen, Schweiz

Dr. med. Ulf Riker, Arzt für Innere Medizin, Homöopathie, Wensauerplatz 10, 81245 München

Literatur

Grundlagen

Hahnemann S: Organon der Heilkunst. 6. Aufl. Leipzig: Schwabe; 1921. 4. Nachdruck. Heidelberg: Haug; 1995.

Hahnemann S: Die chronischen Krankheiten. Bd. 1, 2. Aufl. Dresden und Leipzig: Arnoldische Buchhandlung; 1835. 3. Aufl. Mit allen Änderungen von der 1. Auflage (1828) zur 2. Auflage (1835) auf einen Blick. Bearbeitet von Wischner M. Stuttgart: Haug; 2006.

Kent JT: Zur Theorie der Homöopathie. Vorlesungen über Hahnemanns Organon. 4. Aufl., 1. Nachdruck. Stuttgart: Haug; 2004.

Lehrbücher

Braun A: Methodik der Homöotherapie. 7. Aufl. Stuttgart: Sonntag; 2002.

Genneper T, Wegener A (Hrsg.): Lehrbuch der Homöopathie. 2. Aufl. Stuttgart: Haug; 2004.

Köhler G: Lehrbuch Homöopathie, Band 1: Grundlagen und Anwendung. 9. Aufl. Stuttgart: Hippokrates; 2008.

Vithoulkas G: Die wissenschaftliche Homöopathie. Theorie und Praxis naturgesetzlichen Heilens. 5. Aufl. Göttingen: Burgdorf; 1993.

Arzneimittellehren (Materia medica)

Allen HC: Leitsymptome wichtiger Arzneimittel der homöopathischen Materia Medica. Göttingen: Burgdorf Verlag; 1982.

Boericke W: Pocket Manual of Homoeopathic Materia Medica, 9th Edition. San Francisco 1927. Reprint New Dehli: Jain Publishing; 1993. – Übersetzungen: Homöopathische Mittel und ihre Wirkungen. 8. Aufl. Leer: Grundlagen und Praxis; 2006 sowie Handbuch der homöopathischen Materia medica. 3. Aufl. Stuttgart: Haug; 2004.

Boger CM: A Synoptic Key to Materia Medica. 1921. Reprint New Dehli: Jain Publishing; 1995. – Übersetzung: Synoptic Key zur homöopathischen Materia medica. Hamburg: Verlag für Homöopathie B. von der Lieth; 2007.

Clarke JH: Dictionary of Practical Materia Medica. Neubearbeitung von Grudzinski Tv und Vint P: Der Neue Clarke, 4 Bände bzw. 10 Bände. Bielefeld: Stefanovic; 1990.

Gawlik W: Arzneimittelbild und Persönlichkeitsportrait. 5. Aufl. Stuttgart: Hippokrates; 2008.

Hahnemann S: Die chronischen Krankheiten, Bd. 2–5. 2. Aufl. Dresden und Leipzig: Arnoldische Buchhandlung; 1835. Nachdruck. Stuttgart: Haug; 2003.

Hahnemann S: Reine Arzneimittellehre, 5 Bände. 5. Nachdruck. Heidelberg: Haug; 1995.

Beide Grundlagenwerke Hahnemanns sind jetzt enthalten in

Hahnemann S: Gesamte Arzneimittellehre. Alle Arzneien Hahnemanns: Reine Arzneimittellehre, Die chronischen Krankheiten und weitere Veröffentlichungen in einem Werk. 3 Bände. Hrsg. von Lucae Ch, Wischner M. Stuttgart: Haug; 2007.

Hering C: Kurzgefasste Arzneimittellehre. Berlin 1889. Nachdruck. Göttingen: Burgdorf; 1979.

Hering C: Leitsymptome unserer Materia Medica. Übersetzung von Renée von Schlick. Aachen: Renée von Schlick; 1998.

Mezger J: Gesichtete Homöopathische Arzneimittellehre. 12. Aufl. Stuttgart: Haug; 2005.

Morrison R: Desktop Guide to Keynotes and Confirmatory Symptoms. Albany, California; 1993. Übersetzung: Handbuch der homöopathischen Leitsymptome. Groß Wittensee: Kai Kröger; 1999.

Seideneder A: Mitteldetails der homöopathischen Arzneimittel. 3 Bde., 2. Aufl. Ruppichteroth: Similimum; 2000.

Vermeulen F: Konkordanz der Materia Medica. Haarlem: Emryss bv Publishers; 2000.

Vermeulen F: Homöopathische Substanzen – Vom Element zum Arzneimittelbild. Stuttgart: Sonntag; 2004.

Repertorien

Bönninghausen Cv: Therapeutisches Taschenbuch, neu herausgegeben von Gypser KH. 3. Aufl. Stuttgart: Sonntag; 2006.

Keller Gv, Künzli J: Kents Repertorium. 14. überarb. Aufl., 1. Nachdruck. Stuttgart: Haug; 2003.

Kent JT: Repertory of the Homoeopathic Materia Medica. 6th American Ed. Reprint. New Delhi: Jain; 1981.

Künzli J, Barthel M: Kent's Repertorium Generale. 3. Aufl. Berg: Barthel und Barthel; 1992.

Murphy R: Klinisches Repertorium der Homöopathie. Kandern: Narayana; 2007

Phatak SR: Homöopathisches Repertorium. München: Urban & Fischer; 2006.

Schroyens F: Synthesis. Repertorium homoeopathicum syntheticum, Edition 9. Greifenberg: Hahnemann Institut für homöopathische Dokumentation; 2005.

Zandvoort Rv: The Complete Repertory. Deutsche Ausgabe. Ruppichteroth: Similimum; 2007.

Arzneimittelverzeichnis

A
Acidum fluoricum 122
Acidum phosphoricum 106
Allium cepa 90 f
Anthracinum 58
Arnica 88
Arsenicum album 53, **69 ff**, 89 f, 105
– Steckbrief 81 f
Ätzkalk, s. Causticum
Aurum metallicum 79
Austernschalenkalk, s. Calcium carbonicum

B
Bacillinum 61
Bacillus 7, 10, 62
Belladonna 14, 53
Bergkristall 113
Bergwohlverleih, s. Arnica
Bryonia 108
Buschmeisterschlange, s. Lachesis

C
Calcium carbonicum 40, 105
Carbo vegetabilis 91
Carcinosinum 59, 105
Causticum 91, **101 ff**
– Steckbrief 110 ff
Coccus cacti 108
Conium maculatum 106

D
Drosera 106, 108
Dysenteria co. 62

F
Fluoricum acidum 122

G
Gaertner 62
Gelsemium 106
Gold, s. Aurum metallicum

H
Hepar sulfuris 122
Hydrastis 66
Hydrophobinum 57, 59

I
Influenzinum 59

J
Jasmin, gelber, s. Gelsemium

K
Kalium carbonicum 108
Kieselsäure, s. Silicea

L
Lachesis 53, 77, 89, 91
Luesinum 59
Lyssinum 57, 59

M
Magnesium phosphoricum 106
Malandrinum 59
Medorrhinum 59
Mercurius solubilis 79, 88, 122
Morgan co. 63
Morgan Gaertner 63
Morgan pure 63
Mutabilis 63

N
Naja 53
Natrium muriaticum 50, 106

O
Oscillococcinum 59

P
Pertussinum 59
Phosphoricum acidum 106
Phosphorus 70, 77, **84 ff**, 105
– Steckbrief 98 ff
Platin 50
Plumbum metallicum 18 f
Proteus 63

Psorinum 57, 59
Pulsatilla 6, 91, 121
Pyrogenium 60

Q
Quarz 113

R
Rhus toxicodendron 89, 106
Rittersporn, s. Staphisagria

S
Scarlatinum 60
Schierling, s. Conium maculatum
Sepia 50
Silicea 106, **113 ff**
– Steckbrief 125 ff
Silikate 121
Staphisagria 106
Staphylococcinum 60
Stramonium 42
Streptococcinum 60
Sulfur 53, 77, 91
Sycotic co. 64
Syphilinum 59

T
Tetanotoxin 66
Tollkirsche, s. Belladonna
Tollwutnosode 57
Tuberculinum-Nosoden 60 ff
– aviare 60
– bacillinum 61
– bovinum 61, 66, 91
– Kent 61
– purificatum 61
– GT 61

V
Variolinum 60

Z
Zaunrübe, s. Bryonia
Zwiebel, s. Allium cepa

Personenverzeichnis

A
Aristoteles 2
Armstrong, Lance 77

B
Bach, Edward 62
Bönninghausen, Clemens von 11, 20, 25, 35

E
Empedokles 7

F
Flury, Rudolf 25

H
Hahnemann, Samuel 11, 20, 22 ff, 33 ff, 57
Heidegger, Martin 1

Hering, Constantin 24, 56 f, 132
Horowitz, Wladimir 77

J
Jenner, Edward 57

K
Kent, James Tyler 4, 7, 12
Klunker, Will 12
Korsakoff, Semion v. 22
Künzli, Jost 22

L
Lux, Johann Josef 57

M
Masi-Elizalde, Alfonso 20
Meyer-König, Peter 26
Murthy, LGK 26

O
Ortega, P.S. 37

P
Paterson, John 62
Platon 2

S
Sankaran, Rajan 20
Schumacher, Michael 77
Swedenborg, Emanuel 7

V
Vehsemyer, Albert 24
Vithoulkas, Georgos 20

Sachverzeichnis

A
Adenosintriphosphat 85
Allergene, potenzierte 64
Allgemeinsymptome 13
Als-ob-Symptome 8
Alternanzien 10
Anamnese 44
Angstsymptome 70
Ansteckung 37
Antidot 30
Antidotierung 31
Arsen 69
Arznei, das Wesentliche der 14 f
– Genius 14
Arzneimittel–Basisliste 131 f
Arzneimittelmissbrauch 35
Arzneimittelprüfung 14
Arzneistoffe, chemische, potenzierte 64
Arzneiwirkung
– organotrop 26
– personotrop 26
Ausgangsstoff 14
Autoklavierung 67
Autonosoden 56 f, 64

C
Causa 6
– occasionalis 6
– efficiens 6
Charaktereigenschaften 6
Chronische Krankheiten 33 ff
– Ätiologie 35
Commons 4
C-Potenz 22 f, 27

D
Darmnosoden 56, 62 ff
Diadot 30
Diathese 5
Dosis 23
D-Potenz 22, 24, 27
Dynamis 2
Dynamisation 22
Dynamisierung 23

E
Eigenanamnese 35
Eigenblutnosode 64
Einglasmethode 22
Entlastungssymptom 38
Erbnosoden 56
Erbschaft (Vererbung) 37
Erfahrung, therapeutische 14
Erstreaktion 30
Erstverschlimmerung 24, 30
Essenz 16

F
Fallanalyse 45
Fallbearbeitung 44 ff
Familienanamnese 35
Fehlleistungen, ärztliche 40
Feigwarzen 36
Fluxionsmethode 22
Folgeverordnung 30

G
Gabe 23
– Wiederholung 28
– Häufigkeit 47
Gabengröße 24
Geistessymptome 8
Gemütssymptome 8
Generals 12
Geniussymptom 14
Geschwüre 36
Gesundheit 1
Gonorrhö 36
Grundübel 34

H
Homöopathisches Arzneibuch (HAB) 22, 56, 67
Hauptsymptom 4
Heilende, das zu 1, 45
Heilung 47
Heilungshindernis 31
Hering'sche Regeln 9 f, 41, 47
Homöodot 30

I
Impfnosoden 56
Isopathie 64

J
Juckreiz 36

K
Kent-Skala 22, 27
Krankheit
– epidemische 5
– einseitige 35
Krankheitsdisposition 35
Krankheitsempfindung 1
Krankheitskenntnis 1
Krankheitsnosoden 56
Krankheitszeichen 2
Krätze 36, 57

L
Lebenskraft 2
Leiden, inneres 38
Lernkartei 131
Lerntechniken 129 ff
Lokalbefund 38
Lokalsymptom 13, 38
Lokaltherapie 39, 41
Loschmidt'sche Zahl 24
Lues 36

M
Mehrglasmethode 22
Materia-medica-Vergleich 15, 46
Miasma 36, 45
– chronisches 34, 37
– akutes 37
– latentes 37
Miasmenlehre Hahnemanns 35 f
Motivationsanalyse, Lernen 129

N
Nebensymptom 4
Nosoden 56 ff
– Anwendung 58
– Arzneimittelbild 57

– Ausgangsstoffe 58
– diathetische 56
– Einheitlichkeit 65
– Einsatz 65
– Einteilung 56 f
– Geschichte 57
– Herstellung 57 ff
– Herkunft 57 f
– rechtliche Situation 67
Nukleinsäuren 85

O
Organon, 6. Auflage 25

P
Palliation 47
Particulars 12
Peculiars 4
Phospholipide 85
Phosphor 84
Polaritätssymptom 14
Potenz 22 ff
– Wahl 46
– Wirkungsdauer 25
– Wirkungsumfang 26
Potenzarten 22 ff
Potenzstufen 24, 28
Präsentiersymptom 4
Primärsymptomatik 41
Prognose 47
Psora, innere 40

Q
Q-Potenz 22 ff, 27, 29
– Dosierung 29
– Wiederholung 30

R
Reaktionsfähigkeit 26
Regeldosierung der
 Kommission D 28
Repertorisation 15, 46

S
Sarkode 56
Schädlichkeiten, vermeidbare 36
Sequelae-Symptom 6
Single-Rubrik 14
Störung, zentrale 16
Suppressive Therapie 36, 38
Sykosis, innere 40
Symptom 2
– vollständiges 2, 45
– sonderliches 3, 13 f
– krankheitsspezifisches 4
– pathognomonisches 5, 45
– konstitutionelles 5
– vegetatives 9
– körperliches 9
– jüngstes 10
– periodisches 10
– gewöhnliches 13
Symptomatik, sekundäre 41

Symptome
– Gesamtheit 2
– Inbegriff 3, 15, 18
– Gewichtung 3
– Gruppierung 16
Symptomhierarchie 5, 46
– topische 7
Symptomklassen 3
Syphilis, innere 40

T
Therapieerfahrung 14
Therapievereinbarung 1
Therapieziele 2

U
Unterdrückung 38
– Lokalsymptom 38

V
Verdünnungen 24
Verifikation 14
Verlaufsbewertung 47
Vierfeldertafel 13
Vis vitalis 2

W
Wahnidee, zentrale 16
Wasserglasmethode 30
Wesentliche, das, am Fall 1 ff

Das offizielle Lehrbuch zur ärztlichen Weiterbildung in Homöopathie:

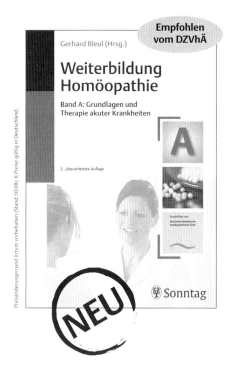

- Optimal abgestimmt auf die Inhalte der neuen Weiterbildungsordnung des Deutschen Zentralvereins homöopathischer Ärzte (DZVhÄ)
- Von erfahrenen Kursleitern didaktisch aufbereitet.

Gegenüber dem früheren Curriculum ist die Ausbildung auf vier Kurse verkürzt und die Themen sind entsprechend umsortiert und angepasst worden. In diesem Buch finden Sie alle Kurs-Themen wieder und können die homöopathische Ausbildung so optimal vor- und nachbereiten. Über die Ausbildungsunterstützung hinaus bietet das Buch einen guten Einblick in die Vielfalt der Methoden und Sichtweisen der Homöopathie.

Neu in der 2. Auflage

- Starke inhaltliche Überarbeitung.
- Didaktische Aufbereitung mit Lernzielen, Merksätzen, graphischen Darstellungen, Fallbeispielen, Arzneimittel-Steckbriefen etc.
- Stärkere formale Vereinheitlichung der einzelnen Beiträge.
- Neue Kapitel entsprechend dem geänderten Curriculum.

G. Bleul (Hrsg.)
Weiterbildung Homöopathie Band A
Grundlagen und Therapie akuter Krankheiten
2., überarbeitete Auflage 2008
216 S., 40 Abb., 37 Tab., kt.
€ [D] 29,95
ISBN 978-3-8304-9159-0

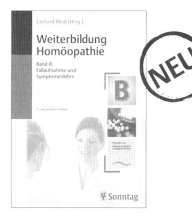

G. Bleul
Weiterbildung Homöopathie Band B
Fallaufnahme und Symptomenlehre
2., überarbeitete Auflage 2008
ca. 208 S., ca. 40 Abb., kt.
ca. € [D] 29,95
ISBN 978-3-8304-9160-6
Band B: erscheint 12/08

MVS Medizinverlage Stuttgart GmbH & Co. KG
Oswald-Hesse-Str. 50
70469 Stuttgart
Tel. 0711/8931-900
Fax 0711/8931-901
www.medizinverlage.de
kundenservice@thieme.de

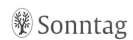